DROEMER

Über den Autor:
Prof. Dr. Peter Vajkoczy, geboren 1968, ist seit 2007 Direktor der Klinik für Neurochirurgie an der Berliner Charité und gilt als einer der renommiertesten Neurochirurgen weltweit. Vajkoczy war Stipendiat der Studienstiftung des Deutschen Volkes und studierte in München. Bevor er nach Berlin wechselte, war er elf Jahre in Mannheim tätig, wo er sich auf die Neurochirurgie spezialisierte.

PETER VAJKOCZY

In Zusammenarbeit mit Gisela Fichtl

Kopfarbeit

Ein Gehirnchirurg über den schmalen Grat zwischen Leben und Tod

DROEMER

Besuchen Sie uns im Internet:
www.droemer.de

MIX
Papier | Fördert gute Waldnutzung
FSC® C014496

Vollständige Taschenbuchausgabe Mai 2024

Ein Imprint der Verlagsgruppe
Droemer Knaur GmbH & Co. KG
Landsberger Straße 346, 80687 München

Redaktion: Dr. Thomas Tilcher, München
Illustrationen: Dr. Lucius Fekonja, Berlin
Covergestaltung: Rothfos & Gabler, Hamburg
Coverabbildung: Andreas Chudowski, Berlin
Satz: Adobe InDesign im Verlag
Druck und Bindung: GGP Media GmbH, Pößneck
ISBN 978-3-426-30248-4

Kontaktadresse nach EU-Produktsicherheitsverordnung:
produktsicherheit@droemer-knaur.de

4 5

Inhalt

Vorwort

Sie hatte schwere Symptome, Schwierigkeiten, sich zu bewegen; immer wieder traten Schwindelgefühle auf, und zeitweise konnte sie nicht einmal mehr sprechen. Ein MRT ergab, dass die 35-jährige Singer-Songwriterin Pam Reynolds ein großes Aneurysma im Gehirn hatte. Ein Aneurysma ist eine krankhafte Aussackung einer Arterie, in diesem Fall einer besonders wichtigen, tief im Gehirn, nahe dem Hirnstamm. Es drückte auf andere sensible Bereiche, daher die Ausfallerscheinungen, und es drohte jederzeit zu platzen: Das wäre ihr sicherer Tod. Die Chance, eine Operation in dieser Region zu überleben, war gleich null.

Es gab eine winzig kleine Hoffnung, an die zu klammern in etwa so viel bedeutete, als würde man sich an einem Blatt, das an der Wasseroberfläche treibt, festhalten wollen, um sich vor dem Ertrinken zu retten, zumindest klang es nicht weniger abstrus: *Hypothermic cardiac standstill,* so die Fachbezeichnung. Eine extrem selten durchgeführte Operationstechnik. Man würde die Patientin in einen Zustand versetzen, in dem sie klinisch tot war, Herzstillstand durch Unterkühlung. Keine Atmung mehr, keine Hirnaktivität während des Eingriffs, kein Blut mehr im Gehirn – absoluter Stillstand. Nur unter diesen extremen Bedingungen könnte eine Operation gelingen. Pam Reynolds sollte sich also in den klinischen Tod versetzen lassen, um zu überleben – sofern man es denn schaffen würde, sie auch wieder ins Leben zurückzuholen. Falls ja, und falls die Operation gelingen sollte, gab es Hoffnung, wieder ein normales Leben führen zu können.

Das war 1991. Pam Reynolds hat sich an diesem Blatt festgehalten, und sie ging nicht unter. Ihr Fall machte noch aus einem anderen Grund weltweit Schlagzeilen. Nach der Operation berichtete sie von einer Nahtoderfahrung. Sie konnte zahlreiche

Details von der Operation, von den Gesprächen im OP-Saal wahrheitsgetreu wiedergeben; sie konnte einzelne Instrumente beschreiben, die zum Einsatz gekommen waren. Doch all das hatte sich ereignet, als sie, permanent überwacht, ohne jegliche Hirnaktivität auf dem OP-Tisch lag – die Ohren verschlossen, die Augen abgedeckt. Eine spektakuläre, schier unglaubliche Geschichte, die die Frage, ob es so etwas wie eine Seele gibt, weiter befeuert hat. Eine schlüssige Erklärung für Reynolds' Berichte gibt es bis heute nicht. Reynolds hat diesen Eingriff 20 Jahre ohne große Beeinträchtigungen überlebt.

Robert F. Spetzler hieß der Neurochirurg, der sich an diese Operation gewagt hatte. Es war nicht seine erste dieser Art. Als junger Neurochirurg las ich ein Buch über seine Arbeit am Barrow Neurological Institute in Phoenix, *The Healing Blade* hieß es, die heilende Klinge, und ich war absolut fasziniert. Das liegt nun deutlich mehr als 20 Jahre zurück. Damals gab es weltweit kaum eine Handvoll Ärzte, die diesen Eingriff wagten, und Spetzler war einer der Pioniere. Er hat die meisten Operationen dieser Art durchgeführt – mit den geringsten Todesraten. Spetzler wurde in einem Dorf bei Würzburg geboren und ist im Alter von elf Jahren Anfang der 1950er-Jahre mit seiner Familie in die USA ausgewandert. Er war ein guter Freund meines inzwischen verstorbenen früheren Chefs am Universitätsklinikum Mannheim. Über diesen Kontakt habe auch ich ihn später kennengelernt und einige Male in Phoenix besucht. Dort leitete er lange Zeit die Neurochirurgie am Barrow Neurological Institute, das als eine der weltweit größten Einrichtungen zur Erforschung und Behandlung neurologischer Krankheiten gilt. Mit den Jahren ist er auch für mich ein Freund und Mentor geworden, und wir halten noch immer Kontakt.

Heute werden keine Standstill-Operationen mehr durchgeführt. So hilfreich der Zustand bei der Operation sein mag, so schwierig ist er danach zu beherrschen. Die Aufwärm- und Aufwachphase war jedes Mal ein hochriskantes Vabanquespiel, das oft irreparable Schäden bei den Betroffenen hinterließ.

Wir verfügen in unseren modernen Operationssälen inzwischen über so ausgefeilte bildgebende Verfahren, computergesteuerte Techniken und neue, minimalinvasive Operationstechniken, dass wir ganz andere Möglichkeiten haben und auch ohne völligen Stillstand in Regionen operieren können, die lange als inoperabel galten. Die Suche nach neuen Methoden und das Bangen nach jeder Operation, ob auch keine Folgeschäden bleiben, hat sich freilich nicht geändert. Auch heute noch warten wir Neurochirurgen nach jeder Operation beim Patienten und zählen die zähen Minuten bis zum Erwachen, bis wir prüfen können, ob sie sich noch bewegen und ob sie sprechen können.

Doch was mich vor allem an der Lektüre des Buchs von Robert Spetzler in Aufruhr versetzte, war seine Haltung – sein Mut, nichts unversucht zu lassen, solange für seine Patienten noch der Hauch einer Chance bestand. Und sein Wille, die Grenzen unseres Wissens ständig zu erweitern, aus jedem Rückschlag zu lernen. Auch wenn ich damals noch nicht im gleichen Umfang nachempfinden konnte wie heute, wie sehr einen jeder Fall mitnimmt, der nicht glücklich ausgeht, der mit schweren Schäden oder gar dem Tod endet, so war mir doch bewusst, dass hier jemand war, der das in Kauf nahm, um vielleicht anderen zu helfen. Diese Haltung wollte ich mir zum Vorbild nehmen, sie prägt mich bis heute.

»Die Neurochirurgie ist ein Pakt zwischen dem Allerschönsten und dem Allerschrecklichsten«, so drückt es der Neurochirurg Aaron A. Cohen-Gadol von der Indiana University School of Medicine aus. Ich werde diesen Satz in diesem Buch noch einige Male zitieren müssen, denn ich werde bewusst auch von Operationen berichten, die nicht zum gewünschten Ergebnis geführt haben, von Patientinnen und Patienten, denen wir nicht helfen konnten, oder solchen, die nach dem Eingriff mit schwersten Beeinträchtigungen zurechtkommen müssen. Manchmal liegen nur ein paar Minuten oder Sekunden zwischen der Freude über eine gelungene Operation und dem Entsetzen, wenn es plötzlich zu einer Nachblutung kommt. Es wird schnellstmöglich nachoperiert, aber der Patient stirbt trotzdem, oder er ist am Ende behindert. Keine noch so große Routine führt je dazu, solche Vorfälle leicht wegzustecken. Sorgen, Ängste und Zweifel sind in unserem Beruf ständige Begleiter.

Doch zugleich ist die Neurochirurgie eben auch der Pakt mit dem Allerschönsten. Die zahlreichen Fälle, in denen es gelingt, Tumore oder gefährliche Gefäßveränderungen zu entfernen oder Betroffenen mit Erkrankungen, die noch vor Kurzem zu komplex erschienen, um operiert zu werden, doch noch ihre Lebensqualität zurückgeben zu können, sind ein Geschenk und zugleich Ansporn für das gesamte neurochirurgische Team. So oft werde ich nach meiner Arbeit gefragt, wie man als Neurochirurg solche Operationen erlebt, aber auch wie man als Mensch mit den Herausforderungen und Niederlagen zurechtkommt, wie sehr einen die Schicksale der Patientinnen und Patienten persönlich treffen. Anhand ausgewählter Fälle, die jeweils besondere Aspekte berühren, will ich Ihnen in diesem Buch eine Antwort geben.

Und dann ist da noch das menschliche Gehirn selbst, das uns Bewunderung abringt – seine Fragilität und Verletzbarkeit, aber auch seine verblüffende Fähigkeit zu regenerieren. Wer immer zum ersten Mal während einer Operation einen Blick auf das menschliche Gehirn werfen darf, reagiert bei seinem Anblick mit Bewunderung. Das weiß-rosa-grau schimmernde Organ mit seiner komplexen Anatomie bietet ein höchst ästhetisches, völlig unblutiges und friedliches Bild. Unser Gehirn ist das Ergebnis der Evolution von Millionen von Jahren. Hundert Milliarden winziger Zellen, die in ihrer Gesamtheit und in ihrem Zusammenwirken die Schaltzentrale eines Menschen ergeben, das Headquarter seiner Persönlichkeit. In gesundem Zustand sieht das Gehirn bei jedem ähnlich aus, und doch ist es wie ein Fingerabdruck stets einzigartig. Die Strukturen des Gewebes, die feinen und feinsten Gefäße, ihre Verzweigungen, und wie alles zusammenspielt, einen Sinn ergibt. Man empfindet unwillkürlich und jedes Mal neu Respekt vor diesem erhabensten Ergebnis der Schöpfung, das da vor einem pulsiert. Und in einem bin ich mir sicher: Im neurochirurgischen OP-Saal wird man nicht *eine* Person finden, die diese Begeisterung nicht teilt und es nicht als Privileg empfinden würde, hier arbeiten zu dürfen.

Diese faszinierende Struktur mit all ihren Funktionen, von denen so viele noch nicht ergründet sind, ist unser tägliches Arbeitsfeld, so spannend wie herausfordernd. Sie umfasst, was uns als Menschen ausmacht, das zentrale Nervensystem – das Gehirn und seine »Verlängerung«, das Rückenmark, das periphere Nervensystem, alle Nervenfasern, die sich außerhalb davon netzartig durch den gesamten Körper ziehen. Das eine könnte ohne das andere nicht existieren. Das Nervensystem bestimmt unser Sein und Dasein. Seine Intaktheit ist Voraussetzung dafür, dass wir Arme und Beine bewegen, sprechen und kommunizieren können, emotional, aber doch beherrscht sind, denken, fühlen, Informationen speichern oder vergessen, lieben und Glück empfinden, oder auch das Gegenteil.

Und damit ist das wichtigste Ziel, das ich mit diesem Buch verfolge, umrissen: die Faszination für all dies weiterzugeben, die Leidenschaft für ein Fach, in dem noch so viele Fragen offen, so viele Zusammenhänge ungeklärt sind, das sich zugleich aber mit einer schier unglaublichen Rasanz weiterentwickelt, mit immer noch eindrucksvolleren Möglichkeiten. Ich möchte von den innovativen technischen Mitteln berichten, die wir heute haben, und möglichst viele Menschen dafür begeistern. Sie werden miterleben, wie Wach-OPs ablaufen und welche Chancen sie bieten, Sie werden die Möglichkeiten der digitalen Neurochirurgie, Operationen in Multifunktions-OP-Sälen mit High-Performance-Teams und vielfältiger Bildunterstützung kennenlernen, Sie werden von seltenen Erkrankungen erfahren, die lange als unbeherrschbar galten, von Erfolgen und Komplikationen. Und vor welchen Aufgaben und Herausforderungen wir dabei als Forschende, Lehrende und Mentoren in diesem dynamischen Feld stehen. Aber auch, wie die Covid-19-Pandemie sich auf unsere Arbeit und die Operation einer jungen Patientin ausgewirkt hat.

Hirnoperationen sind hochkomplex; man erfährt dabei eine

Menge darüber, wie das Gehirn funktioniert, welche Prozesse darin ablaufen. Zahlreiche Wissenschaftler nutzen bei uns im OP-Saal die Chance, ihre Erkenntnisse zu erweitern – in Zukunft wird der OP-Saal zu einem zentralen Ort neurowissenschaftlicher Forschung werden. Viele Menschen interessieren sich dafür, und ich finde, es ist ein Teil unserer Aufgabe, ihnen das verständlich zu erklären.

Und nicht zuletzt gehöre ich zu einer Generation von Neurochirurginnen und Neurochirurgen, die, im Gegensatz zu unseren Vorvätern, die Rolle des Chirurgen entmystifizieren wollen und zeigen, wie unendlich viel Teamarbeit hinter jeder Hirn-OP steht, wie viele hoch spezialisierte Menschen Hand in Hand arbeiten und wie viel ausgereifte Technik daran beteiligt ist. Manche sagen, die Neurochirurgie sei das Wunder der Medizin. Das stimmt genauso wenig, wie einzelne Neurochirurgen Zauberer sind. Oder um es mit den Worten des Neurochirurgen Karl Schaller von den Hôpitaux Universitaires de Genève zu sagen: »Auch wenn das neurochirurgische Zielorgan noch immer etwas Geheimnisvolles an sich haben mag: Die Arbeit daran und darum herum folgt den Gesetzen der Physik und nicht der Aura des Chirurgen. Dass Letztere einen Einfluss auf das Verhältnis zu den Patienten und den Heilungsverlauf haben mag, ist wiederum unbestritten und macht einen guten Teil des ärztlichen Erfolges und der Freude daran aus, diesen Beruf ausüben zu dürfen.«

Wir sind in einer Spezialdisziplin unterwegs, die von allen medizinischen Disziplinen wahrscheinlich am stärksten auf modernster Technologie basiert und durchweg von hoch qualifiziertem Personal betrieben wird, und ja, Mikrochirurgie bedarf absoluter Präzision. Aber das zeichnet nicht uns allein aus. Letztlich sind wir Handwerker. Vielleicht kann man die Arbeit der Neurochirurgie aber auch gut mit der von Tänzern vergleichen, denn auch da kommen mehrere Dinge zusammen: Tänzer müssen nicht nur körperlich fit sein und die komplette Choreografie im Kopf haben, sie müssen die einzelnen Sprünge und Figuren wieder und wieder und wieder üben, allein sowie im Zusammenspiel mit der Musik und den Partnern auf der Bühne. Tänzer müssen mit absoluter Präzision arbeiten, und sie müssen einander vertrauen können und dabei ständig auf die Musik und das Orchester achten. Auch Tänzer treibt der Wille zur Perfektion an, die unbedingte Liebe zu ihrer Kunst und das Gefühl einer Verantwortung, das persönliche Talent zu seiner vollen Entfaltung zu bringen, um Menschen damit zu beglücken. Aus alldem speist sich die nicht nachlassende Energie, täglich stundenlang zu üben und sich nicht zufriedenzugeben, solange es nicht perfekt ist – und das ist es nie.

Eine solche Liebe zu ihrem Fach, die Faszination des menschlichen Gehirns mit seinen grandiosen Fähigkeiten, treibt auch Neurochirurginnen und -chirurgen und neurochirurgische Teams an. Vor allem anderen aber wollen sie sich der Verantwortung nicht entziehen, mit ihren spezifischen Fähigkeiten Leben retten zu können.

Ich persönlich glaube, dass es einiger vielleicht altmodisch anmutender Tugenden bedarf, um ein guter Neurochirurg zu sein; Starallüren passen da sicher nicht dazu. Für mich sind Demut und Verantwortungsbewusstsein, Dankbarkeit und Vertrauen, Verlässlichkeit und Ehrlichkeit, Disziplin, Durchhaltevermögen und wissenschaftliche Neugier das Fundament, auf dem unsere Arbeit aufbaut.

Die Behandlung all dieser Patienten mit ihren individuellen Krankheitsgeschichten und Lebensumständen ist aber auch mit einem hohen Maß an Emotionalität verbunden. Viele Menschen fragen sich, was in den Köpfen von Neurochirurginnen und Neurochirurgen vorgeht, wenn sie sich den Herausforderungen stellen oder Fehlschläge verarbeiten müssen. Hier in diesem Buch kann ich nur für mich sprechen. Ich bin mir aber sicher, dass sich viele, die sich diesen Aufgaben täglich stellen, wiedererkennen werden und ähnliche Emotionen kennen. Eine ganze Reihe von Kollegen aus aller Welt, die ich um ihr Statement gebeten habe, werden in diesem Buch zu Wort kommen, diese Aspekte untermauern und zeigen, wie eng wir über sämtliche Grenzen hinweg zusammenarbeiten, voneinander lernen und uns gegenseitig über die neuesten Entwicklungen informieren.

Aber auch die so schwierigen wie spannenden ethischen Fragen, die sich stellen, wenn man im Gehirn operiert, möchte ich in diesem Buch zumindest anklingen lassen. Ich will nicht pathetisch wirken, aber es sind nun einmal Fragen, die an unser Menschsein als solches rühren.

Sollte sich jemand erhoffen, ich würde die Frage beantworten, ob die Seele im Gehirn zu finden ist – und falls ja, wo dort –, dann muss ich ihn enttäuschen. Daran haben sich bereits etliche Wissenschaftler und Philosophen abgearbeitet, ohne den letzten Beweis zu erbringen. Ich glaube, dass jeder Mensch eine Seele hat. Und ich glaube, dass sie im Gehirn sitzt. Sie macht unsere Identität aus, auch wenn es schwierig ist, sie zu definieren. Wir wissen nicht, was mit ihr geschieht, wenn das Gehirn nicht mehr funktioniert. Für Operationen wäre es überaus interessant zu erfahren, wo man die Seele finden kann, ob sie sich überhaupt irgendwo lokalisieren lässt. Mein Gefühl sagt mir, dass Seele am ehesten mit Emotionalität zu tun hat. Dann wäre sie im limbischen System zu verorten, dem entwicklungsgeschichtlich ältesten Teil des Gehirns, dort, wo unter anderem Lust, Antrieb und unsere Triebe ihren Ursprungsort haben. Wer weiß. Die Suche geht weiter.

1
Gefahr im Kopf

Die Psychologie der schwierigen Entscheidung

An einem Donnerstag Anfang März, vormittags gegen zehn Uhr, saß Marie Gilbert am Schreibtisch und korrigierte Klassenarbeiten. Die 32-Jährige lebt in einer Kleinstadt, sie ist Lehrerin an einem Gymnasium, neben Deutsch unterrichtet sie Spanisch. In der Stille ihrer Wohnung konnte sie sich gut konzentrieren und kam zügig voran. Bis ihr mit einem Mal ein Schmerz in den Kopf schoss, wie sie zuvor nie einen gespürt hatte. Es war, als wäre auf der rechten Seite, am Ohr, etwas explodiert, so beschrieb sie mir später diesen Moment.

Der Schmerz hatte sich nicht angekündigt; es gab keine Vorboten, sie hatte sich blendend gefühlt. Er kam urplötzlich, von einer Sekunde auf die andere. Und mit einer solchen Heftigkeit, dass sie nicht einmal imstande war, ihr Leid herauszuschreien oder zu weinen. So ist es also, wenn man schlimme Kopfschmerzen hat, dachte sie, legte sich auf die Couch und hoffte, dass der Tornado in ihrem Schädel bald aufhören oder wenigstens in seiner Intensität nachlassen würde. Marie Gilbert hatte in ihrem Leben nie starke Kopfschmerzen gehabt, sie war überhaupt nie ernsthaft krank gewesen.

Etwa zwei Stunden vergingen, in denen die junge Frau tapfer versuchte, den Zustand zu ertragen, ohne dass sich Besserung einstellte. Dann rief sie ihre Mutter an, die im Nachbarort wohnt und ihr sofort Schmerztabletten brachte. Aber die halfen nicht; sie führten lediglich dazu, dass sie sich übergeben musste. Mittlerweile hatten sich die Schmerzen auf ihren Nackenbereich und die Schultern ausgeweitet. Sie überlegte, einen Physiotherapeuten aufzusuchen. Zwei, drei geschickte Handgriffe, dachte sie, und die Beschwerden würden sicher verschwinden. So absurd dieser Gedanke im Nachhinein erscheine, er sei ihr damals tatsächlich gekommen, erzählt sie. Offenbar in dem dringenden Wunsch, es würde schon nichts Schlimmes sein. Solche Verdrängungsleistungen sind übrigens gar nicht so ungewöhnlich. Möglicherweise braucht die Psyche ein wenig Zeit, sich dem Schrecken zu stellen und angemessen zu reagieren.

Sie entschied sich dann doch für ihren Hausarzt, der sie mit diesen Symptomen umgehend ins nächstgelegene Krankenhaus überwies. Von dort brachte man sie noch am selben Abend per Rettungswagen in eine größere, für Fälle wie den ihren besser ausgestattete Klinik – eine knappe Fahrstunde entfernt, mit Blaulicht und Sirene –, so schildert sie es mir ziemlich genau ein Jahr danach.

Die Ärzte hatten zunächst eine Hirnhautentzündung vermutet, durch eine Computertomografie jedoch festgestellt, dass die Ursache der Kopfschmerzen eine Hirnblutung war. Dann gingen sie der Ursache der Hirnblutung auf den Grund. Unter anderem wurde eine Angiografie durchgeführt, bei der ein Kontrastmittel in die Gefäße injiziert wird, um die Blutgefäße radiologisch sichtbar zu machen. So wurde der Auslöser für die schwere Schmerzattacke entdeckt: eine arteriovenöse Malformation in der rechten Hälfte ihres Gehirns, im Bereich des Schläfenlappens – nahe dem Ohr, dort, wo die Schmerzen begonnen hatten.

Eine arteriovenöse Malformation ist eine Gefäßmissbildung, die in aller Regel ihren Ursprung früh in der Entwicklung des Gehirns nimmt, mit der Zeit wachsen und eine Größe von mehreren Zentimetern erreichen kann. Normalerweise fließt das sauerstoffreiche Blut vom Herz beziehungsweise von der Lunge kommend durch Arterien, die sich in Kapillaren verzweigen, um anschließend in Venen überzugehen, die das »verbrauchte« Blut wieder Richtung Herz befördern. Durch das enge Netzwerk dieser Kapillaren wird das aus den Arterien einschießende Blut abgebremst, damit Nährstoffe aus dem Blut an das angrenzende Gehirn abgegeben und Abfallprodukte aus dem Gehirn abtransportiert werden können. Bei einer arteriovenösen Malformation fehlen die Kapillaren, das heißt, die Arterien sind in dem betreffenden Bereich direkt mit den Venen verkoppelt und bilden ein Gefäßsystem, durch das das Blut ungenutzt am Gehirngewebe vorbeigeschleust wird, weshalb diese Areale nicht oder nur vermindert versorgt werden.

Was die Sache aber noch tückischer macht: Auf diese Weise entstehen Hochgeschwindigkeitsstrecken, durch die das Blut ungebremst hindurchschießt. Allerdings darf man sie sich nicht als gerade Strecken vorstellen, nicht wie einen Highway im endlosen Outback Australiens, sondern eher wie die unübersichtlichsten Autobahnknotenpunkte im Ruhrgebiet. Die Gefäße sind auf kleinstem Raum verschlungen und verworren und ähneln einem Wollknäuel. Durch die vielen Kurven und Richtungsänderungen, die das Blut auf seinem Weg nehmen muss, ist der Druck auf die Gefäßwände extrem hoch. Und die sind zu allem Überfluss nicht sonderlich strapazierfähig, sie platzen relativ leicht oder reißen ein.

Gefäßwände bestehen aus verschiedenen Schichten. Im Falle einer Malformation werden diese Schichten meist nicht vollständig ausgebildet, fehlen entweder ganz oder sind nur hauchdünn. So ein Wollknäuel ist also ein überaus fragiles Gebilde, höchst anfällig für Risse, sogenannte Rupturen. Die Wahrscheinlichkeit, dass es dazu kommt, liegt statistisch gesehen bei zwei bis vier Prozent – pro Jahr. Das Risiko im Lauf des Lebens steigt also, anders ausgedrückt: Arteriovenöse Malformationen sind wie tickende Zeitbomben.

Kommt es zu einer Blutung, liegt das Risiko, an ihren Folgen zu sterben, bei etwa 20 Prozent. Für die restlichen 80 Prozent wiederum, die eine solche Blutung möglicherweise mit einer permanenten Schädigung des Gehirns überstehen, erhöht sich die Wahrscheinlichkeit, dass erneut eine Blutung auftritt, um ungefähr 15 Prozent. Auch das sind rein statistische Werte; sie machen aber deutlich, dass Betroffene wie Marie Gilbert mit einer permanenten Angst leben müssen, wenn sie erst einmal davon erfahren haben.

Es gibt verschiedene Möglichkeiten, diese Zeitbombe zu entschärfen – oder es zumindest zu versuchen, denn es ist leider nicht immer möglich. Das Ziel dabei ist, das Wollknäuel entweder zu entfernen oder es zu verschließen. Für welchen Weg man sich auch entscheidet, beides muss komplett geschehen. Nur die Hälfte oder selbst 90 Prozent sind keine sichere Lösung. Solange weiterhin Blut durch den Bereich fließt, bleibt die Gefahr einer Blutung, und das Risiko könnte sich sogar erhöhen.

Eine Behandlungsvariante kann die Bestrahlung sein, die dazu führt, dass die Zellen der Blutgefäße mutieren. Ihre Wände werden so dick, dass sich das Lumen, der Innenraum der Röhre, irgendwann verschließt. Allerdings geschieht das äußerst langsam. Es kann mehrere Jahre dauern. Das Blutungsrisiko bleibt über den gesamten Zeitraum bestehen. Und am Ende ist nicht einmal sicher, dass die Gefäße vollständig verschlossen sind. Eine zweite Bestrahlung wäre notwendig; das Risiko, dass gefährliche Nebenwirkungen eintreten, würde erheblich steigen.

Es ist eine Abwägungsfrage je nach den Gegebenheiten des individuellen Falles und je nachdem, welche Art der Therapie sich die Betroffenen vorstellen können. Schließlich hängt es auch von der wohl erwogenen Philosophie und den Präferenzen des jeweiligen Arztes ab. Jede Methode birgt ihre eigenen Chancen und Risiken. Solche Entscheidungen trifft man daher heutzutage in einem interdisziplinären Team von Spezialisten, einem sogenannten Board, das in diesem Fall aus Neuroradiologen, Strahlentherapeuten und Neurochirurgen besteht. Die Ärzte in diesen Boards gründen ihre Entscheidung zunächst natürlich auf wissenschaftliche Evidenz und ziehen Untersuchungen heran, die versucht haben, die Überlegenheit bestimmter Behandlungsstrategien herauszuarbeiten. Daneben spielen aber auch viele Aspekte eine Rolle, die jeden Fall sehr individuell betrachten lassen und Raum für Diskussion zwischen den Ärzten geben.

In Marie Gilberts Fall entschied man sich für die sogenannte Embolisation. Dabei führt der Neuroradiologe einen sehr feinen Katheter durch die Leiste ein, hinauf in den Kopf, direkt bis zum Wollknäuel. Damit wird eine kleisterähnliche, zähflüssige Masse in die missgebildeten Gefäße gespritzt, um sie auf diese Weise zu verschließen. Es ist letztlich das gleiche Prinzip wie bei Bauarbeiten, wenn Hohlräume mit Dichtungsmasse ausgeschäumt werden, nur dass die Größenverhältnisse andere sind. Bei dieser Variante besteht das Risiko darin, dass der Kleber in eines der ausfließenden Blutgefäße gerät und es verstopft. Dadurch entstünde ein Blutstau, der Druck würde sich weiter erhöhen, das Gefäß könnte platzen, eine Hirnblutung wäre die Folge. Oder der Kleber könnte durch den schnellen Blutstrom davongetragen werden, bevor er aushärtet, und Gefäße verschließen, die das umliegende Gehirn versorgen – ein Schlaganfall wäre die Folge.

Die Aufklärungsgespräche vor Eingriffen am Gehirn erfordern viel Einfühlungsvermögen vonseiten der behandelnden Ärztinnen und Ärzte, denn Komplikationen bei diesen Eingriffen können so verheerende Folgen für das Leben der Betroffenen haben wie kaum anderswo. Für Marie Gilbert hieß das, sie könnte nach dem Eingriff linksseitig gelähmt sein, falls etwas schiefging. Sie könnte auch ihr Sprachvermögen verlieren. Schlimmstenfalls würde sie aus der Narkose nicht mehr erwachen. Jedes dieser Risiken wurde mit etwa 30 Prozent veranschlagt. Fünfzehn solcher Embolisationen hatten die Neuroradiologen geplant, um der Malformation in ihrem Kopf den Garaus zu machen. Sie sollten im Abstand von jeweils sechs Wochen durchgeführt werden.

Marie Gilbert ist eher optimistisch veranlagt und von zupackender Art, zumindest war sie das zu diesem Zeitpunkt. Als sie nach der ersten Embolisation in der Leistengegend Schmerzen hatte, die ihr das Laufen schwer machten, scherte sie sich nicht groß darum; die würden schon vergehen. Sie war froh, das Krankenhaus schnell verlassen zu dürfen, freute sich auf den Besuch einer Freundin, die sich fürs Wochenende angekündigt hatte. Als sie an dem Wochenende plötzlich wieder Schmerzen am Nacken bekam, ging sie von Verspannungen aus. Erst als die Schmerzen nicht abebbten, sondern so stark wurden, dass sie kaum zu ertragen waren, ließ sie den Gedanken zu, es könnte eine weitere Blutung sein.

Noch am gleichen Tag musste sie wieder ins Krankenhaus. Der Verdacht bestätigte sich. Intensivstation. Nach einigen Tagen wurde die zweite Embolisation durchgeführt, kurz darauf eine dritte. Vor der dritten kam es erneut zu einer Blutung. Anscheinend war das schlummernde Ungeheuer in ihrem Kopf aufgeschreckt worden, nun gab es keine Ruhe mehr.

Trotz ihrer geradezu überbordenden Zuversicht kamen der jungen Frau Zweifel. War es in ihrem Fall richtig, auf die Embolisationen zu setzen? Sollte man die Behandlungsmethode ändern? Gab es eine andere Möglichkeit, ihr zu helfen? Später sollte ich erfahren, dass ihr Vater die gleiche Krankheit hatte, bei ihm war die Malformation ein Jahr zuvor diagnostiziert worden. Doch anders als in ihrem Fall hatte man bei ihm, wohl aufgrund des höheren Alters, entschieden, das Ungeheuer schlafen zu lassen, es lediglich zu beobachten und ihn einmal im Jahr einer MRT-Untersuchung zu unterziehen.

Sie konfrontierte den Neuroradiologen, der die Embolisationen durchführte, mit ihren Bedenken. Und eines Morgens bei der Visite fragte sie den leitenden Neurochirurgen der Klinik, der Teil des medizinischen Teams war, ob es keine Alternative gäbe.

Er brachte die dritte Möglichkeit ins Spiel, einer Malformation zu Leibe zu rücken, nämlich sie operativ zu entfernen. Genau davon jedoch rieten ihr sämtliche Ärzte ab, die sie kontaktierte. Das Wollknäuel sei zu groß, vor allem läge es zu dicht an einem sprachrelevanten Bereich. Mit etwas mehr als sechs mal vier mal zwei Zentimetern zählte es nach der Spetzler-Martin-Skala, die herangezogen wird, um die Wahrscheinlichkeit von Komplikationen und somit die Operierbarkeit von Malformationen einzuschätzen, zu den mittelgroßen Exemplaren, rangierte dort aber im oberen Bereich. Schon ab einer Größe von drei Zentimetern nehmen die Schwierigkeiten zu, und man muss mit starken Blutungen und zusätzlichen Komplikationen rechnen, die durch den hohen Blutverlust entstehen. Oder durch Nachblutungen, die im Operationsgebiet einsetzen, wenn der Patient wieder auf der Station liegt. Die Risiken bei dieser Methode waren also nicht minder groß.

Und dann die Nähe zur Sprachregion. Im Gehirn unterscheidet man zwischen eloquenten und nicht eloquenten Arealen. Die eloquenten sind die, in denen bestimmte Funktionen angesiedelt sind, etwa das Sehen, die Motorik, die Gefühle oder eben die Sprache. Für jede dieser Funktionen existieren meist mehrere Bereiche. Für die Sprache sind wir Neurochirurgen lange Zeit von zwei relevanten Arealen ausgegangen. Sie befinden sich in der Regel, und hiermit meine ich bei Rechtshändern, in der linken Gehirnhälfte. Das motorische Sprachzentrum, das fürs eigentliche Sprechen verantwortlich, aber auch an der Sprachwahrnehmung beteiligt ist, liegt im Frontallappen. Das sensorische, maßgeblich für das Verständnis von Sprache, im Schläfenlappen. Vereinfacht dargestellt, funktioniert es so: Was man hört, kommt ins sensorische Sprachzentrum. Von dort wird das, was man vom Gehörten entschlüsselt und verstanden hat, zum motorischen Sprachzentrum weitergeleitet. Zum Beispiel über den Fasciculus arcuatus, einem dicken Faserbündel, das man sich wie ein Telefonkabel vorstellen kann. Im motorischen Sprachareal wird schließlich die Antwort organisiert, bis hin zu den Impulsen, die die Zunge aktivieren, sich so zu bewegen, dass genau die Wörter entstehen, die man sagen will.

In aktuellen Diskussionen, z.B. mit meinem Kollegen Thomas Picht aus unserer Klinik, der seine vielfältigen Forschungsaktivitäten auf die Entschlüsselung der Codierung der Sprachsymbolik konzentriert, wird klar, dass die Sprachorganisation im Gehirn mehr denn je eine offene Diskussion ist. Grundlegende Sprachverarbeitungswege gibt es, aber mehr und mehr herrscht Einigkeit darüber, dass das Konzept der zwei Sprachareale nicht mehr zeitgemäß ist, sondern dass je nach Semantik und Syntax verschiedene, parallele Zentren und Netzwerke beteiligt sind. Die einzelnen Bereiche sind durch Faserbahnen verbunden und funktionieren nur im Zusammenspiel, sowohl miteinander als auch mit anderen, wie etwa den Seh- oder Hörzentren.

Bevor Marie Gilbert sich an uns wandte, wurden bei ihr zwei weitere Embolisationen durchgeführt, Nummer vier und fünf. Während der fünften kam es noch einmal zu einer Blutung. Sie erlitt einen kleinen Schlaganfall, der gut ausging, ohne bleibende Schäden. Einige Tage danach, Marie Gilbert hatte sich einigermaßen erholt und war von der Intensiv- auf die Normalstation verlegt worden, teilte ihr der behandelnde Arzt mit, er werde die Therapie nicht fortsetzen, er schätze das Risiko als zu hoch ein. Nach Abwägung aller Vor- und Nachteile hielt er es für sicherer, keine weiteren Versuche zu unternehmen. Bei den abschließenden Untersuchungen, die kurz darauf durchgeführt wurden, zeigte sich, dass nur etwa 60 Prozent der betroffenen Gefäße verklebt worden waren. Das Ungeheuer lebte also noch. Das Verfahren war den Versuch wert gewesen, aber in Marie Gilberts Fall hatte es nicht die ersehnte Entwarnung gebracht. Das Risiko einer Operation als allerletztes Mittel sei eine sehr schwierige Abwägungsfrage für sie als Patientin, aber auch für ihren behandelnden Arzt. Er persönlich gehöre zu der Fraktion unter den Kollegen, die von einer Operation eher Abstand nehmen würde.

Wenige Monate später hörte ich das erste Mal von Marie Gilberts Fall. Sie hatte sich telefonisch bei uns gemeldet und eine Mail folgen lassen, in der sie die letzten CT- und MRT-Aufnahmen ihres Kopfes schickte. Ich bat sie für weitere Untersuchungen zu uns in die Klinik. Das Wollknäuel auf den Bildern, die sie mitgeschickt hatte, sah recht kompakt aus, gut abgegrenzt vom umliegenden Gewebe. Der Blutfluss in dem Bereich schien durch die Vorbehandlungen nicht mehr so stark zu sein. Wichtig war nun, insbesondere die Lage der Malformation zum Sprachareal so exakt wie möglich zu lokalisieren. Ich hielt eine Operation nach diesen ersten Befunden zumindest nicht für völlig ausgeschlossen.

Nun sitzt sie hier bei mir im Büro, im sechsten Stock des Bettenhochhauses, dem Hauptgebäude der Charité in Berlin-Mitte.

Sie wirkt gesund. Man sieht ihr nicht an, was sie in der Zwischenzeit durchgemacht hat. Im Verlauf unseres Gesprächs freilich ist zu spüren, wie verunsichert, wie verzweifelt sie ist angesichts der ausweglos erscheinenden Situation.

Die meisten Patienten, die zu uns kommen, haben eine Vorgeschichte; sie waren bei anderen Ärzten und haben unterschiedliche Meinungen zu ihrer Diagnose gehört. Sie haben Angst um ihr Leben und können nicht akzeptieren, dass man nichts – oder nichts mehr – tun kann. Sie sehnen sich nach einer positiven Botschaft und sind zugleich skeptisch und voller Sorge.

Das Gefühl des Ausgeliefertseins, der Krankheit und dem Behandlungsteam gegenüber, ist eine existenzielle Grenzerfahrung. Einem Menschen in einer solchen Situation kann man nur mit höchstem Respekt begegnen. Es gilt, im Gespräch herauszufinden, was am Ende wirklich im Sinne des Patienten ist – denn eine Operation am Gehirn kann zwar Hoffnung bergen, aber ihr Ausgang ist ungewiss. Immer. Ohne Ausnahme. Die Argumente der Kolleginnen und Kollegen in Marie Gilberts Fall stehen weiterhin im Raum, sie müssen mit abgewogen werden. Falls sie zu einem anderen Ergebnis kamen, geschah das schließlich nicht ohne Grund. Die Situation ist für alle Seiten schwierig, als hätte man Treibsand unter den Füßen.

Wenn ich in dieser Phase mit einem Patienten spreche, lege ich ihm noch mal genau den Ist-Zustand dar, erkläre, was wir durch eine Operation erreichen können, was dabei schiefgehen kann und welche Folgen das hätte. Dagegen stelle ich, womit man zu rechnen hätte, würde nichts unternommen. Da weder ich noch sonst jemand wissen kann, ob diese Prognose tatsächlich eintritt, muss man sich dabei mit der Statistik behelfen. Angenommen, der Patient ist 30 Jahre alt, dann liegt die Wahrscheinlichkeit einer Blutung bei soundso viel Prozent. Um das Risiko aus ihrer Perspektive wirklich abwägen zu können, darf nichts unerwähnt bleiben, denn am Ende müssen die Betroffenen die Entscheidung fällen, indem sie ihre Unterschrift auf das entsprechende Formular setzen.

Während ich das Für und Wider erläutere, versuche ich, ein Gespür dafür zu bekommen, was für ein Mensch vor mir sitzt, welche Ängste ihm besonders zu schaffen machen und welche Art Risiko er tolerieren möchte. Akzeptiert er die drohende Gefahr in seinem Kopf? Kann er damit halbwegs unbeschwert leben? Oder würde ihm die ständige Angst, dass jederzeit etwas passieren kann, ein normales Leben unmöglich machen? *Meine* ärztliche Entscheidung muss die operativen und therapeutischen Möglichkeiten ausloten und dem Fall angemessen sein, das versteht sich von selbst, aber sie muss darüber hinaus auch der jeweiligen Persönlichkeit der Betroffenen, ja deren gesamter Lebenssituation entsprechen.

Hier gilt bis heute der Satz des großartigen Neurochirurgen und Medizinpioniers Harvey Cushing, der Anfang des 20. Jahrhunderts tätig war: »Als Arzt ist man verpflichtet, sehr viel mehr zu betrachten als nur das erkrankte Organ und mehr als den Menschen als Ganzes – man muss den Menschen in seinem Umfeld sehen.«

Die endgültige Entscheidung kann ich niemandem abnehmen, aber ich lasse meine Patienten auf dem Weg dorthin nicht allein. Und wenn mir die Frage gestellt wird: »Was würden Sie tun, wenn Sie an meiner Stelle wären?« Oder: »Würden Sie mir zu der Operation auch raten, wenn ich Ihre Mutter wäre?«, so beantworte ich sie immer ehrlich und im vollen Bewusstsein meiner Verantwortung.

Mit der Erfahrung von Tausenden von Operationen versuche ich, nach bestem Wissen und Gewissen einzuschätzen, ob ein Eingriff realisierbar ist oder nicht, ob ich eine gewisse Hoffnung nähren kann. Eine Garantie freilich gibt es in der Neurochirurgie nicht. Immer können Komplikationen und böse Überraschungen eintreten – im individuellen Fall nützt keine Statistik. Es ist also auch eine Frage des Charakters und der persönlichen Abwägung, ob man mit der permanenten Angst, dass jederzeit eine Hirnblutung auftreten kann, weiterleben kann und möchte, oder ob die Hoffnung auf ein normales Leben alles andere überwiegt und man dafür das Risiko einer Operation eingeht. Wie viel Mut und Zuversicht manche Patienten mitbringen, ringt mir immer wieder Hochachtung ab.

Neurochirurginnen und -chirurgen an großen, auf diese Erkrankungen spezialisierten Zentren verfügen über einen großen Erfahrungsschatz, der es erlaubt, Eingriffe vorzunehmen, die traditionell als hochriskant gelten und nicht überall angeboten werden können. Besonders komplexe, verhältnismäßig seltene Fälle häufen sich hier, sodass auch in Nischen genügend Erfahrungen gesammelt werden kann, um solchen Patienten zu helfen. Das eröffnet etwas andere Möglichkeiten, und so fällt auch die Risikoabwägung in manchen Fällen anders aus als in Häusern, die ihren Schwerpunkt auf andere Erkrankungen gelegt haben.

Ich behaupte aber dennoch, dass der stärkste Faktor bei der ärztlichen Entscheidungsfindung die Persönlichkeit ist, vor allem in schwierigen Situationen, wenn keine der Alternativen ohne relevantes Risiko ist. So gibt es auf der einen Seite Kolleginnen und Kollegen aus der globalen Neurochirurgen-Gemeinschaft, die grundsätzlich eine zurückhaltende Auffassung vertreten, wenn es um die Risikobewertung von neurochirurgischen Eingriffen geht. Ihr Ansatz lautet, die Patienten nicht aktiv zu verletzen, lieber nichts zu tun, als zu riskieren, ihnen zu schaden. Sie berufen sich dabei auf den hippokratischen Eid, insbesondere auf den Passus *primum non nocere* (erstens: nicht schaden), als dem obersten Gebot unseres ärztlichen Tuns.

Das kann ein sehr vernünftiger Ansatz sein, solange man sich einig ist, dass der Patient von einer Operation nicht profitieren würde. Allerdings ist diese Einschätzung oft subjektiv. Wann ist etwas inoperabel? Wenn es zu riskant ist? Wenn ich die Verantwortung nicht übernehmen kann, weil ich Sorge um die Folgen habe? Wenn das Gleichgewicht stimmt, kann diese Haltung ein sehr guter Ansatz für die Entscheidungsfindung sein; wenn das Gleichgewicht nicht stimmt, versteckt man sich als Chirurg hinter Statistiken und verpasst die Chance, mitunter Leben zu retten. Denn die Crux bei dieser Art Entscheidungen ist: Man kann Patienten auch schaden, indem man nichts tut. In manchen Ländern ist diese Art Zurückhaltung übrigens keine Persönlichkeitsfrage wie hierzulande, sondern die vorherrschende Philosophie in der Gesundheitspolitik. Dort wird dieser Passus des hippokratischen Eides geradezu kompromisslos wörtlich genommen. Präventive oder vermeintlich zu risikoreiche neurochirurgische Operationen werden dort weitgehend abgelehnt.

Es gibt aber auch diejenigen, die bereit sind, Grenzen zu überschreiten, Normen abzulehnen und Herausforderungen anzunehmen. Robert Spetzler aus Phoenix, der bereit war, seine Patienten auf 28 Grad Celsius abzukühlen und in einen Herzstillstand zu versetzen und gemeinsam mit ihnen ein hohes Risiko einzugehen, um ihnen eine Zukunft zu geben, ist ein Prototyp dieser Neurochirurginnen und Neurochirurgen. Mit dieser Persönlichkeit ist man ständig auf der Suche nach einer neuen Lösung für die Probleme von Patienten. Man wird vom Vertrauen in die eigenen Fähigkeiten angetrieben, schwierige Fälle übernehmen zu können. Für Patienten in verzweifelten Situationen ist diese Haltung natürlich gut. Als Chirurg begibt man sich damit freilich in eine heikle Situation, denn die Erwartungen sind groß, und man braucht Erfahrung und die psychische Stärke, ihnen entsprechen zu können.

Welche Haltung ist nun die bessere? Sind die Risikobereiten nur Spieler mit einem großen Ego, die das Leben ihrer Patienten riskieren? Oder aber scheuen die Zurückhaltenden die Verantwortung und weigern sich, das volle Potenzial zu nutzen, um Leben zu retten?

Mein bereits zitierter Neurochirurgenfreund aus Genf, Karl Schaller, bringt es so auf den Punkt:

Bei näherer Betrachtung gibt es überhaupt keine atraumatische Chirurgie. Nicht einmal Nichtstun ist atraumatisch! Es geht nur darum, zwischen den am wenigsten traumatischen und traumatisierenden therapeutischen Methoden und einem möglicherweise ebenfalls gefährlichen Spontanverlauf abzuwägen. Judgement nennt man das, und das hat nicht nur mit der Geschicklichkeit des Chirurgen zu tun, sondern auch mit seiner Persönlichkeit.

Beide Persönlichkeitstypen nehmen Verantwortung durch ihre Entscheidungen auf sich. Wenn es aber darum geht, schwer kranken Patienten zu helfen, scheint mir der Ansatz der risikobereiten Persönlichkeit der vernünftigere. Es braucht Mut, diesen Weg zu gehen, weil wir unsere natürliche, bequeme Art zu denken und zu handeln überwinden müssen. Denn unser Gehirn schätzt es nicht, wenn wir mutig sind, darauf ist es nicht programmiert. Das hat mehrere Gründe. Einer davon ist, dass wir darunter leiden, wenn wir den Zustand eines Patienten verschlechtert haben, statt zu helfen. Empathie lässt sich nicht durch Professionalität wegdrücken. Darauf werden wir noch zurückkommen.

Ein weiterer Grund, der im Weg stehen kann, ist der Perfektionismus, und der ist geradezu eine Berufskrankheit von Neurochirurginnen und -chirurgen. Sie streben immer nach dem Besten. Das ist gut für den Patienten, aber schwierig für den Chirurgen. Der Neurochirurg Jacques Morcos von der University of Miami sagte kürzlich in einem Podcast: »Keine Aufgabe ist zu klein für Selbstkritik. Wir sind nie zufrieden mit dem, was wir tun, und die Angst zu versagen, begleitet uns Tag und Nacht.« Grenzen zu überschreiten aber bedeutet, unerforschte Gebiete betreten und nach neuen Lösungen suchen zu müssen. Das birgt das Risiko, zu scheitern und kritisiert zu werden. Ein weiterer nicht unerheblicher Grund ist die Angst, wegen einer Entscheidung im klinischen Kontext gerichtlich belangt zu werden. Diese Angst nimmt leider immer stärker zu.

Aber wie fasst man Mut und findet dabei die richtige Balance? Diese Frage beschäftigt mich schon lange und hat zu Antworten geführt, die sicherlich nicht nur in der Neurochirurgie gültig sind, sondern im Grunde in allen Bereichen, in denen mutige Entscheidungen zu treffen sind. Für mich haben sich fünf Dinge herauskristallisiert, die mir helfen und die ein solides Fundament für meine Entscheidungen bilden.

Zunächst sind ganz grundsätzliche Fragen zu beantworten: Was verstehe ich als den Zweck meiner Existenz, und wie kann ich meinen Talenten gerecht werden? Habe ich den richtigen Beruf? Die Antworten auf diese Fragen können es leichter machen, mutig zu sein.

An zweiter Stelle steht die Frage, welche Werte die Grundlage für meine Entscheidungen bilden. Sie einmal tatsächlich explizit zu formulieren und dann für meine Mitmenschen und mein Team sichtbar zu machen, sie vorzuleben, schenkt Klarheit und ethische Stabilität. Ich habe im Vorwort schon aufgeführt, welche Werte für mich dazugehören – Demut, Verantwortungsbewusstsein, Verlässlichkeit, Durchhaltevermögen, aber auch Disziplin und Ehrlichkeit.

Drittens schafft couragiertes Handeln Vertrauen – nicht nur in mich selbst, sondern auch in mein Team und mein Umfeld. Und Vertrauen führt zu Optimismus, der Stressresistenz verleiht.

Viertens gilt es auch, die eigenen inneren Antreiber, die einen quälen können, zu verstehen und gegebenenfalls gegenzusteuern.

Und nicht zuletzt ist da die besondere Herausforderung, nicht nur respektvoll und ehrlich zu den Menschen zu sein, die ich behandele – das ist selbstverständlich –, sondern mich auch dann nicht zu verstecken und aufrichtig zu sein, wenn es Komplikationen gibt. Daran muss man wohl ein ganzes Leben lang arbeiten.

Mit diesen Strategien ist es dann leichter, auch eine gewisse Verantwortung im Sinne des wissenschaftlichen Fortschritts und der Innovation wahrzunehmen, ein starker Antrieb, sobald ich eine Chance auf Verbesserung oder gar Heilung sehe. Wenn man nie etwas wagt und im Rahmen der eigenen Erfahrung verantwortungsbewusst nicht auch einmal an seine Grenzen geht, entwickeln sich auch das Fach, die Wissenschaft und die Möglichkeiten zu helfen nicht weiter. Immer vorausgesetzt natürlich, man schätzt die eigenen Fähigkeiten realistisch ein und sieht sich in der Lage, die Aufgabe zu bewältigen. Michael Lawton, Robert Spetzlers Nachfolger am Barrow Neurological Institute in Phoenix, hat meinen Leitsatz in dieser Frage geprägt: *Push limits, take nothing for granted, accept challenges* – Grenzen ausloten, nichts als selbstverständlich erachten und Herausforderungen annehmen. Denn am Ende geht nichts darüber, einem Menschen aus einer verzweifelten Lage helfen zu können.

Marie Gilbert muss nun eine Entscheidung treffen. Im Moment beeinträchtigt sie die Gefahr im Kopf nicht. Sie hat keine Ausfälle zu beklagen. Wie es scheint, war das Ungeheuer nach der letzten Blutung eingeschlummert. Sie hat sich bereits in ihrer Schule zurückgemeldet, um wieder zu unterrichten. Die Operation wäre eine Präventivmaßnahme. Zugleich spüre ich, wie die Ungewissheit an ihr nagt und die Angst vor einer erneuten Blutung ihren Alltag überschattet. Bisher hat sie alle Blutungen unbeschadet überstanden. Aber ist es nicht gerade deshalb umso wahrscheinlicher, dass sie bei der nächsten nicht noch einmal so glimpflich davonkommt?

Drei Wochen nach unserem ersten Gespräch wird Marie Gilbert stationär aufgenommen. Ich halte die Operation für möglich, und sie zieht das Risiko der Operation mit der Hoffnung auf Heilung dem permanenten Risiko einer wieder und wieder auftretenden Blutung vor.

Die Malformation bei ihr sitzt im Schläfenlappen, wobei das deutlich zu harmlos klingt; vielmehr nimmt sie nahezu den gesamten Schläfenlappen über eine Distanz von mehr als sechs Zentimetern ein, allerdings im rechten Teil des Gehirns. Bei etwa der Hälfte der Linkshänder, und Marie Gilbert ist Linkshänderin, befinden sich die Sprachareale auf der rechten Seite. Nun müssen wir herausfinden, wie ihre Sprache im räumlichen Verhältnis zur Malformation organisiert ist. Dass sie nah am sensorischen Sprachareal liegt, ist aus dem bisherigen Krankheitsverlauf bekannt. Doch wie nah genau? Und wo laufen die Sprachfasern entlang, die die Areale miteinander verbinden? Würde der Eingriff möglich sein, ohne größere Schäden anzurichten? Ohne sie ihrer besonderen Sensibilität für Sprache zu berauben?

Gewöhnliche MRT-Aufnahmen, die uns die Anatomie des Gehirns zeigen, sind keine ausreichende Basis für diese Diagnose. Darauf kann man nur erahnen, wo die Sprache lokalisiert ist, als grobe Orientierung. Wenn man es exakter wissen will – und das sollte man unbedingt, bevor man eine Operation wie diese empfiehlt und in Angriff nimmt –, muss man zusätzliche Untersuchungen anstellen.

Eine Möglichkeit ist die funktionelle Magnetresonanztomografie. Die Patientin liegt im Kernspintomografen, man sagt Worte und bittet sie, diese nachzusprechen. Oder man zeigt ihr Bilder, und sie muss die Dinge benennen, die sie sieht. Nachsprechen und Benennen sind verschiedene Funktionen. Gleichzeitig wird der Sauerstoffverbrauch im Gehirn gemessen. Der Bereich, der gerade am meisten Sauerstoff verbraucht, gehört zum Sprachareal; er leuchtet auf dem Bildschirm gelb auf.

Ein Problem dabei ist, dass die Patientin, während sie zum Beispiel ein Wort wie Banane nachspricht, zugleich daran denken könnte, wie sie eine isst und wie das schmeckt, sodass auch die Bereiche, die diese Gedanken ankurbeln, aufleuchten würden. Ideal wären Wörter, die möglichst keine Assoziationen hervorrufen, die gibt es aber nicht. Daher versucht man, sich mit alternativen Strategien zu behelfen. Zum Beispiel nennt man der Patientin einen Buchstaben und bittet sie, mit diesem Anfangsbuchstaben Worte zu bilden. Läuft es wie gewünscht, lässt sich der Sprachbereich auf wenige Millimeter genau eruieren.

Doch leider funktioniert diese Methode bei arteriovenösen Malformationen nicht gut, weil in dem Wollknäuel und dem umliegenden, vermeintlich eloquenten Gehirngewebe durch den hohen Blutfluss das Konzept vom Sauerstoffverbrauch in eloquenten Bereichen nicht mehr exakt stimmt. Deshalb nutzen wir in solchen Fällen die transkranielle Magnetstimulation. Ursprünglich wurde diese Technologie in der Neurologie und Psychiatrie angewendet. Wir waren weltweit mit der Technischen Universität

München und der Aalto-Universität Helsinki die Ersten, die diese Methode für den diagnostischen Einsatz in der Neurochirurgie entdeckt haben. Darauf sind wir durchaus ein wenig stolz.

Bei diesem Verfahren wird über dem Kopf des Patienten mittels einer Magnetspule ein schwaches elektrisches Feld erzeugt, das durch den Schädelknochen bis zum Hirngewebe vordringt. Man kann das so präzise machen, dass gezielt nur einzelne Nervenzellgruppen stimuliert werden. Der Patient spürt nichts, höchstens ein leichtes Kribbeln auf der Kopfhaut. So lässt sich zum Beispiel exakt jener Punkt im Motorcortex, dem Steuerzentrum der Bewegungen, ausfindig machen, der dafür verantwortlich ist, dass sich ein bestimmter Finger oder Zeh bewegt. Die Sprachfunktionen sind im Vergleich zur Motorik freilich um ein Vielfaches komplexer gestaltet, flächiger angeordnet und weiter verteilt. Aber auch dafür funktioniert die Methode, nur die Anwendung ist etwas schwieriger.

Ähnlich dem Effekt, der bei epileptischen Anfällen im Gehirn zu beobachten ist, werden einzelne Neuronen mit erhöhter Elektrizität stimuliert, was sie für einen Moment lahmlegt. Gleichzeitig hält man den Patienten an, Wörter nachzusprechen. Gelingt ihm das nicht, weiß man, dass man ein sprachwichtiges Areal erwischt hat. Nimmt man den elektrischen Impuls wieder weg und wartet einige Sekunden, kehrt die gewohnte Sprachfähigkeit zurück. So navigiert man sich Zentimeter um Zentimeter über die Hirnoberfläche mit seinen Bergen und Tälern und Windungen und erstellt eine Art Landkarte der Bereiche, die besser nicht angetastet werden sollten, das sogenannte Mapping.

Was rasch in wenigen Sätzen beschrieben ist, nimmt in Wirklichkeit viel Zeit in Anspruch, erfordert Fingerspitzengefühl, Ausdauer und Geduld. Und, besonders wichtig, die Erfahrung der speziell ausgebildeten Technischen Assistenz, die diese Untersuchung durchführt. Doch der Aufwand lohnt sich, für die Patientin und für uns. Jedes Gehirn ist anders. Je mehr wir vorher über die individuelle Struktur des Gehirns wissen, das operiert werden soll, umso besser können wir einen Plan schmieden, wie wir vorgehen. Wir können die Risiken genauer abschätzen und uns auf alle möglichen Eventualitäten vorbereiten. Überraschungen gibt es immer noch genug.

Das Ergebnis der Untersuchung bringt mich nicht um den Schlaf. Ich hatte Ähnliches vermutet, aber zu meiner Entspannung trägt es auch nicht gerade bei. Das sensorische Sprachareal und die entsprechenden Faserbahnen beginnen bei Marie Gilbert unmittelbar hinter der Malformation, auf wenige Millimeter in den hinteren, noch gesunden Schläfenlappen zusammengepfercht, nur wenige Millimeter liegen dazwischen, der Sicherheitsabstand ist denkbar gering.

Doch das ändert nichts an meiner Einschätzung, ich halte die Operation weiterhin für machbar. Mein Antrieb bei Marie Gilbert? Ich möchte dieser jungen Frau helfen und ihr ein normales Leben ermöglichen – das ist mein wichtigster Ansporn. Wir planen die Operation für den nächsten Tag.

Als ich am Morgen ins Auto steige, um in die Klinik zu fahren, ist es noch dunkel. Über Nacht hat es Frost gegeben, obwohl schon Frühling ist. Der Boden vor unserem Haus ist mit einer dünnen Schicht Raureif überzogen. Im Radio kündigen sie einen kühlen, aber sonnigen Tag an, wenige Wolken, kaum Wind.

Ich hatte den Wecker auf fünf Uhr gestellt, um genügend Zeit zu haben, die Operation noch einmal durchzugehen. Ich visualisiere die einzelnen Schritte wie die zitierten Tänzer ihre Schrittfolge. An der Stelle muss man mit dem rechten Bein abspringen, dort nach einer tückischen Drehung im richtigen Winkel zur Bühne landen und da die Armbewegung so ausführen, dass man den Partner stützen kann – das alles in der richtigen Atemtechnik, und im Kopf ist jede Bewegung zu jedem Takt präsent. Es ist ein Mechanismus, der vor komplexen Operationen verlässlich einsetzt. Begleitet von einer gewissen Anspannung, die den Konzentrationspegel zusätzlich nach oben treibt. Auch das vergleichbar mit dem Zustand von Tänzern vor ihrem Auftritt oder von Sportlern vor wichtigen Wettkämpfen. Der berühmte Tunnel. Die Gedanken fokussieren sich.

Neurochirurgie erfordert jahrelanges Training und viel Übung, damit sich die nötige Routine einstellt – und die nötige Erfahrung, um auf die vielen Überraschungen, die bei neurochirurgischen Eingriffen nie ausbleiben, kreativ reagieren zu können. Man tastet sich langsam heran, die ersten Operationen sind leichtere Eingriffe und immer in Begleitung. Nach und nach erhöht sich der Schwierigkeitsgrad. Später trägt permanentes Training dazu bei, das Niveau zu halten und irgendwann vielleicht zu einer gewissen Meisterschaft zu gelangen, nicht anders als bei Sportlern, Tänzern oder Klavierspielern. Bestimmte Abläufe wiederholen sich. Und oft sind es die gleichen Handgriffe. Manchmal auch die gleichen Komplikationen, auf die man reagieren und kreative Antworten finden muss.

Doch selbst bei der hohen Anzahl an Operationen, die ich bereits durchgeführt habe, wird eines nie zur Routine: die emotionale Beteiligung an jedem Fall. Man könnte meinen, es sei nur eine Frage der Zeit, bis sich eine gewisse Abstumpfung bemerkbar macht, doch das ist nicht so. Wenn es bei einer Operation Komplikationen gab, die für den Patienten schwere Folgen haben, und ich deshalb frustriert bin, oder wenn mich das Ergebnis nicht ganz zufriedenstellt, weil es nicht perfekt war, dann wünschte ich manchmal, wenn ich ehrlich bin, es würde mich eines Tages weniger berühren. Aber diesen Effekt gibt es nicht, zumindest nicht bei normal konditionierten Menschen. Studien zeigen, dass die Hirnareale, in denen Emotionen entstehen und gesteuert werden, auf äußere Reize reagieren, ob man sich das wünscht oder nicht. Und zwar jedes Mal, unermüdlich. Das lässt sich auch nicht auf Knopfdruck abstellen, wenn ich die Klinik verlasse. Inzwischen versuche ich das auch gar nicht mehr, weil es sich falsch anfühlt, so als wollte ich die Realität ausblenden.

In meinem Büro angekommen, beantworte ich einige E-Mails. Danach geht es noch zu einer kurzen Besprechung mit Kollegen aus anderen Fachbereichen. Solche Unterbrechungen sind in dieser Phase gar nicht so verkehrt. Mal kurz die Konzentration runterfahren, um sie schließlich punktgenau auf das erforderliche Niveau zu bringen. Wenn man eine Operation wie diese vor sich hat, nimmt man sich für den Rest des Tages besser nichts vor, was nicht kurzfristig verschoben werden kann. Auf fünf bis sechs Stunden Operieren – und das möglicherweise ohne Pause – muss man sich einstellen. Geduld, Ruhe und Ausdauer sind hier gefragt und die Bereitschaft, dass es ebenso gut zehn Stunden werden können oder elf, das weiß man vorher nie.

Im Vorfeld einer Operation gibt es viele Dinge, auf die man achten muss. Abgesehen von den technischen, logistischen und allen anderen Vorbereitungen, die wir in unserem optimal aufeinander eingespielten OP-Team besprechen, bis hin zur Bestellung von Blutkonserven, um diese bei Bedarf blitzschnell von der klinikeigenen Blutbank abrufen zu können. Auch die mentale Vorbereitung ist bei neurochirurgischen Operationen, wenn man bei winzigsten Gefäßen in einem hochsensiblen Areal unter dem Mikroskop stets eine ruhige Hand braucht, von entscheidender Bedeutung.

Jetzt würde ich gerne behaupten, dass wir Neurochirurgen es bei solchen Operationen ausnahmslos schaffen, gelassen zu sein, und uns immer im seelischen Gleichgewicht befinden. Aber mal ganz ehrlich, wer ist das schon? Die Kunst liegt vielmehr darin, sich für den Patienten von allem, was einen belasten könnte, frei zu machen, um sich für die Dauer der Operation in den Zustand des seelischen Gleichgewichts zu versetzen.

Kurz nach acht Uhr betrete ich den OP-Bereich im vierten Stock. Marie Gilbert liegt bereits auf dem OP-Tisch in Saal 1, unserem Gefäßsaal, der Saal für die komplexen Fälle. Wie bei allen OP-Sälen ist außen neben der Tür ein kleines Schild mit der Nummer angebracht. Im Unterschied zu den anderen steht hier der Zusatz: »Mit besonderer Ausstattung«. Gemeint ist, dass es sich um einen sogenannten Hybrid-OP handelt, digital vernetzt und mit modernster Technik ausgestattet, sowohl für die eigentliche Operation als auch für intraoperative diagnostische Untersuchungen, also während des Eingriffs. Zum Beispiel ist in Reichweite des OP-Tischs eine roboterbasierte Angiografie-Anlage installiert, mit der Blutgefäße radiologisch dargestellt werden können. Der dazugehörige C-Bogen, der die entsprechenden Röntgenbilder liefert, ist auf einen Roboterarm montiert und lässt sich schnell, flexibel und präzise in allen Ebenen um den Patienten herummanövrieren, ohne dessen Lage verändern zu müssen. Mittels Angiografie können wir das Ergebnis der Operation überprüfen, bevor der geöffnete Schädel wieder verschlossen wird – und gegebenenfalls sofort nachoperieren.

Die Patientin liegt auf dem Rücken, Oberkörper und Kopf leicht erhöht. Sie steht unter Narkose. Ihr Kopf ist nach links zur Seite gedreht, etwa 60 Grad zur Normalposition, und mit einer Art »Schraubzwinge« fixiert, der Mayfield-Klemme, die nach ihrem Erfinder, einem amerikanischen Neurochirurgen, benannt ist. Diese Klemme verfügt über drei Dorne, zwei nebeneinander auf einer Seite, ein Dorn gegenüber. Alle drei werden durch die Kopfhaut fest an den Schädelknochen geschraubt, sodass sich der Kopf keinen Millimeter bewegen lässt. Im wachen Zustand wäre das ziemlich schmerzhaft, so aber spürt Marie Gilbert nichts davon.

Auf der rechten Schädelseite, im Bereich der Schläfe und oberhalb des Ohres, sind ihre Haare abrasiert. Auf der Kopfhaut, die nach der Rasur steril gemacht wurde, ist mit schwarzem Faserstift ein Halbkreis aufgezeichnet, der den geplanten Hautschnitt markiert.

Im OP-Saal befinden sich jetzt sieben Personen. Um mich herum steht eine hoch spezialisierte Crew. Wir sind perfekt aufeinander eingestimmt, nur so können wir uns an einen solchen Eingriff wagen und das Risiko auf ein vernünftiges Maß reduzieren. Modernste Technik, das Aufeinander-eingespielt-Sein des OP-Teams und die fundierte Erfahrung des Operateurs sind die Grundbedingungen einer erfolgreichen Operation. Ein kurzer bestätigender Blickkontakt mit dem Team. Die OP beginnt.

Katharina Faust, die Oberärztin, die mir bei der Operation zur Seite steht, schneidet mit einem Skalpell entlang der Linie die

Kopfhaut und die darunterliegenden Schichten der Kopfschwarte ein, um anschließend einen etwa zwölf Zentimeter langen und fast genauso breiten Hautlappen, in der Form wie ein breit geratenes Fragezeichen, beiseitezuklappen und mit an Gummizügen fixierten Haken zu befestigen. An den Wundrändern wird das Blut gestillt. Normalerweise versucht man, die Schädelöffnung möglichst klein zu halten, auch aus ästhetischen Gründen, im Interesse des Patienten. Bei einer arteriovenösen Malformation hingegen ist es zielführender, sich für einen verhältnismäßig großen Zugang zu entscheiden, damit man an das Wollknäuel, das zumeist an der Gehirnoberfläche sitzt, gut herankommt und um sich einen besseren Überblick über die Gefäße in seinem Umfeld verschaffen zu können. Welche sind zuführende Arterien? Und welche gehen nicht in die Malformation hinein, sondern daran vorbei? Letztere müssen unbedingt geschont werden.

Katharina Faust postiert sich links neben mich, die OP-Pflegefachkraft Susanne Leber nimmt ihren Platz wie üblich rechts von mir ein. Auch wenn man sich während der Operation beim Blick durch das Mikroskop als Operateur in manchen Phasen wie der einsame Solist im Scheinwerferlicht auf der Bühne fühlt, so ist man doch in jedem Moment ein Teamplayer. Auch der »solistische« Part funktioniert nur, wenn jeder an seinem Platz und im Zusammenspiel Höchstleistung bringt. Die Oberärztin vollzieht jeden Schritt mit. Den Sauger so zu führen, dass man dem Operateur nie den Weg verbaut, ist auf den winzigen Arealen, in denen wir arbeiten, alles andere als trivial. Dazu muss man genau wissen, was der andere gleich tun wird, und stets synchron arbeiten. Zudem werden die einzelnen Operationsschritte ständig kommentiert und besprochen.

Auch die OP-Pflegefachkraft arbeitet unter äußerster Konzentration, auch sie muss den nächsten Schritt vorausahnen und wissen, was zu tun ist, andererseits blitzschnell auf Anweisungen reagieren; jedes Instrument liegt bereit, jeder Handgriff sitzt. Nicht weniger zentral ist die Rolle der Anästhesistin oder des Anästhesisten, die auch bei schwierigen Verläufen der Operation unter anderem die Herz-Kreislauf-Situation, die Beatmung und die Versorgung des Gehirns des Patienten mit Sauerstoff sicherstellen müssen. Jeder Einzelne von uns weiß die Reaktionen der anderen zu deuten; wir haben eine klare, unmissverständliche Kommunikation trainiert und können uns absolut aufeinander verlassen.

Im nächsten Schritt bohre ich ein Loch in die Schädeldecke, das als Zugang für die Knochensäge dient. Mit der Säge schneidet man einen Knochendeckel von etwa zehn Zentimetern Durchmesser heraus, den die OP-Pflegefachkraft in einem sterilen Metallschälchen lagert. Nun liegt die Hirnhaut vor uns, genauer gesagt, die Dura mater, die äußere von drei Schichten. Sie ist weißlich, halb durchsichtig, ähnlich einem Milchglasfenster, und äußerst schmerzempfindlich, dabei aber relativ hart, fast lederartig.

Inzwischen habe ich das OP-Mikroskop vor den Augen, durch das ich das Operationsfeld bis zu vierzigfach vergrößert sehen kann. Das Wollknäuel ist trotz der Hirnhaut bereits deutlich erkennbar. Noch nicht in seinen Details, aber farblich als dunklerer Punkt in der ansonsten weiß-gräulichen Gehirnmasse.

Unter der Dura folgt die bläulich schimmernde Arachnoidea oder auch Spinnengewebshaut, eine hauchdünne weiche Membran, weißlich und von feinen Fasern kollagenen Bindegewebes durchzogen, daher das spinnengewebsartige Aussehen. Hier verlaufen Hirnnerven und zahlreiche Gefäße.

Dann kommt die letzte Schicht der Hirnhaut, die Pia mater. Auch sie ist weich, besteht aus feinem Bindegewebe, auch sie enthält Blutgefäße. Die Pia liegt eng am Gehirn mit all seinen Furchen an. Hier sind die kleinen peripheren Blutgefäße zu finden, bevor sie ins Gehirn eintreten.

Da ich besonders vorsichtig sein muss, um keines der großen Gefäße zu beschädigen, die das Blut abtransportieren, verwende ich nicht wie üblich eine Schere, sondern eine feine Nadel, um die ein bis drei Millimeter dicken Gefäße aus der Arachnoidea zu skelettieren, bis ich den oberen Teil der Malformation freigelegt vor mir habe und beginne, die Architektur des Wollknäuels zu verstehen. Alles läuft gut.

Der Anfang ist geschafft, es war noch der leichtere Teil. Denn wir haben uns an der Oberfläche bewegt – dort, wo der Rand des Wollknäuels gut auszumachen ist. Jetzt geht es darum, in die Tiefe vorzudringen, um es von allen Seiten frei zu präparieren. Auch die Crew signalisiert, dass alles in Ordnung ist. Eine Etappe haben wir erfolgreich hinter uns gebracht. Daraus lässt sich neue Energie schöpfen, und es hält die Motivation und Konzentration hoch.

Auf dem Weg zur Basis des Wollknäuels müssen bis zu 200 kleine Gefäße verödet und verschlossen werden, und zwar jedes einzeln. Das dauert Stunden. Für die anderen im OP-Saal kann das eine ziemlich monotone Angelegenheit sein. Ständig das schlürfende Geräusch des Saugers, dazu die üblichen Kontrolltöne von Herzfrequenz und Puls, und auf dem OP-Bildschirm ist praktisch immer die gleiche Szene zu sehen, nur dass die Gefäße wechseln, mal einen Hauch dünner oder dicker sind.

Ich hingegen erlebe es vollkommen anders. Als wäre ich mit einem Boot zum Hochseefischen aufs Meer hinausgefahren, Hemingway-like sozusagen. Es ist, als wirft man eine Angel aus, ein Fisch beißt an – ein großer Brocken –, und dann beginnt das Ringen: Man zieht einen richtig großen Fisch ein Stück aus dem Wasser. Man ist optimistisch. Auf einmal wehrt er sich, taucht zurück in die Tiefe, zieht einen hinterher, dass man beinahe über Bord geht. Doch man mobilisiert alle Reserven, gewinnt wieder die Oberhand, der Riesenfisch ist zum Greifen nah. Schon macht er erneut einen Satz, taucht ab, zerrt an der Schnur; man muss nachgeben. So geht es ständig hin und her. Und genauso fühlt es sich oft bei der Operation sehr großer arteriovenöser Malformationen an. Wer am Ende der Sieger sein wird, scheint ungewiss. Natürlich will man selbst der Sieger sein – unbedingt –, also ringt man weiter.

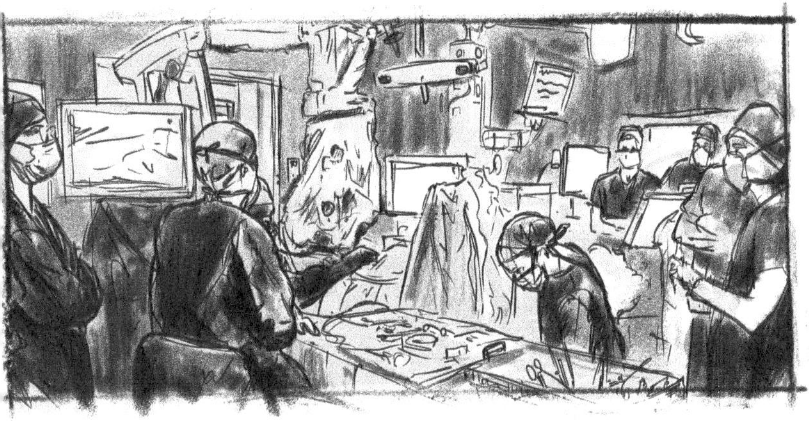

Blick in einen Neurochirurgischen Operationssaal während eines Eingriffs am Gehirn. Der Operateur sitzt am Kopf des Patienten und blickt durch das Mikroskop, das auf einen Schwenkarm montiert ist, auf das Gehirn. Um ihn herum das Team, bestehend aus Oberärztin, Anästhesistin, Pflegefachkräften und technischer Assistentin, das die Operation unter dem Mikroskop direkt oder über zahlreiche Bildschirme für alle Blickwinkel konzentriert verfolgt.

Im OP-Saal sind es die zahllosen Blutgefäße, mit denen ich mich anlegen muss – die, die in die Malformation hinein-, und die, die aus ihr herausführen. Sie halten das Ungeheuer am Leben. Erst wenn alle gekappt sind, werde ich es entfernen können.

Die meisten Gefäße messen im Durchmesser weniger als einen Millimeter und haben sehr dünne Wände, was nicht bedeutet, dass sie schwache Gegner sind. Im Gegenteil, es macht sie unberechenbar. Bevor ich sie durchtrennen kann, muss ich verhindern, dass es dabei zu einer Blutung kommt. Zumindest ist das der beste, weil sicherste Weg und somit das Ziel. Dafür verwende ich eine Koagulationspinzette, eine bipolare, um es exakt zu sagen. Bipolar bedeutet, dass ihre Spitzen mit Elektroden ausgestattet sind, die mit Strom versorgt werden können, sodass zwischen beiden Polen Hitze entsteht. Man führt die Pinzette zu der Stelle des Gefäßes, wo es durchtrennt werden soll, drückt die Spitzen zusammen und gibt gleichzeitig Strom drauf. Es zischt kurz, winzig kleine Blasen bilden sich, verkochen, das Gewebe verfärbt sich bräunlich. Im Idealfall ist der Blutfluss nun unterbrochen, und man kann das Gefäß durchschneiden, ohne dass Blut herausfließt.

In Wirklichkeit ist es etwas anders. Da die Gefäßwände so dünn sind und das Blut in hohem Tempo durchfließt, wird ein Teil der Hitze, die zwischen den Elektroden entsteht, mit dem Blut »wegtransportiert«. Ich drücke das Gefäß zusammen, gebe Strom drauf; das Gewebe verfärbt sich. Ich nehme die Pinzette wieder weg – und muss feststellen, dass das Gefäß nicht komplett zu ist. Also das Ganze von vorn. Diesmal länger zusammendrücken, länger verkochen, dann klappt es – vielleicht. Sonst muss man es ein drittes oder viertes Mal wiederholen.

Wenn man Pech hat, bleibt ein Stück Gefäßwand an der Pinzette kleben, das Gefäß reißt ein – und es blutet doch. Deswegen wähle ich eine Spezialpinzette, die wie Teflonpfannen antihaftbeschichtet ist. Und um bei besonders widerstandsfähigen Gefäßen ganz sicherzugehen, tauche ich die Spitzen zwischendurch in Paraffin, das die OP-Pflegerin bereithält, also zusätzlich Butter auf die Teflonpfanne. Aber ein »ganz sicher« gibt es auch hier nicht. Selbst an der besten Pinzette bleibt mal etwas kleben. Daher gibt es eine Vielzahl weiterer Tricks, die wir Neurochirurgen aus aller Welt, die arteriovenöse Malformationen operieren, zusammengetragen haben und die eine automatisierte Anwendung finden: beispielsweise das Gefäß zeitweise mit einem Clip abdrücken, um es besser zu veröden, über eine lange Strecke veröden oder erst einmal nur halb durchschneiden, damit sich das Gefäß nicht zurückziehen kann.

Und genau das passiert mir gerade. Schon ist das Operationsfeld eine einzige rote Fläche. Solche Blutungen müssen sofort gestillt werden, sonst kann es in die Tiefe bluten, Gehirnanteile zerstören, eine Hirnschwellung verursachen.

Ich lege schnell ein, zwei Streifen Wattevlies in den Bereich, um das Blut aufzusaugen und die Quelle zu finden, damit ich das beschädigte Gefäß mit der Pinzette veröden kann. Es dauert einen

Moment, ich brauche mehr Watte, das Blut quillt in einem fort, aber schließlich gelingt es. Und ich bin wieder obenauf.

Ich arbeite mich voran, gehe weiter in die Tiefe. Dabei versuche ich, den idealen Korridor zu finden. Auf der einen Seite nicht zu dicht an der Malformation, damit ich nicht in das Gefäßknäuel hineingerate und die nächste Blutung verursache; dort sind sie noch schwerer unter Kontrolle zu bringen. Auf der anderen Seite muss ich möglichst weit vom sensorischen Sprachareal und den dazugehörigen Nervenbahnen entfernt bleiben. Der Raum dazwischen ist nur wenige Millimeter breit.

Dann muss ich doch ein Gefäß übersehen haben. Wieder ist alles rot. Wieder Watte. Wieder die Quelle finden. Wieder das Gefäß mit der Pinzette greifen, um es zu veröden. Und so immer weiter und tiefer. Ständig rechne ich damit, dass es im nächsten Augenblick irgendwoher blutet. Und kaum bin ich wieder ein paar Millimeter vorwärtsgekommen, passiert es von Neuem.

Es ist ein ständiger Wechsel, Blutung, Kontrolle – Fisch raus, Fisch rein. Einer gegen einen unter ständiger Anspannung. Das ist typisch für solche Operationen und macht sie so anstrengend, weil die Konzentration ununterbrochen hoch gehalten werden muss. Und weil es sich über Stunden hinzieht, ohne dass Zeit wäre, mal kurz zu verschnaufen oder auch nur aufzustehen, um sich zu strecken. Es ist, als wäre man in einer engen Raumkapsel eingesperrt, deren Tür sich erst öffnen lässt, wenn man es geschafft hat.

Je länger es dauert, umso mehr hat man das Gefühl, dass es ständig irgendwo blutet. Und tatsächlich verliert der Patient reichlich Blut, bis man es über die Ziellinie schafft. Ich hatte Fälle, da waren es vier, fünf Liter. Viel mehr hat ein durchschnittlich großer Mensch nicht im Körper.

Über diese Fälle spricht kein Neurochirurg gerne; die Vielzahl der Operationsvideos, die auf Kongressen gezeigt werden, sollen vielmehr den Eindruck einer schnellen und sauberen Operation vermitteln. Der Neurochirurg Atul Goel vom Kem Hospital Mumbai hat es aber jüngst im Rahmen einer Diskussion in einem

Webinar auf den Punkt gebracht: *AVM Surgery is primarly about focussed hemostases* – beim Operieren arteriovenöser Malformationen geht es primär um konzentrierte Blutstillung (ohne das Gehirn zu verletzen).

Ich nenne Tage, die von derart turbulenten Operationen geprägt werden und uns beste Nerven abverlangen, *Bad AVM Days*, AVM ist die gängige Abkürzung für arteriovenöse Malformationen, in Analogie zu den bekannteren *Bad Hair Days*, die wir alle kennen. Es ist also immens wichtig, dass ausreichend Blutkonserven bereitstehen. Die Anästhesisten müssen ständig ein Auge darauf haben und Blut nachgeben. Bei Marie Gilbert werden es knapp vier Liter, die ersetzt werden müssen.

Früher hatte ich nach solchen Operationen regelmäßig Albträume, schreckte mitten in der Nacht hoch, weil ich glaubte, von so viel Blut überschwemmt zu werden, dass ich darin ertrinke. Entweder stand ich auf einem Floß, das unterzugehen drohte. Oder ich war schon untergetaucht, kam wieder hoch und sah um mich herum einen Ozean von Blut. Mittlerweile ereilen mich solche Schreckensszenarien seltener, aber es kommt noch oft genug vor.

Irgendwann regt sich auch Ungeduld. Man möchte zügig vorankommen, wird aber ein ums andere Mal gebremst. Und es kommt der Punkt, wo man sich fragt, ob man das Ungeheuer überhaupt besiegen kann. Dabei weiß man genau, dass es keine Alternative gibt. Tumoroperationen kann man abbrechen und einen Rest drin lassen. Manchmal muss man das sogar. Bei Malformationen geht das nicht. Hat man erst einmal angefangen und die Durchblutung verändert, ist das Ungeheuer aufgeweckt, und es gibt kein Zurück. Man muss den Weg bis zu Ende gehen, sonst gerät der Patient in Lebensgefahr.

Geduld ist das Gegenteil von Hast und einer ökonomisch getriebenen Prozessoptimierung. Ich weiß, dass ich Gelassenheit und die Bereitschaft brauche, mich in noch so winzigen Schrittchen Gefäß für Gefäß voranzubewegen, wenn ich mich auf diese Operation einlasse. Diese Eingriffe haben etwas Unbarmherziges und sind gewiss nicht jedermanns Sache. Auch das kann ein guter Grund sein, als Operateur solche Eingriffe abzulehnen.

Der schwerste Teil wartet noch auf mich. Inzwischen sind Stunden verstrichen. Das Knäuel liegt nun rundherum frei, und ich muss mich der Wurzel nähern. Malformationen haben meist eine kegelartige Form, sind oben breiter und verjüngen sich nach unten, manche sind fast spitz. Dort, im tiefsten Bereich, häufen sich die Blutgefäße noch einmal. Jetzt gilt es für uns alle verstärkt, die Konzentration zu halten, denn mehr Blutgefäße in der Tiefe bedeuten mehr Gefahr. Die Gefahr, dass es auf einem sehr engen Raum durch viel Blut unübersichtlich wird, die Gefahr, dass man die Gefäße nicht sorgfältig verschließen kann und es zu Nachblutungen kommt, die Gefahr, dass sich diese durchtrennten Gefäße in die Tiefe zurückziehen und dort im gesunden Gewebe unbemerkt vor sich hin bluten. In diesem Fall ist es auch noch so, dass der Kegel keine Spitze hat, sondern mit einer recht breiten Fläche endet – weshalb eine noch größere Zahl an Gefäßen auf mich wartet.

Wir können das Ziel praktisch schon sehen. Aber dann passiert es doch: Ich irre mich in der Ebene, pirsche mich mit der Pinzette nicht an den Bereich unter dem Kegel heran, sondern gerate direkt hinein. Dort erwische ich eines der größeren Blutgefäße, und schon sprudelt das Blut. Und wie es sprudelt.

Das ist eine schwierige Situation für das gesamte Team. Über Stunden folgen alle dieser monotonen OP am Bildschirm, und plötzlich müssen sie unmittelbar in Aktion treten und hellwach sein.

»Sauger stärker!«, bitte ich die OP-Pflegefachkraft.

Sie dreht die Saugleistung höher. Das Sauggeräusch wird lauter. Und es klingt anders. Es ist nicht mehr das schlürfende Geräusch wie bisher.

»Reicht nicht, stärker!«

Ich kann nicht sehen, wo die Quelle ist. Der Sauger nimmt jetzt so viel Blut auf, dass der Schlauch, der es abtransportiert, komplett gefüllt ist. Das Sauggeräusch bildet einen Dauerton. Im OP-

Saal wird es unruhig. Die Anästhesistin schließt den nächsten Blutbeutel an. Dazu ein Thrombozytenkonzentrat wegen der Blutgerinnung. Innerhalb weniger Minuten verliert die Patientin fast eineinhalb Liter Blut.

Dann ist der Spuk vorüber. Wir haben das beschädigte Blutgefäß gefunden; ich konnte es mit der Pinzette veröden, die Blutung ist gestoppt. Erleichterung. Der Sauger schlürft wieder im gewohnten Ton, mit den üblichen Unterbrechungen. Die OP-Pflegefachkraft dreht die Saugleistung herunter. Die Überwachungsmonitore zeigen an: Der Patientin geht es gut. Ich mache weiter, als wäre nichts geschehen.

Es dauert einige Zeit, bis ich offenbar endlich alle zuführenden Gefäße erwischt habe. Das Knäuel erschlafft wie ein Luftballon, bei dem man etwas Luft ablässt. Zum Schluss kümmere ich mich um die großen abführenden Gefäße, die ebenfalls verschlossen werden müssen. Groß heißt: etwa fünf, sechs Millimeter im Durchmesser, maximal zehn. An die darf man erst heran, wenn sie nicht mehr mit Blut versorgt werden, was man daran erkennt, dass sich ihre Farbe ändert, die von Hellrot zu Dunkelrot oder Blau wechselt, weil sie ihrer regulären Aufgabe, sauerstoffarmes Blut zum Herzen zurückzutransportieren, wieder nachkommen können.

Und schließlich der Schlussakt. Alle Gefäße sind gekappt. Ich nehme das Wollknäuel heraus und gebe es für die Neuropathologie ab. Die Anspannung fällt ab. Aber noch ist einiges zu erledigen.

Der Bereich, in dem die Malformation war, muss gründlich gesäubert werden. Falls sich dort noch irgendwo Reste des Knäuels befinden oder kleine Gefäße, die ich eventuell übersehen und nicht verödet habe. Wenn man hier nachlässig wird, kann man den Erfolg der gesamten OP gefährden. Dann besteht die Gefahr einer Nachblutung, die schlimme Folgen haben kann.

Bevor man danach die Hirnhaut zurückklappt, um sie in ihrer ursprünglichen Lage festzunähen, füllt man den entstandenen Hohlraum, der ungefähr die Größe einer Mandarine hat, mit

Kochsalzlösung auf. Gemeinsam mit der Oberärztin setzen wir den Knochendeckel in den Schädel und schrauben ihn mit kleinen Metallplättchen fest. Dann entfernen wir die Klammer, die die Kopfschwarte hielt, schlagen diese über den Schädelknochen und vernähen sie. Noch immer adrenalingeflutet, verlasse ich erschöpft, aber erleichtert den OP.

Nun kann ich zum ersten Mal nach der langen Phase aufstehen, mich strecken. Die Situation unmittelbar nach einer solchen Operation lässt sich schwer beschreiben. Stundenlang ist man hoch konzentriert und bildet mit dem Team geradezu eine Einheit. Dann ist es abrupt vorbei und erscheint für einen Moment unwirklich. Ich danke allen, die an dieser Operation beteiligt waren, für ihre exzellente Arbeit und dafür, dass sie mich auch mental unterstützt haben. Wobei man sich das nicht wie bei der Tour de France vorstellen darf, bei der die Fans die Rennfahrer am Straßenrand anfeuern. Im OP-Saal ist es eine leise Unterstützung, man spürt das gemeinsame Ringen um den Erfolg und wird von einem beflügelnden Vertrauen gestärkt.

Marie Gilbert wird auf die Intensivstation im zweiten Stock gebracht. Normalerweise sollen Patienten möglichst schnell aus der Narkose erwachen, damit wir sehen, wie es ihnen geht, ob sie Ausfälle haben. Bei ihr müssen wir etwas warten. Weil sie so viel neues Blut bekommen hat, ist ihre Körpertemperatur auf etwa fünfunddreißig Grad abgesunken. Blutkonserven werden gekühlt aufbewahrt. Außerdem ist es im OP-Saal immer recht frisch, um die achtzehn Grad. Die niedrige Temperatur senkt den Hirnstoffwechsel, das schützt die Patienten. Um sie aufzuwärmen, werden ihr Infusionen mit warmer Kochsalzlösung gegeben. Bereits während der Operation haben ihr die Pflegefachkräfte eine Wärmedecke übergelegt, damit sie nicht allzu sehr unterkühlt.

Am Abend hat sie wieder Normaltemperatur. Die künstliche Beatmung wird beendet, das Narkosemittel abgesetzt. Ich bleibe so lange in der Klinik. Ich will sehen, wie es ihr geht, wenn sie aufwacht. Die Stunde der Wahrheit. Man wird es mir vermutlich nicht anmerken, aber innerlich bin ich jedes Mal angespannt. Besorgt. Unruhig. Wird sie sich bewegen können? Wird sie sprechen können?

Als Marie Gilbert erwacht, sind wir erst einmal alle erleichtert: Ja, sie kann Arme, Beine, Hände, Füße, Finger und Zehen bewegen, ohne Einschränkung. Doch es gibt auch eine schlechte Nachricht: Mit dem Sprechen klappt es nicht, nicht ein bisschen, keine Silbe. Außerdem scheint ihr Sprachverständnis lahmgelegt. Sie hört zwar, wenn man etwas sagt, zumindest habe ich den Eindruck, dass es so ist, aber der Sinn der Worte scheint sich ihr nicht zu erschließen. Möglicherweise entsteht dieser Eindruck aber auch nur, weil sie sich nicht artikulieren kann. Es ist noch zu früh, um das beurteilen zu können.

Auf dem Nachhauseweg frage ich mich, ob in der Nacht Komplikationen auftreten könnten. Es ist nicht direkt eine Frage, eher ein Bangen, das mir allzu bekannt vorkommt, denn es begleitet mich nach allen Operationen. Immer rechnet man damit, dass schlechte Nachrichten eintreffen können. Der Neurochirurg Volker Sonntag, damals Partner von Robert Spetzler am Barrow Neurological Institute in Phoenix, teilte vor ein paar Jahren genau diese Erfahrung mit mir, auf die Frage, ob ihm etwas nach Beendigung seiner aktiven Karriere fehlen würde: »Mir fehlt fast alles; die Operationen, das Team, das Erfolgserlebnis; das Einzige, was ich nicht vermisse, ist das Bangen um die Patienten nach komplexen Operationen auf dem Heimweg und zu Hause.«

Als Neurochirurg wird man darauf getrimmt, in Worst-Case-Szenarien zu denken. Besonders vor Operationen, damit man für den Fall, dass sich das ursprüngliche Vorhaben aus irgendeinem Grund nicht umsetzen lässt, einen Plan B im Köcher hat – und einen Plan C und einen Plan D. Dass sich diese Art zu denken auch auf die Situation nach der OP überträgt, ist sicherlich nicht verwunderlich.

Zu Hause lasse ich mein Handy nicht aus den Augen, immer in der Sorge, es könne mir schlechte Nachrichten übermitteln. Kein Anruf. Gegen 23 Uhr rufe ich beim diensthabenden Arzt der

Intensivstation an. Die Patientin kann weiterhin alles bewegen, aber nach wie vor ist nicht einzuschätzen, wie es sich mit der Sprache verhält.

Obwohl ich weiß, dass solche Funktionsverluste direkt nach dem Eingriff sehr häufig auftreten, wenn man in diesem Areal operiert, stellt sich keine abgeklärte Entspannung ein. Viel zu viel hängt für die Patientin davon ab. Solange das Knäuel mit seinen vielen schnell fließenden Gefäßen am Platz ist, zieht es das Blut wie eine Vakuumpumpe förmlich an. Mit der Folge, dass die Blutgefäße drum herum chronisch unterversorgt sind, Hunger haben, mehr wollen. Und Blutgefäße, die hungrig sind, weiten sich, in der Hoffnung, dadurch mehr Blut aufnehmen zu können. Wenn man das Knäuel, beziehungsweise die Vakuumpumpe, nun aber herausnimmt, fließt das ganze Blut mit einem Mal in die anderen Gefäße des betreffenden Areals. Plötzlich gibt es zu viel Blut, die betreffenden Bereiche werden regelrecht überschwemmt. Dies kann dann zu solchen Funktionsausfällen führen, wovon die meisten jedoch reversibel sind. Das ist mir natürlich bewusst. Wäre Marie Gilbert meine erste Patientin mit einer arteriovenösen Malformation gewesen, würde ich in dieser Nacht nicht nur unruhig schlafen, ich würde kein Auge zubekommen. Da wirkt die Erfahrung dann doch wenigstens ein kleines bisschen beruhigend.

Noch aus dem Auto rufe ich am nächsten Morgen in der Klinik an. Am Zustand der Patientin hat sich nichts verändert, als wäre die Zeit über Nacht stehen geblieben. Bei der Visite kann ich mich selbst davon überzeugen. Mit vom Blut und vom Desinfektionsmittel noch rötlich verfärbten Haaren liegt Marie Gilbert in ihrem Bett. Auf der OP-Naht kleben kleine Briefmarkenpflaster. Sie sieht mich mit traurigen Augen an, aus denen Ratlosigkeit zu sprechen scheint. Als wollte sie sagen: Was haben Sie bloß mit mir angestellt? Für einen Augenblick sieht es aus, als versuchte sie zu sprechen. Sie formt ihre Lippen, aber sie bleibt stumm.

Ist dies doch nicht nur ein vorübergehender Funktionsausfall, und habe ich wichtige Strukturen zerstört? Würde sie jemals wieder sprechen können? Habe ich mit dieser Operation womöglich ihr Leben ruiniert, statt ihr wieder zu mehr Lebensqualität zu verhelfen? Da sind sie, diese Fragen, die sich immer wieder einschleichen und meine Gedanken einnehmen. Diese Phase des Wartenmüssens ist für alle Seiten besonders belastend, für die Angehörigen, für den Patienten und für den Operateur und das OP-Team. Und man muss sie in unserem Beruf wieder und wieder aushalten.

Wir klären mit einer Computertomografie, ob es zu einer Nachblutung gekommen ist. Das ist nicht der Fall. Sie hat auch keinen Schlaganfall erlitten, wie uns die MRT-Aufnahmen bestätigen, die wir am Nachmittag von ihrem Kopf anfertigen. Wir können also nur abwarten, wie sich das mit der Sprache in den nächsten Wochen entwickeln wird. Ich versuche, Marie Gilbert die Angst zu nehmen, die sie womöglich empfindet, aber nicht artikulieren kann, und spreche ihr Mut zu.

Vier Tage später formt sie die ersten Worte. Erst sind es nur solche, die ihr die Logopädin vorspricht, bis sie sie versteht und nachsprechen kann. Schrittweise werden kurze Wortgruppen daraus, schließlich ganze Sätze. Wobei vieles am Anfang keinen Sinn ergibt und sie Dinge sagt, von denen sie bis heute nicht versteht, warum ihr die über die Lippen kamen. So ist eines der ersten Worte, das sie von sich aus formuliert, »Olive«. Daraus entwickelt sie den Satz: »Ich hätte gern eine Olive.« Dabei will sie gar keine. Und als sie gefragt wird, ob sie etwas trinken möchte, antwortet sie: »Geben Sie mir Olive.«

Die Logopädin diktiert ihr auch Sätze, die sie aufschreiben soll. Einfache Sätze wie: »Das Mädchen spielt im Garten.« Daraufhin reiht sie mit einem Stift Buchstaben aneinander, die wie Worte aussehen. Aber es sind keine – keine, die im Duden stehen. Am Ende der Übung bittet die Logopädin sie, sich das Geschriebene noch einmal gründlich anzuschauen, und fragt nach: »Und, alles richtig?«

Marie Gilbert wirft einen Blick auf das Kauderwelsch, scheint zufrieden mit dem Ergebnis und sagt: »Ja, stimmt so.«

Genauso ist es mit den ersten WhatsApp-Nachrichten, die sie in ihr Handy tippt – kaum ein Wort lässt sich entziffern. Aber sie macht Fortschritte, jeden Tag, auch beim Sprechen: Noch fallen ihr viele Wörter nicht ein, doch sobald sie eines hört, von der Logopädin oder von anderen Personen, die sie besuchen kommen – ihr Freund, ihre Familie und einige Freundinnen –, bleibt es präsent und ist wieder abrufbar. Allerdings spricht sie anders, mit einer anderen Intonation. Sie selbst bezeichnet es als Singsang und meint, sie käme sich dadurch fremd vor. Doch auch das wird sich mit der Zeit regulieren.

Als Marie Gilbert die Klinik verlässt, trainiert sie weiter mit einer Logopädin, dreimal in der Woche.

Ihr Leben ist auf den Kopf gestellt. Sie ist von einer Lehrerin zur Schülerin geworden.

Etwa drei Monate vergehen, bis sie sich beim Lesen, Schreiben und Sprechen wieder einigermaßen sicher fühlt, zumindest soweit es die deutsche Sprache betrifft. Fürs Spanische braucht sie länger, viele Vokabeln muss sie neu lernen.

Die Operation, sagt Marie Gilbert heute, habe sie verändert. In den ersten Wochen danach habe sie Hass und Wut in sich gespürt, was sie so nicht kannte. Sie, die vorher ein so positiver Mensch war, fand die Welt und überhaupt alles schrecklich. Im Umgang mit ihren Mitmenschen war sie nicht mehr so sanft und freundlich wie zuvor. Mittlerweile, sagt sie, sei sie mit sich im Reinen. Sie liebe das Leben wieder, lebe jetzt bewusster und sei dankbarer für alle schönen Momente.

Vor einigen Monaten war sie zu einer der üblichen Nachuntersuchungen bei uns in der Klinik. Die MRT-Aufnahmen von ihrem Kopf zeigten keinerlei Auffälligkeiten. Ein Erfolg also? Ja, in gewisser Weise ganz sicher ein Erfolg – die permanente Todesangst, die Angst vor Blutungen und irreversiblen Schäden sind Marie Gilbert genommen. Sie ist dankbar und kann ihr Leben wieder genießen. Vor Kurzem, so durfte ich erfahren, hat sie eine Tochter zur Welt gebracht.

Doch es gibt auch andere Fälle, in denen es nicht so eindeutig ist. Was genau also bestimmt am Ende den Erfolg? Eine Frage, die im Kollegenkreis leidenschaftlich diskutiert wird. Solchen Fragen kann man in unserem Beruf nicht aus dem Weg gehen, das käme einem ärztlichen Fehler gleich, schließlich bestimmen sie maßgeblich den Entscheidungsprozess für oder gegen eine Operation. Am Ende stehen ganz individuelle Abwägungen. Eines jedoch ist sicher: Fragen dieser Art lassen niemanden kalt.

2

Verräterische Symptome

Wenn der Tumor Hirnnerven verdrängt

Es war ein unseliger Flug, der Mark West ins Boston Children Hospital führte, eines der größten Kinderkrankenhäuser der USA und in Sachen Forschung sicher das aktivste. Ein Ort, der für viele Familien, in denen ein Kind unter einer schweren Erkrankung leidet, die letzte Hoffnung ist. Eine solche kleine Patientin hatte er nun als Flugkapitän an Bord seiner Maschine. Die achtjährige Meline, die an einem seltenen Nierentumor im fortgeschrittenen Stadium litt, für den es in der Heimat des Mädchens keine Therapiemöglichkeiten mehr gab. Eine riskante Operation am Boston Children Hospital und die Teilnahme an einer Studie zur Testung einer neuen Krebstherapie waren nun der letzte Strohhalm, an den sie und ihre Eltern sich klammerten. Melines Zustand war besorgniserregend.

Mark West hatte sich entschlossen, den Flug zu übernehmen. Schwer kranke Patienten benötigen fachmedizinische Betreuung bei einem Transport per Flugzeug und eine Flugzeugmannschaft, die bereit ist, für eine solche Patientin alle Hebel in Gang zu setzen. Ein modernes Transportflugzeug muss für kurze Zeit zu einer funktionstüchtigen fliegenden Intensivstation werden, mit ärztlicher und pflegerischer Betreuung. Dennoch schaffte Meline es nicht bis ans Ziel – das ganze Hightech an Bord, es konnte ihr nicht mehr helfen. Sie starb 20 Minuten vor der Landung.

Auf dem Rückflug, erzählt Mark West, habe ihn das Schicksal dieses Mädchens sehr beschäftigt. Ja, sie hatten im Zeitplan gelegen, und ja, er hätte den Flug nicht beschleunigen können – und doch fühle er sich auf seltsame Weise mitschuldig, dass sie den Wettlauf gegen die Zeit verloren hatten. Der Flug lag ein halbes Jahr zurück. Und jetzt fragte er sich, ob die Krankheit, die ihn heimsuchte, so etwas wie eine Strafe für ihn sei.

Als Pilot ist Mark West ein eher rationaler Mensch, der Probleme pragmatisch angeht. Er überlegt sich einen Plan, wie sich die Sache aus der Welt schaffen lässt, und setzt ihn dann um, sachlich und ohne in Panik zu geraten – so wie er es auch für Notsituationen in der Luft unzählige Male trainieren muss. Doch seit einigen Tagen ist es mit der Rationalität nicht mehr so einfach. Er hat erfahren, dass er selbst an einem Tumor erkrankt ist. Dieser Tumor ist nahe am Kleinhirn lokalisiert, hinter und unter dem linken Ohr im Schädelinneren. Als jemand, der von Berufs wegen immer alles unter Kontrolle haben muss, bleibt ihm nun nichts anderes übrig, als die Kontrolle über sein eigenes Schicksal aus der Hand zu geben. Und dabei ist dieser seltsame, irreale Gedanke hochgeschwappt.

Das gesamte Team befindet sich bereits im OP-Saal. Wir begrüßen uns mit einem beschwingten »Guten Morgen«, das Radio läuft, ein paar private Neuigkeiten werden ausgetauscht – das letzte Hertha-Spiel, die Party beim Kollegen, der Besuch der Eltern. Gleichzeitig herrscht geschäftiges Treiben. Zuallererst werden die Bilder der Voruntersuchungen, die wir von unserem Patienten haben, aufgehängt. Es ist mir wichtig, dass dies als Erstes geschieht. Jeder im OP muss genau wissen, wer hier operiert wird, was operiert wird und wo.

Nicht minder wichtig ist die richtige Lagerung des Patienten. Sie wird in den Besprechungen vor einer Operation minutiös geplant und entsprechend der Stelle, die wir operieren müssen, festgelegt. In der Tat ist die korrekte Lagerung des Patienten und seines Kopfes für den Erfolg einer neurochirurgischen Operation von zentraler Bedeutung, sehr viel mehr als in anderen chirurgischen Disziplinen. Daher legen wir in der Ausbildung unseres Nachwuchses sehr früh Wert auf diesen Aspekt der Operation –

die jungen Auszubildenden müssen Lagerung, Hautschnitt, Schädelöffnung und Hirnhauteröffnung am Tag vor dem Eingriff zeichnen und am Morgen vor der Operation abnehmen lassen, bevor es losgeht. Der Winkel zum Hals muss exakt passen, wenn der Kopf mit der Mayfield-Klemme in seiner Position fixiert wird. Warum das so zentral ist, lässt sich leicht erklären: Zum einen soll das Gehirn so wenig wie möglich manipuliert und angefasst werden. Das heißt, dass der Korridor, in dem wir operieren, einsehbar sein muss, ohne das Gehirn unnötig bewegen oder etwas beiseiteschieben zu müssen. Im Optimalfall fällt es an der zu operierenden Stelle mithilfe der Schwerkraft etwas zurück, ohne etwas zu verdecken. Außerdem soll der zu operierende Bereich den höchsten Punkt des Patienten markieren; auch der Hals soll entspannt sein, dann ist der Blutabstrom aus dem Gehirn optimiert, und das Gehirn wird entspannt sein und nicht geschwollen. Das ist die eine Seite. Entscheidend ist aber zugleich, dass der Patient so gelagert wird, dass der Operateur unverkrampft sitzen und seine Arme gut bewegen kann. Schließlich muss er in dieser Position manchmal mehrere Stunden ausharren und seine Instrumente ruhig führen können.

Für die Lagerung existieren verschiedene Schulen und Vorlieben, und groß ist die Versuchung, hier dogmatisch zu werden und einen Kult ums Lagern zu entwickeln. In Europa werden zum Beispiel Patienten mit einem Tumor wie bei Mark West, bei einer Lokalisation nahe am Kleinhirn, häufig halb sitzend gelagert. Der Vorteil ist, dass das Blut nach unten läuft und man weniger saugen muss, um ein klares Bild zu haben. Die Lagerung ist allerdings kompliziert und für den Operateur recht anstrengend und unbequem, weil er die Arme stundenlang 90 Grad hochhalten muss und eine Armstütze braucht. In Amerika favorisiert man die unkompliziertere Halbseitenlagerung; der Kopf wird in einem 90-Grad-Winkel fixiert, der Oberkörper wird hierzu 30 Grad zur Seite gewendet, und die obere Schulter wird unterpolstert, damit der Hals nicht überdreht werden muss. Der Operateur kann seine Arme dann normal aufstützen und sitzt ergonomischer mit dem

Kopf vor seinem Schoß. Der Nachteil ist, dass man mehr saugen und Strategien finden muss, Tumore dennoch übersichtlich präparieren zu können. Wir favorisieren die Halbseitenlagerung bei Patienten mit Tumoren in dieser Region – so auch heute. Die Vorbereitungsphase mit der Narkose, der Lagerung des Patienten, der Einstellung der vielen Hightech-Geräte, die uns beim Operieren unterstützen, dauert in der Regel eine gute Stunde, unter Umständen sogar länger.

Wenn all diese Vorbereitungen abgeschlossen sind, steht etwa der Neurochirurg David Langer vom Lenox Hospital in New York mit seinem gesamten Team um den OP-Tisch. Alle schließen für einige Sekunden die Augen und fokussieren sich vollkommen auf den Moment – ähnlich wie eine Fußballmannschaft, die sich vor dem Spiel noch mal in den Kreis stellt, umarmt und aufeinander einschwört. In der spannenden Dokuserie *Lenox Hill* kann man das miterleben.

Wir Deutsche sind in diesen Dingen etwas nüchterner, solche Gesten werden bei uns oft als pathetisch oder übertrieben empfunden. Aber letztlich tun wir etwas Ähnliches. Alle legen ihre Instrumente zur Seite, und im sogenannten Team Time-out werden noch mal per Checkliste alle wichtigen Daten, wie sie von der WHO festgelegt sind, abgefragt: Name des Patienten, welcher Eingriff, welche Seite, Abgleich mit den diagnostischen Bildern und mögliche Komplikationen. In unserer Abteilung haben wir diese Liste durch unseren BCN-Hygienecheck ergänzt. BCN steht für Berlin Charité Neurochirurgie. Einer Studie zufolge, die wir dazu gemacht haben, konnten wir allein durch das nochmalige Abfragen unserer Hygienestandards vor der OP die Infektionsraten weiter senken und nachweisen, dass die Patienten von solchen Ritualen tatsächlich profitieren. Wir nehmen alle noch einmal Blickkontakt auf, und mit einem »Alle bereit? – Alle bereit!« sind wir eingestimmt, und die Operation beginnt.

Mark West ist ein erfahrener Pilot, seit 22 Jahren schon, die meiste Zeit auf Langstreckenflügen. Seit einigen Jahren fliegt er eine

A380, ein Flugzeug, das mit modernster Technologie ausgestattet ist. Wenn er sie sehen könnte, würde ihm die hoch technisierte Umgebung, in der er sich gerade befindet, deutlich vertrauter erscheinen als den meisten anderen Patienten. Neurochirurgen und Piloten verbindet so manche Gemeinsamkeit, weshalb auf Neurochirurgie-Kongressen ab und zu auch Piloten zu Wort kommen. Wir können einiges voneinander lernen, denn es gibt interessante Parallelen, vor allem in den Bereichen der Fehlervermeidung und Fehlerkultur. Etwa die schon erwähnten professionellen Checklisten, die zur Senkung der Fehlerquote führen können. Auch in Sachen Automatisierung und Simulation in der Ausbildung können Neurochirurgen aus den Erfahrungen der Luftfahrt profitieren. Ob es freilich je so etwas wie einen Flugsimulator für den chirurgischen Eingriff selbst geben wird? Stresssituationen in Operationen wie starke Blutungen oder ähnliche Komplikationen mit realen Aufnahmen lassen sich möglicherweise in Zukunft gut zu Übungszwecken simulieren. Damit könnte man trainieren, im Ernstfall rasch und souverän die richtigen Entscheidungen zu treffen und nicht in Panik zu geraten.

Es hatte Anzeichen gegeben, dass etwas nicht stimmte. Zuerst war es nur ein diffuses Gefühl. »Ich bin langsamer geworden«, sagte Mark West eines Tages zu seiner Frau. Er fühlte sich geistig nicht mehr so fit, für das Aufnehmen visueller Informationen brauchte er länger. Als Pilot musste er viermal im Jahr im Flugsimulator trainieren. Er bestand die Tests, musste sich dafür aber deutlich mehr anstrengen, als er das von sich kannte.

Es gab noch andere Signale, die ihm jedoch nicht weiter auffielen. Einmal ging er mit dem Familienhund im Wald spazieren. Abschalten, die Natur genießen, den Duft der frischen Waldluft aufsaugen. An dem Tag aber geschah etwas Ungewöhnliches. Er hörte ein Geräusch über sich, es war ein Vogel, der durch irgendetwas aufgeschreckt wurde, vielleicht durch ihn oder den Hund. Jedenfalls schaute er im Gehen nach oben, allerdings nicht lange, denn er geriet ins Stolpern und fing sich gerade noch mit den

Armen ab. Auf dem Weg hatte kein Hindernis gelegen, kein Stein oder Ast, zumindest nicht von einer Größe, die ihn sonst aus dem Gleichgewicht gebracht hätte.

Ein anderes Mal joggte er allein durch den Wald. Und als er eine kurze Pause einlegte, kam ihm aus irgendeinem Grund die Idee, sich mit geschlossenen Augen um die eigene Achse zu drehen, wie das Kinder manchmal tun, um herauszufinden, ob es ihnen gelingt, mit der gleichen Blickrichtung anzuhalten, mit der sie angefangen haben. Das wollte er mal wieder ausprobieren. Er drehte sich einige Male, nicht besonders schnell, um sich selbst, doch bevor er stoppen und den kleinen Test zu Ende bringen konnte, verlor er das Gleichgewicht und fiel um.

Und dann gab es noch die Situation, als er eines sehr frühen Morgens ins Auto stieg und losfahren wollte, aber auf einmal nicht mehr scharf sehen konnte, als wäre ihm schwindelig. Erst als er seinen Kopf einen Moment nach unten hielt, wurde es besser. Er rieb sich die Augen, weil er es für Müdigkeit hielt, und da er nach wenigen Minuten wieder einen klaren Blick hatte, fuhr er los und dachte nicht weiter darüber nach.

Schließlich war es eine Zahnoperation, die dazu führte, dass er den Grund für diese kleinen Zwischenfälle erfuhr. Ihm wurde ein Implantat eingesetzt, in der linken Seite des Oberkiefers. Dafür spritzte ihm der Zahnarzt ein Betäubungsmittel, dessen Wirkung normalerweise nach wenigen Stunden, spätestens am darauffolgenden Tag nachlässt. Doch bei ihm war die linke Gesichtshälfte nach drei Wochen noch fast so taub, als hätte er die Spritze eben erst bekommen. Der Zahnarzt meinte, das könne schon mal passieren, ginge aber wieder weg. Selbst nach einem Jahr hatte sich nichts geändert.

Nun schlug der Zahnarzt vor, das Implantat wieder zu entfernen. Sie vereinbarten einen Termin, doch den ließ Mark West verstreichen. Stattdessen wandte er sich an einen anderen Zahnarzt, der ihm riet, zu einem Neurologen zu gehen, der wiederum schickte ihn in eine radiologische Praxis zum MRT.

»Wir haben hier einen Befund«, sagte der Radiologe nach der

Untersuchung, die noch am selben Tag erfolgte. Was er mit »Befund« meinte, war so groß, dass sein Patient es auf den Bildern selbst erkennen konnte. Ein auffälliger heller Fleck in der hinteren Schädelgrube, direkt am Hirnstamm. Und der Radiologe sagte noch etwas: »Bei Ihnen wird sich im nächsten Jahr alles verändern.«

Bis dahin hatte es der 50-Jährige immer vor sich hergeschoben, eine Patientenverfügung oder gar ein Testament aufzusetzen. Als Pilot wird man regelmäßig durchgecheckt. Nie hatte es Anzeichen für eine ernste Krankheit gegeben, schon gar nicht für einen Tumor. Doch nun besorgten er und seine Frau sich die notwendigen Formulare und füllten sie aus, damit für den Fall der Fälle alles geregelt war. Auch für ihre Kinder, sie haben einen Sohn und eine Tochter, die beide noch nicht volljährig sind.

Der helle Fleck war ein Meningeom, einer der häufigsten Hirntumore. Mit dieser Diagnose kamen er und seine Frau nun zu mir. Meningeome gehen von den Hirnhäuten zwischen Gehirn und Knochen aus. Sie entstehen aus entarteten Zellen der Spinnengewebshaut und wachsen eher langsam, einen bis vier Millimeter pro Jahr. Angedockt an der harten Hirnhaut, der Dura, verdrängen sie mit zunehmender Größe das umliegende Hirngewebe, jedoch ohne es zu infiltrieren oder zu zerstören. So können sie beträchtliche Ausmaße erreichen, bevor Einschränkungen, Ausfälle oder auch Wesensveränderungen auffallen. Die Symptome können sehr vielfältig sein und hängen ganz davon ab, wo das Meningeom sitzt. Für bestimmte Funktionen sind spezifische Hirnareale zuständig; deshalb kann man aus der Art der Symptome und Ausfälle Rückschlüsse darauf ziehen, wo sich ein Tumor, eine Entzündung oder Gefäßveränderung im Gehirn befindet.

Die meisten Meningeome, 80 bis 90 Prozent, gelten als gutartig. Gelingt es, sie komplett zu entfernen, sodass es hinterher zu keinem Rückfall kommt, ist eine Heilung möglich. Doch genau das, sie vollständig herauszulösen, ist die große Herausforderung, vor allem in prekären Bereichen, die schwierig zu erreichen sind und wo ein großes Risiko besteht, wichtige Funktionen zu verletzen. Die hintere Schädelgrube ist ein solcher Bereich in inniger Nachbarschaft zum Hirnstamm, dem entwicklungsgeschichtlich ältesten Teil unseres Gehirns, in dem lebenswichtige Funktionen kontrolliert und gesteuert werden, die Herzfrequenz beispielsweise, der Blutdruck und die Atmung, aber auch Schlucken, Husten und Schwitzen. Auf engem Raum ballen sich zahlreiche Arterien und venöse Blutleiter und bis auf zwei Ausnahmen sämtliche Hirnnerven. Davon gibt es insgesamt zwölf, sie treten immer als Zwillinge auf und sind jeweils mit einem in der rechten und der linken Gehirnhälfte vertreten.

Der Hirnstamm verbindet das Großhirn mit dem Rückenmark. Man kann sich diesen Bereich mit seinen zahlreichen Bahnen, die von oben nach unten und von unten nach oben verlaufen, wie ein dicht gepacktes Bündel Glasfaserkabel vorstellen. Hier liegen Gebiete, die lebenswichtige Funktionen kontrollieren. Bereits kleinste Verletzungen, etwa durch einen Schlaganfall oder durch den Chirurgen, können schlimmstmögliche Funktionsausfälle nach sich ziehen – Koma, Wachkoma, Halbseitenlähmungen, nicht mehr selbstständig atmen zu können oder gar das sogenannte Locked-in-Syndrom. Mit dieser Diagnose ist man zwar bei Bewusstsein, aber körperlich fast vollständig gelähmt. Auch sprechen kann man nicht mehr. Der Hörsinn dagegen ist völlig intakt. Zur Verständigung bleiben dann also allenfalls noch die Augenbewegungen, und wenn auch die nicht mehr möglich sind, die Messung der Pupillenerweiterung. Patienten mit diesem Syndrom sind völlig in sich gefangen, »locked in«, und jede Möglichkeit, sich bemerkbar zu machen, ist ihnen genommen. »Er war ein Leichnam mit lebendigen Augen …«, so beschreibt Alexandre Dumas eine seiner Figuren in *Der Graf von Monte Christo,* die an diesem Syndrom leidet.

Das war also die Ausgangslage bei Mark West. Angesichts der enormen Größe des Tumors – an der breitesten Stelle maß er vier Zentimeter, an der schmalsten knapp drei – gab es keine Alternative zu einer Operation. Geschätzt dürfte das Meningeom über 15 bis 20 Jahre in seinem Kopf herangewachsen sein. Mit Bestrahlung kann man ihm nicht mehr beikommen, dafür war es viel zu groß gewachsen. Sie würde zum Zug kommen, falls wir nicht alles entfernen können, einen kleinen Rest zurücklassen müssen. Aber davon wollen wir nicht ausgehen. Im Startblock heißt das Ziel immer, das Optimum zu erreichen.

Wie gut man einen solchen Tumor herausbekommt, hängt neben seiner Position vor allem von zwei Dingen ab: von seiner Konsistenz, ob er hart oder weich ist, und noch mehr davon, ob er mit dem Hirnstamm oder anderen wichtigen Strukturen verwachsen ist, an die man nicht herangehen sollte. Gut wäre es, man wüsste das vorher. Doch weder das eine noch das andere lässt sich anhand der Bildgebung verlässlich erkennen. Es bleibt immer eine Überraschung.

Ich stehe zunächst mit meinem Operationsteam am Tischende, am Scheitel des Patienten, mit dem um 90 Grad gewendeten Kopf vor mir. Der Kopf des Patienten befindet sich auf Höhe meines Nabels, er ist abgedeckt, bis auf ein etwa handtellergroßes Loch. Nach einem geraden Hautschnitt wird der Schädel seitlich hinter dem linken Ohr geöffnet. Dabei fräsen wir ein Stück vom Warzenfortsatz ab, dem Knochen hinter der Ohrmuschel, um mehr Platz zu haben.

In der Neurochirurgie der Schädelbasis gibt es den von Robert Spetzler geprägten Spruch *Remove the bone, leave the brain alone* – man soll so viel Knochen wie möglich entfernen, um das Gehirn dann so wenig wie möglich manipulieren zu müssen. Die Amerikaner sind großartig darin, komplexe Sachverhalte in einprägsame Merksätze zu verpacken. Spetzlers Motto ist bei diesem Zugang von großer Bedeutung. Lässt man zu viel Knochen stehen, ist es später, als müsste man an einem Überhang arbeiten. Deshalb werden der Knochen des Hinterhaupts und des Warzenfortsatzes mit einer Hochgeschwindigkeitsfräse großzügig abgetragen, bis man die Begrenzungen der hinteren Schädelgrube gut einsehen kann. Die Öffnung hat einen Durchmesser von etwa vier Zentimetern. Danach wechsele ich die Position vom Scheitel des Patienten zum seitlichen Tischende.

Ich setze mich nun auf den Stuhl mit dem Hinterhaupt vor mir. Direkt rechts neben mir steht Miriam Wiezorek, die OP-Pflegefachkraft, und mir gegenüber Anna-Gila Karbe, die Kollegin, die mir assistiert. Ihre Zeichnung von der Lagerung war übrigens exzellent. An einem Schwenkarm über dem Kopf des Patienten hängt das OP-Mikroskop, welches die Springerin Enxhi Lici während des Positionswechsels herangerollt hat. Die Springerin oder der Springer haben die Aufgabe, alle Maßnahmen, die das OP-Team steril nicht ausführen kann, zu erledigen: Mikroskop heranschieben, Kabel einstecken, Sauger regulieren, Verbrauchsmaterialien aus dem Lager beschaffen, Instrumente aus der Sterilisation holen usw. Das Mikroskop ist mit einer sterilen Plastikfolie überzogen. Die Luft darunter wird bei der Vorbereitung von der OP-Pflegerin herausgesaugt, damit sie sich eng anlegt und nicht Gefahr läuft, in den sterilen OP-Bereich zu hängen. Ich löse die Arretierung des Mikroskops und ziehe es mit der Hand in eine Position, die mich mit geradem Rücken entspannt sitzen lässt. Manche Neurochirurgen bewegen das Mikroskop auch mit dem Mund, dafür gibt es ein eigenes Mundstück, andere benutzen ein Fußpedal. Wenn auch der Augenabstand stimmt und das Okular im richtigen Winkel zum Kopf des Patienten steht, schaltet die Springerin das Licht im Mikroskop an, und der Lichtkegel fällt auf die Öffnung im Schädel. Die Assistentin richtet sich das Zweitokular auf gleiche Weise ein, damit sie die Operation genau verfolgen und wir synchron arbeiten können. Den linken Handgriff brauche ich im Moment nicht, damit lassen sich die Kamera zur Videoaufzeichnung, der Autofokus und verschiedene Apps bedienen sowie die Fluoreszenzfilter ändern, falls man Farbstoffe verwenden möchte. Man kann sich die viele Technik im Operationssaal wie ein Flugzeugcockpit vorstellen mit seinen vielen Instrumenten und Anzeigevorrichtungen.

Durch das Mikroskop sieht man die Arterien und Venen millimetergenau. Die Arterien mit dem sauerstoffreichen Blut pulsieren in einem hellen Rot, die Venen, die das Blut zum Herzen zurücktransportieren, sind dunkelrot bis bläulich. Die harte Hirnhaut, Dura mater, wird entlang des Sinus transversus und Sinus sigmoideus, den Begrenzungen der hinteren Schädelgrube, eröffnet. Die Sinus sind die venösen Sammelgefäße, die, von der Dura umgeben, das Blut aus dem Gehirn über die Halsvenen zurück zum Herzen transportieren. Eine Verletzung dieser Blutleiter kann zu schweren Blutungen führen. Man lässt daher einen Sicherheitsabstand beim Einschneiden der Dura – gerade so viel, dass man sie nicht verletzt und die Dura später wieder zunähen kann, aber auch nur so viel, dass man mit dem Mikroskop im nächsten Schritt am Kleinhirn vorbei in die Tiefe blicken kann. Ich sehe, wie sich die Masse des Kleinhirns im Takt des Pulses leicht – ein, zwei Millimeter nur – hebt und senkt, 60- bis 80-mal in einer Minute. Im Gehirn fließen pro 100 Gramm Gewebe zwischen 40 und 50 Milliliter Blut in der Minute. Wenn diese Rate auf unter zehn Milliliter absinkt, kommt es binnen weniger Minuten zur endgültigen Zerstörung der Zellen. Das Gehirn ist ein so komplexes wie fragiles Gebilde.

Das Monitoring ist bereit. Die Vitalwerte des Patienten – Blutdruck, Sauerstoffsättigung und Puls – werden ständig überwacht. Hinzu kommt das elektrophysiologische Monitoring, die permanente Kontrolle der Hirnvenenfunktionen und der Reizleitung. Dazu werden in der Kopfhaut Elektroden platziert, die durch den Knochen Nervenzellen des motorischen Systems an der Gehirnoberfläche mit Strom stimulieren, sodass man die Reaktionen in den entsprechenden Muskeln messen kann. Ein weiteres Elektrodenpaar wird über dem sensiblen Cortex angebracht, um Reize, die man mit Elektroden an Armen und Beinen setzt, auszulesen. Das ist der Teil der Großhirnrinde, in dem haptische Wahrnehmungen verarbeitet werden. Sowohl die motorisch als auch sensorisch evozierten Potenziale geben Aufschluss über die Leitfähigkeit und Intaktheit der Bahnen in Gehirn und Hirnstamm. Man kontrolliert also, ob und wie schnell das durch den Reiz ini-

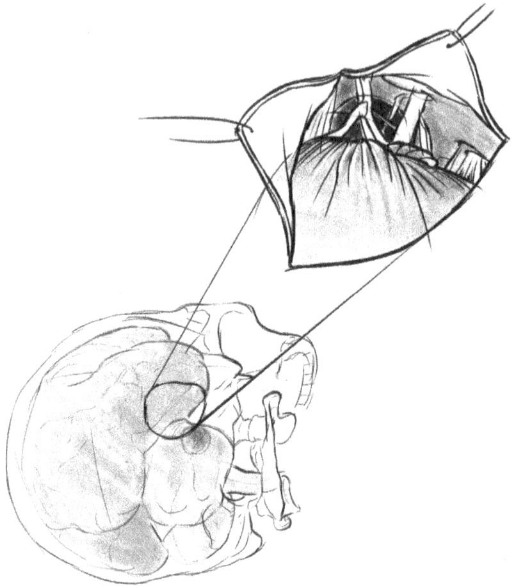

Blick des Operateurs auf die runde, im Durchmesser etwa 3 cm große Schädelöffnung hinter dem rechten Ohr, die mit dem Mikroskop einen Blick in die hintere Schädelgrube, am Kleinhirn vorbei, auf Mark Wests Tumor erlaubt. Der Kopf ist 90 Grad zur Seite gewendet, und der Operateur sitzt am Hinterhaupt des Patienten. Die Dura wird von Fäden zur Seite gezogen, und man erkennt die Hirnnerven 5–12 und Blutgefäße, die den Hirnstamm und das Kleinhirn versorgen.

tiierte Signal ankommt und in welcher Stärke. Das Monitoring ist sozusagen unser Tower, die Flugkontrolle. Wie ein Seismograf gibt es sofort Bescheid, wenn es zu Irritationen kommt. Da reicht oft schon eine Berührung oder das Spülen mit kalter Kochsalzlösung.

An der geöffneten Stelle muss man nicht tief hinein, um den ersten Nerven zu begegnen. Ich suche mir einen Pfad zwischen Schädelbasis und Kleinhirn, das ich dafür ein wenig zur Seite schiebe. Mit den Nerven sollte man das nicht machen, die passiert man besser, ohne sie zu berühren. Leider lässt sich das nicht immer vermeiden.

Jeder dieser Nerven, der dort durch die Schädelbasis ins Gehirn geht, hat seine ganz eigenen Befindlichkeiten. Der Fünfer zum Beispiel, der Nervus trigeminus, ist relativ widerstandsfähig. Als größter Hirnnerv vereint er drei Äste, die sich außerhalb des Schädels in drei Regionen des Gesichts erstrecken und dort motorische und sensible Funktionen erfüllen. Beeinträchtigungen des Trigeminus können zu solchen Taubheitsgefühlen führen, wie Mark West sie in der linken Gesichtshälfte hatte.

Empfindsamer ist der Sechser namens Nervus abducens. Er teilt sich die Arbeit mit zwei anderen, dem dritten und dem vierten Hirnnerv, und steuert zusammen mit ihnen vor allem die Augenbewegungen und die Pupillenmotorik. Wird er verletzt oder auch nur mechanisch strapaziert oder gedehnt, sieht man Doppelbilder.

Besonders vorsichtig muss man mit dem Siebener umgehen, Nervus facialis, unser Gesichtsnerv, der Mimik und Muskulatur verantwortet und einiges andere, bis hin zu Geschmacksempfindungen und der Feinregulation des Gehörs. Kommt er zu Schaden, kann das für das Aussehen der Betroffenen geradezu entstellend sein und wird häufig als stigmatisierend empfunden. Der hängende Mundwinkel, der auch oft nach Schlaganfällen auftritt, aber auch durch Infektionen oder Entzündungen des Nervs verursacht werden kann, ist ein typisches Symptom. Oder man kann das Auge auf der betroffenen Seite nicht mehr schließen.

Von allergrößter Empfindlichkeit aber ist der Achter, Nervus vestibulocochlearis; das ist unser Hör- und Gleichgewichtsnerv. Genau genommen sind es zwei Nerven, wobei der Hörnerv der problematischere ist. Beide verlaufen über weite Strecken in enger Verbindung mit dem Gesichtsnerv vom Hirnstamm zum inneren Gehörgang. Das ist ein kleiner knöcherner Kanal im Felsenbein, der zum Innenohr führt, wo sich das Gleichgewichtsorgan befindet, die drei Bogengänge mit den sogenannten Vorhofsäckchen. In den Bogengängen wird jede Bewegung des Kopfes registriert und in Form eines Nervensignals ans Gehirn weitergegeben. Und das versorgt umgehend die Augen, die Gelenke und Muskeln der Arme und Beine und des Rumpfes mit den entsprechenden Informationen, damit die uns im Gleichgewicht halten. Dieselbe Route nehmen die Daten aus den Vorhofsäcken. Darin wird über feinste Sinneshärchen wahrgenommen, wenn unser Körper beschleunigt oder verlangsamt wird, zum Beispiel beim Autofahren oder in einem Fahrstuhl.

Der Gleichgewichtsnerv ist übrigens besser ganz zerstört als nur geschädigt. Mit zwei, drei Monaten Physiotherapie und Gleichgewichtstraining kann man es hinbekommen, dass der Zwillingsbruder auf der anderen Seite seine Aufgabe mit übernimmt. Wenn er aber falsche oder unvollständige Signale übermittelt, plagt man sich mit Schwindelgefühlen und Gleichgewichtsstörungen, die über die andere Seite nicht ausgeglichen werden.

So kann man sich wahrscheinlich besser vorstellen, warum es bei Mark West zu den Symptomen gekommen war, von denen er berichtet hatte. Dabei war ihm der Hörverlust, der sich schleichend im linken Ohr eingestellt und sein Hörvermögen inzwischen um fast 40 Prozent vermindert hatte, noch nicht einmal aufgefallen. Das Meningeom drückte durch seine Ausbreitung nicht nur gegen den Hirnstamm, es war auch ein Stück in den inneren Gehörgang hineingewachsen, wo es ohnehin schon recht eng zugeht. Durch den Kanal, der etwa einen Zentimeter lang ist und einen Durchmesser zwischen zwei und zwölf Millimetern hat und sich zum Gehirn hin trichterförmig öffnet, verlaufen neben den zwei beziehungsweise drei Nerven auch Blutgefäße, darunter ein Ast der Arteria basilaris, der das Innenohr und die darin befindlichen Organe versorgt. Die Knochenfläche dort ist mit Hirnhaut überzogen. Die Dura liegt direkt am Knochen an. Die Nerven verlaufen in von der Spinnengewebshaut umgebenen Kompartimenten, die mit Nervenwasser, im Fachjargon Liquor, gefüllt sind, den sogenannten basalen Zisternen.

Aufgrund der Nervendichte im Operationsfeld fällt unserem

Mann im Tower, dem Teamkollegen vom Monitoring Max Münch, diesmal eine noch wichtigere Rolle zu als sonst. Sämtliche Nerven, die sich in der Umgebung des Tumors befinden, müssen ununterbrochen überwacht werden. Dafür werden alle Muskelbereiche, die sie mit Signalen beschicken, mit kleinen Elektroden versehen, die wie Akupunkturnadeln durch die Haut gestochen wurden. Der Kaumuskel, die Stirn, der Mundwinkel, die Areale der mimischen Muskulatur, ebenso der Gaumen und die Zunge. Jede Elektrode ist über Kabel mit dem Messgerät verbunden, und in jedem Bereich haben die Kabel eine andere Farbe. Wo sie vom Gesicht und aus dem Mund zusammenkommen, ergeben sie ein buntes Bündel.

Der Tumor liegt aus meiner Perspektive hinter den Nerven. Einen Teil erreiche ich, indem ich mir zwischen dem fünften und der Siebener/Achter-Gruppe ein kleines Fenster schaffe. Für den anderen mache ich dasselbe zwischen der Siebener/Achter- und der Neuner/Elfer-Gruppe. Der neunte ist der Zungen-Rachen-Nerv, der das Schlucken ermöglicht. Der elfte sorgt dafür, dass man den Kopf drehen und die Schulter heben und senken kann. Die Blutgefäße, von denen es dort einige gibt, darf ich natürlich auch nicht übersehen. Eine falsche Bewegung, und ich würde eines dieser Gefäße verletzen und könnte damit einen Schlaganfall auslösen. Zu welch katastrophalen Ausfällen dies im Bereich des Hirnstamms führen kann, habe ich schon erklärt.

Bei diesen Tumoren muss man der Versuchung widerstehen, sie direkt zu attackieren. Im ersten Schritt ist es wichtig, ihnen die Basis zu nehmen, sie von der knochenanliegenden Hirnhaut zu lösen, auf der sie sich breitgemacht haben. Denn dort befinden sich die Blutgefäße, die sie versorgen. Die meisten kommen aus dem Knochengewebe; sie sind nicht nur winzig klein, man hat es auch noch mit einer ganzen Kompanie zu tun. Hier waren es bestimmt an die hundert.

Jedes einzelne dieser Gefäße wird nun mit der Koagulationspinzette verödet, bevor ich es durchtrenne. Ein Geduldsspiel, bei dem man die Konzentration nicht verlieren darf. Da die Hitze, die dabei entsteht, für die Nerven gefährlich ist, tropft die Assistentin ständig Kochsalzlösung in den Bereich, um ihn abzukühlen. Und die wiederum darf nicht zu kalt sein, damit sich die Nerven nicht erschrecken.

Der Erfolg des Eingriffs hängt davon ab, wie gut sich die Tumorkapsel im weiteren Verlauf der Operation vom Gehirngewebe ablösen lässt. Und da gibt es eine positive Nachricht: Sie ist weder mit dem Kleinhirn noch mit dem Hirnstamm verklebt. Stille Freude beim OP-Team.

Die komplette Blutversorgung darf man jedoch nicht einfach kappen, denn irgendwann nähert man sich den Öffnungen, über die die Nerven aus dem Schädel austreten. Und dort wäre die Gefahr viel zu groß, einen zu durchtrennen – mit den beschriebenen fatalen Folgen. Deshalb muss man den Tumor zunächst aushöhlen und auf diese Weise verkleinern. Man arbeitet dann also im Inneren des Tumors, die Nerven verlaufen außerhalb, sie liegen der Tumorkapsel an, oft ausgewalzt und hauchdünn. Die verbliebene Hülle lässt sich am Ende so einschlagen, dass man einen Überblick gewinnt und die Nerven identifizieren kann.

Ich bringe das Mikroskop in eine andere Position. Das Gewebe des Meningeoms ist relativ derb und faserig, das macht es mühsam. Manchmal kann ich den Ultraschallaspirator einsetzen, ein Gerät, mit dem man das feste Gewebe zertrümmern und zugleich absaugen kann. Die meiste Zeit aber muss ich Stück für Stück mit der Schere herausschneiden und mithilfe einer Pinzette nach draußen befördern. So vergehen drei Stunden.

Sobald das Innere herausgearbeitet ist, kann ich die Hülle ohne weitere Schwierigkeiten nach innen umschlagen, als wollte ich sie zusammenlegen, und dann ebenfalls entfernen, ohne dass die Oberflächen der beiden Nachbarn dabei beschädigt werden.

Operationstechnisch hat es sich bewährt, die Tumorkapsel mit leichtem Zug ein klein wenig anzuheben und dann die Arachnoidea unter hoher Vergrößerung im OP-Mikroskop und mit einer feinen Pinzette abzuziehen. Diese Schicht ist oft kaum sichtbar. Wenn es aber gelingt, dann bleiben die Oberfläche des Hirnstamms, die kleinen Blutgefäße und die Hirnnerven in dieser Schicht unverletzt. Natürlich darf man diese Strukturen nicht direkt fassen oder ansaugen. Wieder hilft das Monitoring und gibt sofort Rückmeldung, wenn man zu forsch ist.

Die Aufgabe ist damit jedoch noch nicht gelöst. Im inneren Gehörgang steckt noch ein Rest, ein sogenannter Tumorzapfen. Allerdings liegt hier der Hörnerv direkt an. Ein schwerer Moment der Abwägung. Für einen Chirurgen ist es ein hoher Preis, den er hier zahlen muss, wenn er den Tumor völlig entfernen möchte. Wenn wir weiteroperieren, schädigen wir den Hörnerv – und das bedeutet für den Patienten möglicherweise eine gewaltige Einschränkung, zumal wenn er von Beruf Pilot ist. Umso wichtiger ist es, diesen Bereich so gut wie möglich zu erhalten.

Ich blicke in die Runde, umgeben von Spezialisten und der geballten Erfahrung zahlloser Operationen. »Was meint ihr?«, frage ich. »Ich würde ihn rausholen. Der Tumor drückt sonst weiter auf die Nerven.« Dass er mit der Zeit möglicherweise ein neues Nest bilden und weiterwachsen würde, muss ich dem Team gar nicht erst sagen. »Bin für Weitermachen«, sagt mein Oberarzt Ulf Schneider, der die Operation bis zu diesem Punkt auf dem großen 4k-3D-Bildschirm, auf den das Mikroskopbild originalgetreu für das gesamte Team und Hospitierende (Studierende, Gastärztinnen und -ärzte) übertragen wird, schweigend verfolgt hat. Auch die anderen stimmen zu. Die Entscheidung ist angesichts der Probleme, die den Patienten erwarten, alles andere als leicht, aber in diesem Fall ist sie dennoch recht eindeutig.

Man kann darüber diskutieren, ob man den Tumorrest in manchen Fällen nicht besser an Ort und Stelle belässt und anschließend bestrahlt. Solche Entscheidungen sind selten klar. Auch nach der OP beschäftigen sie einen oft noch. Es geht schließlich um ein Abwägen zwischen Lebensverlängerung und Lebensqualität für den Patienten, die allerdings individuell höchst unterschiedlich bewertet wird. Erschwerend kommt hinzu, dass man während der OP nie wirklich weiß, wie weit die Einschränkungen gehen werden, wenn der Patient dann aufwacht. Deshalb ist das Aufwachen nach der OP für uns Neurochirurgen ein so banger und wichtiger Moment, denn immer – wirklich immer – treibt einen die Sorge um, dass irgendwelche Funktionen nicht in Ordnung sind.

Die Philosophie in der Neurochirurgie hat sich dank des technischen Fortschritts bei den Bestrahlungsmethoden und der sogenannten Radiochirurgie deutlich gewandelt. Früher plädierte man sehr viel eher für das konsequente Entfernen des Tumors, der Funktionserhalt galt erst einmal als zweitrangig. Auch weil man wusste, dass es immer besonders schwierig ist, ein eventuelles Rezidiv, also das erneute Auftreten des gleichen Tumors, aus vernarbtem Gewebe herauszuoperieren. Es ging also damals vor allem darum, Leben zu verlängern.

Heute geht es auch um Lebensqualität. Neue Systeme in der Strahlentherapie erlauben inzwischen eine fokussiertere Anwendung der Strahlung, sodass die Strahlentherapeuten viel höhere Dosen in wenigen Sitzungen präziser an den Tumor bringen und das umliegende Gewebe dabei schonen können, den individuellen Bedürfnissen des Patienten angepasst. Kleine, verbliebene Reste lassen sich damit deutlich besser kontrollieren. Wenn dann aber ein Tumor nach fünf oder zehn Jahren trotzdem wiederkommt, zweifelt man doch. Das gilt aber genauso für den Fall, dass man alles entfernt hat, der Patient aber mit Einschränkungen leben muss, in die er sich nicht fügen kann.

Das Mikroskop ist jetzt auf die höchste, die 40-fache Vergrößerung eingestellt, sodass ich den zu entfernenden Knochen deutlich sehe. Das bedeutet aber auch, dass alles auf dem Weg dahin unscharf wird oder aus dem Blickfeld verschwindet. So ein Bohrer schafft 70 000 Umdrehungen. Wäre er ungeschützt, könnten sich leicht Gefäße mit ihren Schlingen verfangen – oder ein Stück Watte, das nicht gleich entfernt wurde. Wenn sich an einem solchen Bohrer einmal etwas aufgewickelt hat, schneidet er wie ein Rasenmäher alles rundherum ab – eine Katastrophe und der Albtraum eines jeden Neurochirurgen. Ich lasse mir daher von der OP-Pflegefachkraft einen speziellen Bohrer reichen, bei dem nur die Spitze, ein Fräskopf mit einem Durchmesser von drei Millimetern, herausragt, während das Bohrgewinde von einer Hülse umgeben ist. Mit diesem Bohrer eröffne und erweitere ich den Kanal um fünf bis sechs Millimeter; damit ist genug Raum geschaffen, um den Tumorzapfen herausnehmen zu können. Es gelingt. »Yes«, kommt aus der Reihe der zusehenden Gastärzte eine begeisterte Stimme.

In den ersten Tagen nach der Operation konnte Mark West nicht ohne Gehhilfe laufen, er wäre umgefallen. Ich dachte zuerst, das läge ebenfalls am Gleichgewichtsnerv. Aber im MRT stellte sich heraus, dass er einen kleinen Schlaganfall im Hirnstamm erlitten hatte, der zu einer leichten Schwächung einer Körperhälfte geführt hatte. Drei Monate Rehabilitation waren nötig, doch dann war es wieder in Ordnung.

Die Zeit nach der Operation war eine bittere Erfahrung für ihn. Es fiel ihm, dem sportlichen, aktiven Piloten, besonders schwer, mit den Nachwehen der Operation zurechtzukommen – und die Folgen, mit denen er sich zu arrangieren hatte, waren denn auch vielfältig. Der Schwindel war nicht das Einzige, was ihn beeinträchtigte. Wenn er nach links blickte, sah er diagonal verschobene Doppelbilder. Vom Hörvermögen waren im linken Ohr nur noch 20 Prozent vorhanden, das rechte war in Ordnung. An dem Taubheitsgefühl der linken Gesichtshälfte, das sich bis zur Stirn zog, hatte sich nichts geändert. Dazu war seine rechte Körperhälfte so geschwächt, dass er mit der Hand nicht einmal den Verschluss einer Wasserflasche aufbekam. Und auch seine Sinneswahrnehmungen waren verändert. Die gewohnten Geräusche des Alltags, die er vorher kaum wahrgenommen hatte, das Rauschen des Wassers beim Duschen, das Röcheln der Kaffeemaschine, ein hupendes Auto vor dem Haus, empfand er auf einmal als so laut, dass sie bedrohlich wirkten. Überhaupt fühlte er sich regelrecht überflutet von Sinnesreizungen, alles war ihm zu viel. Für einen auf Hochleistung trainierten, stresserprobten Piloten eine entsetzliche Erkenntnis. Die Hoffnung, je wieder fliegen zu können, schien aussichtslos.

Mark West musste in seiner ganzen Schmerzlichkeit erfahren, wie empfindlich unser Gehirn auf Manipulationen reagiert. Aber – und auch das sollte er zum Glück erleben – das menschliche Gehirn hat auch eine fantastische Eigenschaft, die wir als Hirnplastizität beschreiben. Bei Ausfällen in einem Bereich ist es in der Lage, sich zu erholen oder zum Teil neu zu strukturieren, sodass verloren gegangene Funktionen wiederhergestellt oder von anderen Regionen übernommen werden. Darauf basiert auch die Fähigkeit des Gehirns, sich etwa nach einem Schlaganfall zu erholen. Allerdings braucht es dafür Zeit – und der Patient muss Geduld aufbringen. Viel Geduld.

Nach einer Operation, bei der man all den Nerven so nah rücken muss, bessert sich einiges schon innerhalb von wenigen Tagen; für anderes müssen zwei, drei Monate vergehen. Vor allem muss man selbst etwas dafür tun. Dafür werden die Patienten in die Reha geschickt, und Mark West absolvierte sechs Wochen dort. Anschließend trainierte er unter Anleitung zu Hause weiter. Heute merkt man ihm kaum noch an, was er hinter sich hat. Sein Gleichgewichtssinn ist wieder im Lot, Doppelbilder hat er keine mehr, das Taubheitsgefühl im Gesicht ist zwar nicht verschwunden, aber schwächer geworden und nicht mehr so großflächig, sogar sein Gehör hat sich verbessert. Ein Wiedereintritt in seinen Beruf als Pilot stand in der sich anschließenden Pandemie nicht zur Diskussion; für die Zeit danach wollte er aber sehen, ob er ihn wieder ausüben könnte.

Meningeome können sich überall dort bilden, wo Hirnhaut ist, im Gehirn und im Rückenmark. Warum sie entstehen, ist nicht vollständig erforscht. Als eine Ursache werden frühere hoch dosierte Bestrahlungen des Gehirns angenommen. Und man weiß, dass Menschen, die an Neurofibromatose Typ 2 leiden, einer Erbkrankheit, die vermutlich durch Genmutation verursacht wird, ein erhöhtes Risiko in sich tragen, diese Art von Tumor zu entwickeln. Die Symptome, die er hervorruft, sind, wie schon beschrieben, abhängig davon, in welchem Bereich er auftritt; umgekehrt geben sie so einen ersten Hinweis darauf, wo er sich befindet. Solche Hinweise können mitunter recht skurril ausfallen.

Vor einiger Zeit hatten wir eine Patientin mit einem Meningeom, das an der vorderen Schädelbasis gewachsen war, ziemlich in der Mitte, auf Höhe der Nase. Von dort hatte es sich in beiden Stirnlappen ausgebreitet und dadurch die Hirnmasse verschoben, was über die Jahre zu einer ausgeprägten Schwellung derselben führte. Der Tumor sah aus wie ein schlecht geformter Schneeball. Sein Durchmesser betrug an der breitesten Stelle sechseinhalb Zentimeter, das entspricht ungefähr dem Abstand zwischen den Pupillen der Augen.

Ihr Name war Charlotte von Rosenegg, sie stammte aus Norddeutschland und war Anfang 60. Sie kam mit ihrem Mann und ihrem Sohn, der in Berlin lebte. Im Gespräch wirkte sie etwas teilnahmslos, als würde es sie nicht so recht interessieren, was wir besprachen. Ihrem Gesicht konnte man schwer ansehen, wie sie sich fühlte, was sie dachte. »Wenig mimisches Spiel«, hatte ich mir damals notiert.

Der Sohn erzählte, wie sich seine Mutter seit ungefähr zwei Jahren immer stärker veränderte. Früher sei sie penibel darauf bedacht gewesen, den Haushalt in Ordnung zu halten. Sie putzte jeden Tag, nie stand schmutziges Geschirr herum – man konnte vom Boden essen, wie man so schön sagt. Und alles hatte seinen festen Platz, daran durfte nichts verändert werden. Die Stühle am Esstisch richtete sie nach den Mahlzeiten wieder exakt aus, und die Sessel im Wohnzimmer wurden jeden Abend wieder an die Stelle gerückt, wo die Beine auf dem Teppich ihren Abdruck hinterlassen hatten. Die gleiche Sorgfalt im Garten – ein akkurat geschnittener Rasen und kein Unkräutchen in den Blumenbeeten.

Inzwischen, so der Sohn, schien ihr das nicht mehr so wichtig zu sein. Die Veränderung sei schleichend gekommen. Erst waren es nur kleine Dinge, mal Geschirr, das im Waschbecken stehen blieb, mal eine Keksdose, die sie auf dem Küchenschrank vergaß und die dann zwei, drei Tage dort stand. Beides hätte sie früher niemals geduldet.

Ihr Mann hatte es zunächst als angenehm empfunden, dass sie es endlich mal lockerer laufen ließ. Doch mit der Zeit machte er sich Gedanken, was diese Wandlung ausgelöst haben könnte. Eines Abends ließ sie den Kühlschrank offen stehen, sodass er über Nacht abtaute. Beim nächsten Mal war es die Waschmaschine, die auslief und den Keller unter Wasser setzte. Und schließlich fiel ihm auf, dass sie Rechnungen und wichtige Behördenpost ungeöffnet liegen ließ und manchmal nicht einmal wusste, welcher Wochentag gerade war. Früher hatte sie abends schon geplant, was sie am folgenden Tag erledigen wollte. Das machte sie nun gar nicht mehr. Oft fing sie eine Sache nach der anderen an, ohne die vorhergehende zu Ende gebracht zu haben – auch das wäre früher undenkbar gewesen.

Und noch etwas fiel auf: Ihr schmeckte das Essen nicht mehr. Egal, was sie kochte, womit und wie stark sie würzte, irgendwie schmeckte alles fad. Sie roch auch so gut wie nichts mehr, was den Geschmacksverlust erklärte, denn diese Sinne hängen zusammen. Wer nichts riecht, kann auch nichts schmecken. Nur noch das, was sich über die Geschmacksknospen auf der Zunge und im Rachen wahrnehmen lässt, also süß, sauer, salzig, bitter oder umami.

Der Verlust des Riechvermögens war es, der beim Hausarzt die Alarmglocken schrillen ließ. Er schickte sie zum HNO-Arzt, der verschiedene Untersuchungen machte und ein MRT veranlasste. Da war der Tumor dann zu sehen, und seine Lage erklärte die Symptome.

An der Stelle, wo er gewachsen war – schätzungsweise über mehr als 15 Jahre, wenn man von einem jährlichen Wachstum von vier Millimetern ausgeht –, verläuft der erste Hirnnerv, der Nervus olfactorius, der fürs Riechen zuständig ist. Wie bei allen anderen Hirnnerven gibt es zwei davon, in diesem Fall für jede Nasenseite einen. Er leitet die Signale von den Riechzellen in der

Schleimhaut der Nase – davon gibt es 30 Millionen, ausgestattet mit feinsten Rezeptoren – zum Großhirn. Dort werden sie im Riechkolben verarbeitet und an verschiedene Adressaten weitergeschickt. Funktioniert dieses System nicht mehr, fällt den Betroffenen häufig nicht zuerst auf, dass sie nichts mehr riechen, sondern dass ihr Geschmacksempfinden versagt. Denn die Riechzellen sind es, die das Aroma beziehungsweise den Duft unserer Nahrung wahrnehmen. Beides dringt, transportiert durch einen Luftstrom, über den Rachenraum dorthin. Und erst das ermöglicht es uns, den speziellen Geschmack einer Speise oder eines Getränks wahrzunehmen. Deswegen schmeckt man auch kaum etwas, wenn man sich beim Essen die Nase zuhält.

Der Riechnerv ist circa zwei Millimeter breit, relativ platt gedrückt und überaus empfindlich. Hat er einmal seine Funktion verloren, ist es äußerst unwahrscheinlich, dass er sich erholt. Der Tumor bei Charlotte von Rosenegg war zwischen den beiden Nerven gewachsen und so groß geworden, dass er sie allmählich nach außen verdrängt hat, einen nach rechts, den anderen nach links. Eine gewisse Dehnung werden sie akzeptiert haben, irgendwann jedoch muss sie zu stark geworden sein.

Wieso aber hatte die Patientin ihren Ordnungssinn verloren? Und warum waren für sie viele Dinge, die zuvor ihr Leben bestimmt hatten, nicht mehr von Bedeutung?

Auch das war auf die Lage des Tumors zurückzuführen und auf seine Ausbreitung im vorderen Bereich des Frontal- oder Stirnlappens. Dort sind viele motorische Aufgaben verankert. Ein großer Teil des Frontallappens wird vom Motorcortex eingenommen, dem Steuerzentrum für Bewegungen. Der wiederum setzt sich aus verschiedenen Arealen zusammen. Eines davon ist der primär-motorische Cortex, der sich wie ein Streifen etwa mittig quer durch den oberen Bereich des Gehirns zieht. Auf seiner Rinde sind sämtliche Regionen des Körpers bestimmten Nervenzellarealen zugeordnet – deshalb hat man ihm den Namen »Homunculus« gegeben, das kommt aus dem Lateinischen und bedeutet »Menschlein«. Diese Struktur machen wir uns auch beim Mapping zunutze, wenn wir genau kartieren, wo im Detail bei unseren Patienten die verschiedenen Gehirnfunktionen verortet sind.

Über den primär-motorischen Cortex werden maßgeblich willentliche Bewegungen in Gang gesetzt und gesteuert. Er ist so ziemlich mit allen Bereichen des Körpers über Nervenbahnen verbunden. Eine davon führt zu einem nahen Nachbarn im vordersten Teil des Frontallappens, der direkt hinter der Stirn liegt, oberhalb der Augenhöhle, und als präfrontaler Cortex bezeichnet wird. Was dort abläuft, bestimmt unsere Persönlichkeit.

Und hier, im präfrontalen Cortex, sind die Kategorien wie Aufmerksamkeit, organisiertes Denken, Entscheidungen treffen, Probleme lösen und die Planung von Handlungen verortet. Aber auch Vernunft und Impulskontrolle. Etwa dass man sich beherrscht und nicht handgreiflich wird, wenn Wut in einem aufsteigt, oder dass man verlockendes Essen ablehnt, wenn man gerade abnehmen will. Und nicht zuletzt der Antrieb, sich aufzuraffen, bestimmte Aufgaben zu erledigen, ist hier gesteuert. Um das alles leisten zu können, ist der Bereich mit sämtlichen Teilen des Gehirns aufs Engste vernetzt, sodass ein blitzschneller Informationsaustausch erfolgen kann.

Wird der präfrontale Cortex geschädigt, kommt es zu diesen vielfältigen Symptomen, die man alle zusammen als Frontalhirnsyndrom bezeichnet. Sie sind bei jedem Patienten unterschiedlich ausgeprägt, abhängig davon, welches Areal genau betroffen ist. Grob gefasst, gehen die Symptome in zwei gegensätzliche Richtungen: Entweder wird der Betroffene antriebslos, was mit Selbstzweifeln, Appetitlosigkeit, Uninteressiertheit und Depressionen einhergehen kann, oder er neigt zu ungehemmtem Verhalten, sodass man ihn für manisch, aggressiv oder größenwahnsinnig halten könnte.

Bei Charlotte von Rosenegg äußerte es sich hauptsächlich in Antriebslosigkeit, die an manchen Tagen zur Apathie auswuchs und eine gewisse Orientierungslosigkeit mit sich brachte. Sie schaffte es nicht mehr, Handlungsabläufe in ihrer Reihenfolge zu planen, selbst bei einfachen Tätigkeiten, zum Beispiel erst den Fußboden zu saugen, dann zu wischen und nicht umgekehrt. Und ihr war die Fähigkeit abhandengekommen, auf veränderte Situationen zu reagieren. Sie erkannte nicht, dass man den Rasen mähen musste, wenn man nicht wollte, dass die Halme einem irgendwann bis zu den Knien reichen.

Ihr selbst schienen diese Wesensveränderungen am allerwenigsten aufgefallen zu sein, was ihrem Mann in vielen Situationen geradezu unheimlich war. Nach über 30 Jahren Ehe war es ihm manchmal vorgekommen, als hätte sich eine andere Person im Gewand seiner Frau in sein Leben geschlichen.

Nachdem wir sie operiert und den Tumor vollständig entfernt hatten, kehrte sie nicht zu allen, aber doch zu den meisten ihrer alten Gewohnheiten zurück. Nicht sofort – es brauchte einige Zeit, bis sie die üblichen Nachwirkungen der Operation bewältigt hatte. Zwar war es uns gelungen, beide Riechnerven trotz ihrer Nähe zum Tumor anatomisch unversehrt zu lassen, doch leider wurde in diesem Punkt unsere Erwartung bestätigt, dass sie hinterher dennoch nicht wieder funktionieren würden.

Einige Wochen später kam ein 44-jähriger Patient mit einem Meningeom zu uns, das ebenfalls an der vorderen Schädelbasis gewachsen war, aber ganz andere Symptome hervorrief. Was zeigt, welche immensen Unterschiede in dieser Region wenige Millimeter ausmachen.

Der Mann, stellvertretender Filialleiter einer Bank, hatte Probleme mit dem Sehen. Die Sehschärfe seines linken Auges war innerhalb eines halben Jahres drastisch schlechter geworden und betrug inzwischen nur noch 30 Prozent. Auf dem rechten sah er mit über 80 Prozent. Zweimal hatte er sich in dieser Zeit eine neue Brille anfertigen lassen. Und er war zu einem Augenarzt gegangen, der festgestellt hatte, dass neben der einseitigen Sehschwäche auch sein Gesichtsfeld eingeschränkt war – und das bitemporal, also auf beiden Seiten zur Schläfe hin. Normalerweise hat man ein Gesichtsfeld von etwa 180 Grad. Ganz außen sieht man die Dinge zwar nicht präzise, aber man nimmt wahr, wenn sich in dem Bereich etwas bewegt. Das ermöglicht es uns, durch eine Tür zu gehen, ohne uns am Rahmen zu stoßen, oder in einer gut frequentierten Fußgängerzone andere Passanten nicht anzurempeln.

Dass er in den beiden äußeren Bereichen nichts mehr sehen konnte, war dem Patienten vorher gar nicht aufgefallen. Das geht vielen so, da man die Einschränkung oft unbewusst durch stärkere Kopfbewegungen ausgleicht. Da der Augenarzt in den Augen keine Ursache für die Symptome finden konnte, schickte er ihn zum Neurologen. Der ließ ein MRT machen, der Patient kam mit den Bildern zu uns – und das Rätsel löste sich.

Schließt der Augenarzt wie im vorliegenden Fall eine Schädigung oder Erkrankung des Auges als Grund für die Sehschwäche aus, drängt sich die Vermutung auf, dass mit der Struktur dahinter, die das optisch Wahrgenommene in Form von Signalen zum Sehzentrum überträgt, etwas nicht in Ordnung ist. Das beträfe dann den Sehnerv, der in die Sehbahn eingebettet ist. Eine Einschränkung des Gesichtsfeldes wiederum lässt darauf schließen, dass eine Störung an den Sehbahnen vorliegt, zum Beispiel, weil etwas dagegen drückt.

Unser Gesichtsfeld setzt sich aus vier Quadranten zusammen, jeweils zwei äußeren und zwei inneren, wobei sich die inneren überlappen. Was wir im jeweiligen Quadranten sehen, wird durch die Linse im Auge kopfüber und dadurch auch seitenverkehrt auf die Netzhaut projiziert, die man sich wie eine stark gewölbte Leinwand vorstellen kann. In der Netzhaut befinden sich Nervenkörper, die durch das einfallende Licht und die verschiedenen Farben angeregt werden, die eingehenden optischen Reize zu Signalen verschlüsseln und über die angeschlossenen Nervenbahnen weiterleiten. Vier solcher Nervenstränge gibt es, pro Auge zwei. Die beiden äußeren verlaufen ohne Umwege zum hinteren Teil des Gehirns, zum Sehzentrum. Die zwei inneren im Prinzip auch, nur dass sie an der Sehnervenkreuzung, die in der mittleren Schädelgrube liegt, die Seite wechseln. Die Bahnen, die sich kreuzen, repräsentieren die beiden äußeren Quadranten des Gesichtsfeldes. Wenn dort also etwas eingeschränkt ist, und zwar auf beiden Seiten gleichzeitig, muss der Tumor in diesem Kreuzungsbereich zu finden sein. Tritt die Gesichtsfeldeinschränkung nur einseitig auf, würde man ihn in einem Bereich suchen, wo die zuständige Nervenbahn allein verläuft.

Und genauso war es auch. Das Meningeom, das einen Durchmesser von zweieinhalb Zentimetern hatte, drückte gegen die Kreuzung, und ein Teil von ihm war durch den Kanal gewachsen, der vom Schädel in die linke Augenhöhle führt. Der etwa drei Millimeter starke Sehnerv musste schon reichlich strapaziert gewesen sein, da auch er relativ lang eine gewisse Dehnung tolerieren kann, bevor es zu Ausfällen kommt. Ich konnte also davon ausgehen, dass seine Toleranz ausgereizt war. Ein guter Grund, die Operation baldmöglichst vorzunehmen, damit der Schaden nicht noch größer wurde. Allerdings konnte ich dem Patienten keine Garantie geben, dass sich Sehkraft und Gesichtsfeld durch die OP wieder bessern würden. Das kommt immer darauf an, wie stark die Nerven bereits geschädigt sind.

Der Ablauf der Operation eine Woche später war ähnlich der bei Mark West. Zunächst versucht man, die Basis zu erreichen, um die Blutversorgung zu kappen, dann geht man oben in die Mitte hinein und schält den Tumor bis zur Kapsel, dem Randgewebe, heraus, das zuletzt entfernt wird. Verschieden dagegen sind die Zugangswege und die Strukturen auf dem Weg zum Tumor und die in seiner unmittelbaren Umgebung.

In diesem Fall musste ich vor allem darauf achten, dass ich den Tumor, der rotbräunlich aussah und relativ fest war, vom Sehnerv und von der Kreuzung so löste, dass beides nicht verletzt und möglichst nicht noch mehr gedehnt wurde. Ich durfte sie allenfalls minimal verschieben. Genauso wichtig war es, die vielen kleinen Blutgefäße, die von den hirnversorgenden Arterien zu den Sehnerven führten, nicht zu beschädigen. Kommt es zu einer Durchblutungsstörung eines Sehnervs, was bedeutet, dass er nicht mehr ausreichend mit Sauerstoff und Nährstoffen versorgt wird, kann rasch funktionelles Nervengewebe absterben, das dann für immer verloren ist.

Das kleine Stück, das den Sehnerv umklammerte und in die Augenhöhle hineinragte, beließ ich zunächst. Darum wollte ich mich kümmern, wenn ich es geschafft hatte, den Hauptteil des Tumors unter der Sehnervenkreuzung herauszuholen.

Sehnerv und Tumorzapfen klebten ungewöhnlich fest aneinander, sodass ich eine feine Mikroschere verwenden musste, um die beiden zu trennen. Um in den kurzen Kanal zur Augenhöhle zu gelangen, verwenden wir den Spezialbohrer mit der Hülse über dem Bohrgewinde. Also wieder höchste Vorsicht und mit Kochsalzlösung kühlen – nicht zu viel davon, damit man noch genug sieht, aber auch nicht zu wenig, damit es nicht zu heiß wird. Auf keinen Fall darf der Nerv geschädigt werden, sonst würde der Patient die restliche Sehkraft auf dem Auge verlieren.

Bereits am Tag nach der Operation stellte der Patient eine leichte Besserung fest. Das freute mich umso mehr, als ich das so schnell nicht erwartet hatte. Bis sich Sehnerven erholen, kann auch ein ganzes Jahr vergehen. Als der Patient nach drei Monaten zur ersten Nachkontrolle kam, hatte er nur noch eine Minderung der Sehstärke von 30 Prozent. Sein Gesichtsfeld war an den Rändern noch nicht komplett, hatte sich aber deutlich erweitert. Und im MRT war kein neuer Tumor zu sehen. Solche Ergebnisse sind eine große Freude für das gesamte OP-Team und ungeheuer motivierend für uns. Und was sie für Patienten bedeuten, muss man wohl kaum beschreiben.

3
Small Talk unterm Messer

Hirn-OPs im Wachzustand

»Lieber Herr Professor, erinnern Sie sich an mich? Ich benötige wieder Ihre Hilfe.« Mit diesen Worten begann eine Mail, die ich eines Morgens in meinem Postfach vorfand. Das liegt einige Jahre zurück. Zu der Zeit hatte ich mein Büro noch im Virchow-Klinikum in Wedding, einem der drei Campus der Charité. Geschrieben hatte die Nachricht Julia Sacks, eine 64-jährige Frau aus der Nähe von Heidelberg.

Zugegeben, es fiel mir schwer, mich an sie zu erinnern. Ich machte mich schlau und fand heraus, dass unsere erste Begegnung ziemlich genau siebeneinhalb Jahre zurücklag, was meine Erinnerungslücke entschuldigen dürfte.

Damals war ich an der Universitätsklinik in Mannheim, am Ufer des Neckars. Meine erste Station nach dem Studium. Die Zeit dort hat mich geprägt. Ich wäre heute vermutlich ein anderer Arzt, vielleicht ein anderer Chef, wäre ich woanders hingegangen. Während des Studiums wusste ich lange nicht, auf welches Fach ich mich am Ende spezialisieren sollte. Chirurgie fand ich reizvoll, speziell Transplantationschirurgie, auch weil ich von der Immunologie so fasziniert war. Aber auch Innere Medizin und Neurologie zog ich in Betracht. Und als ich im letzten Studienjahr nach Amerika aufbrach, um dort das Praktische Jahr zu absolvieren, tat ich das mit der Vorstellung, eines Tages ein erfolgreicher Traumatologe zu sein.

Mein Doktorvater hatte mir eine Stelle in Newark organisiert, an der University of Medicine and Dentistry of New Jersey. Er kannte den Direktor des dortigen Trauma-Centers, der eine Koryphäe auf dem Gebiet war, als Arzt und als Forscher. Das war die eine Motivation für mich, in die USA zu gehen; eine andere bestand darin, in einer Klinik zu arbeiten, wo garantiert kein Leerlauf in der Notaufnahme zu erwarten war.

Mit Newark war ich damit auf traurige Weise am richtigen Ort. Die Stadt war damals wie ein Exil der Gestrandeten und Hoffnungslosen. Armut, Verfall, Alkoholismus, Drogenhandel, Bandenkriege. Kaum ein Tag verstrich ohne Schießerei, selbst am helllichten Tag und auf offener Straße. Mit seiner Mordrate lag Newark landesweit auf einem Spitzenplatz. Wenn man vom Highway zur Klinik abbiegt, so lautete ein gängiger Spruch, den ich, so gut es ging, befolgte, sollte man tunlichst an keiner Ampel halten. Und der Mietwagen, ein alter Ford, der aussah wie eine Schrottkiste, aber zuverlässig funktionierte und vor allem billig war, hat mich womöglich auch geschützt – zumindest hat mich niemand für einen Touristen gehalten, bei dem es etwas zu holen gab. Gefährliche Zwischenfälle blieben mir erspart.

Ich wohnte ein Stück außerhalb zur Untermiete bei einer älteren Dame, das Zimmer lag im Souterrain. Wir hatten selten Kontakt miteinander. Wenn ich morgens meine Bleibe verließ, schlief sie noch, und abends kehrte ich meist so spät zurück, dass ich sie nicht mehr zu Gesicht bekam. Essen holte ich mir um die Ecke beim Chinesen, der sich in einem besseren Bretterverschlag befand und rund um die Uhr geöffnet hatte. Für die Fahrt zur Klinik nahm ich den Garden State Parkway, der im Süden bis nach Cape May führt, einem Badeort am Atlantik. Da ich nie zur Rushhour unterwegs war, schaffte ich die Strecke in 20 Minuten.

In der Klinik wurde ich mit dem wahren Leben da draußen konfrontiert, mit dem, was Armut und Rassismus an Problemen produzieren. Jeden Tag aufs Neue bekam ich eine Vorstellung davon, was sich in den weniger friedlichen Gegenden abspielt. Patienten zu versorgen, die mit Stich- oder Schussverletzungen eingeliefert wurden, gehörte praktisch zum Tagesgeschäft. Oder die Rettungskräfte brachten Kinder und Jugendliche mit Knochenbrüchen und zerschundenen Gesichtern, die in gestohlenen Autos, oft unter Drogen, Rennen gefahren waren und im entscheidenden Moment zu spät gebremst hatten. Oder gar nicht, weil sie nicht mehr dazu kamen. Diese Art des Kräftemessens schien ein beliebter Zeitvertreib. Einmal wurden gleich vier Jungs auf einen Schlag eingeliefert, sie hatten testen wollen, wie Airbags funktionieren, und waren zu diesem Zweck frontal und mit einiger Geschwindigkeit gegen eine Hauswand gerast.

Für mich war die Zeit in dieser Klinik unglaublich lehrreich und in vielerlei Hinsicht spannend. Zum ersten Mal gehörte ich voll zu einem Klinikteam. Der viel beschworene amerikanische Teamgeist und die für Deutsche oft ein wenig übertrieben wirkende Begeisterung herrschten auch dort. Die Studierenden und jungen Ärztinnen und Ärzte steckten sich in ihrem Wissensdurst gegenseitig an und arbeiteten mit einem solchen Feuereifer bis an ihre Grenzen, dass ich mich heute manchmal frage, ob dieser Sog nicht auch dem notorischen Schlafmangel geschuldet war. Ohne dieses Teamfeeling wäre das wahrscheinlich auch gar nicht auszuhalten gewesen. Wir haben uns wie in einem Tunnel gefühlt, auf nichts als auf unsere Arbeit fokussiert, und ich frage mich bis heute, wie so etwas möglich ist. Sicher spielen viele Faktoren dabei eine Rolle, angefangen von der besonderen Mentalität vieler Amerikaner. Mir fiel aber auch auf, wie viel Verantwortung jedem Einzelnen übertragen wird, egal wo er auf der Hierarchieleiter steht, wie viel man selbst Hand anlegen darf und wie viel Wertschätzung einem entgegengebracht wird.

Während der Zeit in Newark schaute ich mir auch die Neurochirurgie an. Nach der Traumatologie und der Plastischen Chirurgie blieb mir noch ein Monat für ein weiteres Fach. Und weil ein enger Studienfreund in München – Claudius Thomé, heute Leiter der Universitätsklinik für Neurochirurgie in Innsbruck – mir immer wieder von der Neurochirurgie vorgeschwärmt hatte, verschlug es mich in Newark dorthin. Ihm habe ich es wohl zu verdanken, dass ich in diesem Fach gelandet bin. Bei der ersten Operation, die ich miterlebte, wurde einem Patienten ein Hirntumor entfernt. In der Theorie, beim Studium, hatte ich mich ausgiebig mit Gehirn und Nervensystem zu befassen gehabt. Wobei Neuroanatomie nicht gerade mein Lieblingsfach war – zu komplex; man wusste gar nicht, wo man zuerst anfangen sollte. Nun aber an einem geöffneten Schädel zu sehen, wie das Ganze funktioniert und wie man vorgehen muss, etwa um wichtige Funktionen zu erhalten, war schlichtweg faszinierend.

Und faszinierend fand ich auch die Breite des Fachs, die mir bis dahin nicht bewusst gewesen war. Einerseits die mikrochirurgischen Operationen, das Handwerk, die Technologie, anderseits die vielfältigen Möglichkeiten, sich der Forschung zu widmen. Das menschliche Gehirn ist ja bis heute ein recht geheimnisvolles Organ. Bestenfalls wissen wir 15 bis 20 Prozent von dem, was darin vorgeht und wie dies geschieht. Hier ging mir zum ersten Mal die Philosophie des *Surgeon Scientist* auf – exzellente Chirurgen, die zugleich Suchende sind und gute Wissenschaftler. Dieses Bild des Arztberufes prägt mich bis heute. Als Operateur, als behandelnder Arzt beobachte ich immer wieder Zusammenhänge, die wir nicht erklären können; immer wieder konfrontieren uns bestimmte Krankheiten, Komplikationen oder Reaktionen auf Eingriffe mit Fragen, die ich dann mit ins Labor nehme und die wir in unserem Team aus Nachwuchswissenschaftlerinnen, -wissenschaftlern, Ärztinnen und Ärzten sowie technischen Assistentinnen zu klären versuchen. Ich bin vor allem anderen Chirurg, aber ich bin immer auch eine Art Bindeglied zwischen dieser Funktion und einer krankheitsorientierten Grundlagenforschung, die dann sehr rasch den Patienten zugutekommen kann.

Andreas Raabe, mein auf diesem Gebiet sehr aktiver und mit zahlreichen Erfindungen höchst erfolgreicher Kollege am Inselspital in Bern, drückt es so aus: *For the patient, and not for the library.* Nach diesem Prinzip sollte sich die Forschung mehr ausrichten. Und er mahnt an, mehr Geld für diese Art der Forschung bereitzustellen und dem *Surgeon Scientist* mehr Raum zu gewähren:

Man muss sich exponieren, herumfahren, sich umschauen, in OP-Sälen, Industriemessen, der eigenen und anderen Universitäten in ganz anderen Fachgebieten als in der Medizin. Aber auch und gerade im eigenen Fachgebiet. Man kann überall etwas sehen, was man besser machen kann. Ich halte die Philosophie der best practice für eine der entscheidenden Voraussetzungen, ein Verfahren weiterzuentwickeln.

Am Ende ist es nicht der eine Superkünstler, der Leo Messi des Operationssaals, der mit seinem Talent operieren kann, was die meisten nicht können. Die kleinsten Bypässe, die größten Wirbelresektionen, die schwierigsten Zugänge. Dieses Genie nützt nur wenigen Patienten im Vergleich zu einer neuen Operationstechnik, die allen Neurochirurgen zur Verfügung steht, die man einfach benutzen kann und von der viel mehr Patienten profitieren können. Und der Nageltest ist, ob die Kollegen das auch gut finden, nicht nur die Person, die es vorschlägt.

Last, but not least: Zeit. Ideen sind fast unlimitiert, Zeit dagegen gibt es im heutigen Alltag kaum noch. Die Nation würde verständnislos den Kopf schütteln, wenn sie wüsste, dass diejenigen, die insbesondere auch aufgrund ihrer Forschungsleistungen zu Direktoren gewählt wurden, von nun an genau dafür kaum noch Zeit haben werden. Das System der heutigen medizinischen Universitäten ist zu Krankenbetreuungsmaschinen umfunktioniert worden, die durch finanziellen Druck sowohl personell wie auch strukturell weit weg von einer optimalen Umgebung für Spitzenforschung sind.

Jedenfalls war ich am Ende des Praktischen Jahrs ganz und gar nicht mehr sicher, ob ich wirklich Traumatologe werden wollte, oder mich vielleicht nicht doch auf die Allgemeinchirurgie oder die Neurochirurgie verlegen sollte. Da ich mich nicht entscheiden konnte, und auch, um meine Chancen zu erhöhen, überhaupt eine Stelle zu ergattern, bewarb ich mich auf drei Stellen in unterschiedlichen Fachrichtungen, jede an einer anderen Klinik.

Nach persönlicher Vorstellung, Interview und allem, was dazugehörte, erhielt ich von zweien eine Zusage. Was ich durchaus als Ehre verstand, aber leider mein Problem nicht löste.

Ich steckte in der Zwickmühle. Ich wollte die richtige Entscheidung treffen, unbedingt, doch sobald ich mich zu einer durchgerungen hatte, begann ich zu zweifeln und fürchtete, es könnte die falsche sein. Das ging so weit, dass ich anfing zu somatisieren. Ich grübelte und grübelte den ganzen Tag, dann die halbe Nacht, und wenn ich morgens aufwachte, war mir speiübel.

So konnte das nicht weitergehen, vor allem aber war die Deadline inzwischen so nah gerückt, dass mein Zögern bald als Frechheit ausgelegt werden konnte. Ein Entschluss musste her, und so änderte ich meine Strategie: Nicht die Fachrichtung sollte den Ausschlag geben, sondern die Person, mein zukünftiger Chef. Welcher packte mich mehr? Zu wem fühlte ich mich als Mensch stärker hingezogen?

Vielleicht war es mir zu der Zeit nicht bewusst, doch dass ich dieses Kriterium zum entscheidenden machte, hatte auch mit dem Tod meines Vaters zu tun. Er war im Jahr zuvor gestorben. Lungenkarzinom mit Gehirnmetastasen. Nachdem er die Diagnose erfahren hatte, war es relativ rasch zu Ende gegangen. Ich war damals 26. Wir hatten uns sehr nahegestanden. Hauptsächlich seinetwegen wollte ich Medizin studieren und Arzt werden. Nicht, weil es sein Wunsch war – er hatte mir sogar davon abgeraten –; dabei war er selbst Arzt gewesen, erst Thoraxchirurg in einer Klinik, später Allgemeinmediziner mit eigener Praxis. Ich bin damit aufgewachsen, dass er nachts aufstand, um zu einem Notfall zu eilen, Menschen zu helfen. Seine braune Arzttasche stand immer griffbereit im Flur. Aber das ist eine andere Geschichte.

Er fehlte mir, als Vater, als Freund, als Ratgeber. Es war wohl dieser Verlust, ob bewusst oder unbewusst, der mich nach Mannheim trieb, zu Peter Schmiedek, der an besagter Uniklinik die Neurochirurgie leitete – und zwar auf eine Art, die sich mit familiär am besten beschreiben lässt. Seine Emotionalität schätzte ich besonders. Er gab einem das Gefühl, ihm wichtig zu sein, als Arzt und als Mensch. Er baute zu den Mitarbeitern seines Teams eine persönliche Beziehung auf, was eher ungewöhnlich war für jemanden in dieser Position. Er war zugänglich und blieb trotzdem eine Autorität. Er förderte uns, er trieb uns an und setzte sich dafür ein, dass aus uns, seinen Schülern, etwas wurde. Wobei sich Letzteres nicht aufs berufliche Fortkommen allein beschränkte. Ihm war ebenso daran gelegen, dass aus uns anständige Menschen wurden. Vor Kurzem ist auch er gestorben – an der gleichen Diagnose wie mein Vater.

Was mich betraf, schien seine schlimmste Befürchtung darin zu bestehen, dass ich in die Arroganzfalle tappen könnte. Woran ich sicher nicht schuldlos war. Ich meine, ich kam aus München, hatte dort eine Zeit lang in bestimmten Kreisen verkehrt, Café Größenwahn, P1, Park Café und so – das dürfte etwas abgefärbt haben. Auf jeden Fall schien es ihm ein Bedürfnis, mir immer dann, wenn ihn das Gefühl beschlich, ich könnte zu einem Höhenflug ansetzen, einen Dämpfer zu verpassen.

Anfangs waren wir ein kleines Team in Mannheim. Umso größer die Freude, dass es auch Claudius Thomé ausgerechnet dorthin verschlug – ihn, der mich letztlich durch seine Begeisterung zur Neurochirurgie gebracht hatte. Unser Chef legte Wert darauf, den Nachwuchs früh an größere Aufgaben heranzuführen. Dabei war ihm wichtig, dass wir uns neben der Facharztausbildung in der Forschung engagierten. Mir erschien das sinnvoll, vor allem kam es meinen Neigungen und Ambitionen entgegen. Für meine Doktorarbeit hatte ich mich eineinhalb Jahre lang regelrecht im Labor der Universität vergraben und wie ein Besessener gearbeitet, nicht selten bis drei Uhr morgens. Forschung ist das kreativste Moment in meinem Medizinerleben. Sie hilft mir, ein besserer Arzt zu sein. Medizin ist nie nur ein spezielles Fach, in dem man sich möglichst fundiertes Wissen und Expertise aneignet; sie ist immer auch Wissenschaft und damit in beständigem Wandel und oft von Kontroversen geprägt, und wohl nirgendwo sonst werden die neuesten Erkenntnisse so direkt in die Praxis umgesetzt.

Schmiedeks Motto hieß: Jugend voran. Auch an praktische Aufgaben wie Operationen wurden wir früh herangeführt. Freilich nur in dem umrissenen Spezialgebiet, das er uns jeweils zugewiesen hatte. Bei Claudius Thomé etwa war das die Hypophyse, die Hirnanhangsdrüse, deren Tumore oft zu Hormon- und Sehstörungen führen; bei mir das Aneurysma, eine Aussackung von Arterien, die zu reißen drohen. Ein Aneurysma-Clipping beispielsweise lernte man in anderen Kliniken oft erst nach sieben bis zehn Jahren. Ich durfte das bereits nach drei Jahren machen. Und meine erste Operation ereilte mich noch weitaus früher. Eine 78-jährige Frau mit einem Subduralhämatom, das ausgeräumt werden sollte.

Ich war noch nicht lange in Mannheim, zwei Monate ungefähr. Wie jeden Tag saß ich in der Morgenbesprechung, als Jüngster auf einem der hinteren Plätze, vor mir die Oberärzte, an einem Tisch ganz vorn der Chef. Wir gingen die Neuzugänge durch. Die CT-Aufnahmen wurden mit einem Overheadprojektor an die Wand geworfen. Daran sieht man, dass es ein Weilchen her ist. Die alte Dame war in der Nacht eingeliefert worden. Sie konnte nicht mehr richtig sprechen, und ihr linker Arm war gelähmt, weshalb zunächst ein Schlaganfall vermutet wurde. Bei der Computertomografie zeigte sich aber, dass es ein Hämatom auf der linken Seite war, das offensichtlich schon mehrmals geblutet hatte.

Der Klassiker. Subduralhämatome sind so etwas wie der Blinddarm der Neurochirurgie. Die Patienten stoßen sich den Kopf, es kommt zu einer Blutung zwischen Dura und Gehirn – an sich nicht weiter dramatisch, ein sogenanntes Bagatelltrauma. Bei ihr war es beim Aufräumen im Keller passiert, sechs Wochen zuvor. Solche Blutungen verursachen erst einmal nur Kopfschmerzen, damit geht man nicht gleich zum Arzt. Gefährlich wird es, wenn sie sich nicht zurückbilden und, wie in ihrem Fall, noch einmal bluten. Dann werden sie größer, die Platzverhältnisse im Gehirn verschieben sich, es entsteht Druck, erste Funktionsausfälle machen sich bemerkbar. Es war ein Fall wie aus dem Lehrbuch.

Das schien sich auch der Chef gedacht zu haben. Ohne sich

umzudrehen, er schaute weiter die Bilder an, rief er in den Raum: »Na, das ist doch was für unseren jüngsten Kollegen!«

Ich sehnte das Ende der Besprechung herbei, suchte mir schnell ein stilles Plätzchen, um tatsächlich in einem Lehrbuch nachzuschlagen, wie diese Operation genau abläuft. Kopflagerung, Hautschnitt und so weiter. Ich hatte mir aus den USA einen *Greenberg* mitgebracht, damals *der* Guide für Assistenzärzte schlechthin, 500 Seiten, Pocketformat. So ziemlich jede junge Neurochirurgin und jeder junge Neurochirurg trugen ihn in ihrer Kitteltasche.

Gegen Mittag ging es los. Die Patientin wurde in den OP gebracht, bereits unter Narkose. Was ich bis dahin nicht wusste: Der Chef hatte sich selbst, anstatt eines Oberarztes, als Aufsicht eingeteilt. Als er anmarschiert kam, war ich gerade dabei, das Operationsfeld zu rasieren.

»Was machen Sie da?«, raunzte er mich an. Er fand, dass ich einen viel zu großen Bereich freigeschoren hatte.

Dann markierte ich die Linie für den Hautschnitt. Kein Wort von ihm, er schien zufrieden zu sein. Anschließend gingen wir gemeinsam in den Vorraum, um uns einzuwaschen, so heißt bei uns das Desinfizieren der Hände und Unterarme bis zu den Ellenbogen. Das nahm circa fünf Minuten in Anspruch, die mir mindestens doppelt so lange vorkamen, da er kaum ein Wort sagte. Kurz bevor wir fertig waren, fragte er: »Haben Sie schon mal operiert?«

Ich sagte: »Nein, nicht als Erstoperateur. Bisher nur assistiert.«

Mir würde einiges einfallen, was man einem jungen Arzt in solch einer Situation sagen könnte. Aber man kann natürlich auch einfach schweigen und sich nur kurz räuspern, wie er es für richtig hielt.

Im Grunde war ich froh, dass mir jemand mit seiner Erfahrung bei der Premiere zur Seite stand. Nur war ich eben auch furchtbar aufgeregt, und sein strenges Auge trug nicht dazu bei, dass sich mein Adrenalinlevel auf Normalmaß einpegelte.

Um es abzukürzen: Ich geriet mächtig ins Schwitzen. Ich hielt das Skalpell einen Moment falsch in der Hand, obwohl ich es besser wusste. Ich führte den ersten Hautschnitt nur zögerlich aus und nicht tief genug. Und ich ließ den Bohrer etwas zu viel kreisen, bevor er in den Schädelknochen eindrang, was den Chef zu der Bemerkung veranlasste, ich solle nicht rumrühren wie in einem Kochtopf. Doch das Bohrloch gelang, wie es sollte; ich schnitt die Dura ein, das flüssige Hämatom lief unter Druck heraus. Ich spülte die Höhle mit Kochsalzlösung aus. Am Ende wurde die Öffnung verschlossen, alles war gut verlaufen. Die Lähmung im Arm der Patientin verschwand. Mit dem Sprechen musste sie etwas Geduld haben, aber auch das schliff sich wieder ein.

Diese erste OP werde ich nie vergessen, wohl jeder Operateur wird sich an seine erste Operation erinnern. Was mein Chef damals wohl dachte, als er mich beobachtete? Hatte ich mich in seinen Augen sehr ungeschickt angestellt? Ich frage mich heute als Lehrer oft, ob es möglich ist, früh zu erkennen, ob jemand das Talent für die Neurochirurgie hat und genug manuelle Geschicklichkeit besitzt.

Doch zurück zu Julia Sacks. Als sich unsere Wege das erste Mal kreuzten, in der Mannheimer Klinik, hatte ich sechs Jahre Facharztausbildung hinter mir und war inzwischen Oberarzt. Julia Sacks, damals 57, war auf der Straße umgefallen und einen kurzen Moment bewusstlos liegen geblieben. Jemand hatte einen Notarzt gerufen, der die Erstversorgung übernahm und sie in ein Krankenhaus überführen ließ. Dort wurden alle möglichen Checks durchgeführt, darunter eine MRT-Untersuchung, bei der sich herausstellte, dass sie im Stirnbereich, auf der linken Seite, einen Tumor hatte. Genauer gesagt, ein diffuses Astrozytom, das in der WHO-Klassifikation als Schweregrad 2 von 4 beschrieben wird. Grad 1 bezeichnet Tumore, die meist bei Kindern auftreten und heilbar sind, wenn man sie ganz entfernen kann. Grad 2 bis Grad 4 treten überwiegend bei Erwachsenen auf und kehren immer wieder, bei Grad 2 nur sehr langsam, etwas rascher bei Grad 3 und sehr schnell bei Grad 4, das sind dann die Tumore, die gemeinhin als äußerst bösartig bezeichnet werden.

Mit dieser Diagnose also kam sie zu uns in die Klinik. Ich übernahm die Operation. Der Tumor befand sich relativ weit entfernt von eloquenten Strukturen, sodass ich ihn entfernen konnte, ohne dass Komplikationen auftraten. Die Patientin war bald wieder zu Hause. Auf Bestrahlung oder Chemotherapie konnte verzichtet werden. Sie erholte sich von dem Eingriff und kehrte an ihren Arbeitsplatz zurück.

Doch die Angst blieb. Man hatte sie über die unschöne Eigenschaft von Astrozytomen informiert: Sie neigen zu Rezidiven. Und so achtete sie penibel darauf, keine der Kontrollen zu versäumen, die zunächst alle sechs Monate, dann einmal im Jahr anstanden. Es gingen drei Jahre ins Land, vier, dann fünf, dann sechs. Bei jeder der Kontrollen war sie ohne Symptome. Die Operation rückte in ihrer Erinnerung so weit in die Vergangenheit, dass ihr die Tatsache, einst einen Tumor im Kopf gehabt zu haben, beinahe unwirklich erschien. Und mit jedem neuen Tag, den sie morgens aufwachte, wuchs die Hoffnung, es vielleicht doch geschafft zu haben, den Krebs für immer zu besiegen.

Dann, im siebten Jahr nach der Operation, zerplatzte diese Hoffnung. Die MRT-Aufnahmen bei der Routinekontrolle zeigten einen neuen Tumor. Im linken Stirnlappen, angrenzend an die Stelle, wo wir den anderen herausoperiert hatten, allerdings dichter am Sprachzentrum. Auch war er tiefer gewachsen, in einen Hirnbereich hinein, den wir Insel nennen. Und diesmal handelte es sich wahrscheinlich um einen gefährlicheren Vertreter der Astrozytome, aggressiver, bösartiger. Das ist sehr häufig der Fall, wenn die Tumorzellen weitere Mutationen entwickelt haben, Tumore zurückkehren oder aus Tumorresten im Gewebe neue entstehen. Er wurde später, nachdem eine Gewebeprobe davon untersucht worden war, als Grad 3 eingestuft, mit der Tendenz, über kurz oder lang weiter zu entarten und ein Glioblastom zu werden. Das ist der schlimmste, Grad 4 nach der oben erwähnten Klassifikation, leider auch der häufigste bei Erwachsenen.

Nun saßen Julia Sacks und ihr Mann also wieder bei mir. Dass sie mir bis nach Berlin nachgereist waren, empfand ich als besonderen Vertrauensbeweis. Wie gern wollte ich ihre Erwartungen erfüllen. Ich hatte mir die Bilder von der letzten Kontrolluntersuchung angeschaut. Ohne ein gewisses Risiko auf sich zu nehmen, würde der Tumor nicht zu entfernen sein, dazu lag er zu nah am Sprachareal. Es galt – wie so oft –, die Risiken abzuwägen. Den Tumor wachsen lassen oder ihn entfernen, aber nicht ohne eine gewisse Gefahr, die Fähigkeit zu sprechen zu verlieren. Beide versuchten zu lächeln, doch man merkte ihnen die Enttäuschung an.

»Ich glaube, die Chancen stehen gar nicht so schlecht, und falls Sie das möchten, bin ich dazu bereit, den Tumor zu operieren«, sagte ich.

Die beiden nickten stumm und sahen mich erwartungsvoll an. Die Suche nach der rettenden Hand, der positiven Botschaft, auch auf sie traf das zu.

»Vielleicht kann ich den Tumor nicht komplett entfernen, aber den größten Teil«, schränkte ich ein, da ich noch nicht exakt wusste, wie nah Tumor und Sprache beieinanderlagen. Das ewige Dilemma bei Tumoroperationen. Man möchte möglichst viel von einem Tumor entfernen, um dem Patienten möglichst viel Lebenszeit zu verschaffen, ihn vielleicht sogar heilen zu können. Doch riskiert man dafür, dass wichtige Funktionen verloren gehen, die Sprache oder motorische Fähigkeiten? Würden die Betroffenen das nicht als den größeren Schaden empfinden?

»Allerdings«, setzte ich meinen kurzen Monolog fort, »sollten wir dazu ein spezielles Vorgehen wählen, um das Risiko so gering wie nur irgend möglich zu halten. Ich denke, in Ihrem Fall wäre eine Wach-OP sinnvoll. Das bedeutet, dass Sie bei dem Eingriff bei Bewusstsein wären und die ganze Zeit über jemand mit Ihnen sprechen würde, Ihnen Bilder zeigen und Fragen stellen würde, auf die Sie reagieren müssten, damit wir sofort merken, wenn wir zu dicht an das Sprachareal herankommen, und sofort die Strategie ändern können.«

Julia Sacks machte große Augen und schluckte, als müsse sie einen gewaltigen Bissen hinunterwürgen. Sie sah zu ihrem Mann, der neben ihr auf einem Stuhl saß, kaum eine Armlänge entfernt, und bisher so gut wie nichts gesagt hatte. Ihre Blicke trafen sich. Er sprach auch jetzt nur mit den Augen, nickte ihr zu. Dann schaute sie wieder zu mir und sagte: »Gut, dann müssen wir das halt so machen. Nur holen Sie das Ding raus.«

Die Vorstellung, wach zu sein und sich zu unterhalten, während jemand am eigenen Gehirn operiert, klingt reichlich abstrus und wird bei den meisten Menschen wohl erst einmal Entsetzen hervorrufen. Doch ist diese Methode bei manchen Eingriffen wie eine Art Sicherheitsnetz. Denn nur mit wachen Patienten lässt sich eine Landkarte der Sprachfunktionen erstellen, anhand derer man einen Einstieg durch das Gehirn zum Tumor so wählen kann, dass es nicht zu einem Sprachausfall führt. Und, während der Tumor entfernt wird, merkt man sofort, wenn man in der Tiefe einer Bahn, die die Sprachareale verbindet, zu nahe kommt. Oder, um es bildlich auszudrücken, man hat auf diese Weise eine Art Navi, das dabei hilft, die Telefone und Kabel unterwegs zu umschiffen und sicherzustellen, dass man sie nicht zerstört.

Drei Wochen später wurde Julia Sacks stationär aufgenommen, die Challenge begann. Dieser Begriff mag sich in diesem Kontext seltsam anhören, aber in der Neurochirurgie ist es nicht übertrieben, jede Operation als neue Herausforderung zu betrachten. Kaum etwas ist Routine im gängigen Sinne. Ja, man hat sehr, sehr viel Übung, jahrelanges Training hinter sich, aber Routine? Eher nicht. Dazu sind die Herausforderungen zu individuell, die Konsequenzen möglicher Komplikationen zu schwerwiegend.

Eine Wach-OP ist einer der herausforderndsten Eingriffe unseres Fachs überhaupt. Nicht die Komplexität der Operation ist dabei die Schwierigkeit – es gibt diffizilere Eingriffe als Hirntumorentfernungen –, vielmehr ist eine solche Wach-OP geradezu ein Extrembeispiel für eine Aufgabe, die nur mit einem Hochleistungsteam in Angriff genommen werden kann. Sehr viele Disziplinen mit wichtigen Aufgaben sind dabei involviert. Dazu zählen auch die Spezialisten, die bei den Voruntersuchungen und Tests mit am Werk waren, angefangen beim Neuropsychologen. Jeder hat eine andere Aufgabe zu erfüllen, aber die einzelnen Schritte müssen so ablaufen, dass sie wie Zahnräder ineinandergreifen. Und im OP müssen alle synchron funktionieren. Synchronität ist existenziell – wie beim Rudern im Achter; sobald einer aus dem Takt ausschert, gerät alles ins Trudeln.

Während eines solchen Spezialeingriffs befinden sich bis zu 15 Personen im OP, die alle an einem Strang ziehen müssen: Neben dem Operateur sind ein sogenannter Computational Neuroscientist und ein auf Digitalisierung und Künstliche Intelligenz spezialisierter Neurochirurg vor Ort, um die Landkarte der Funktionen vorab zu visualisieren und über Algorithmen Risikoabschätzungen für einzelne Operationsstrategien vorzunehmen. Die Anästhesie muss es schaffen, den Patienten ohne Probleme aufwachen zu lassen, nachdem er während der schmerzhaften Schädelöffnung in Narkose war. Elektrophysiologinnen werden für die Überwachung von wichtigen Hirnfunktionen und Hirnnerven benötigt, Linguisten für die sehr differenzierte Bewertung der Sprache, Neuropsychologinnen für die Bewertung neurokognitiver Fähigkeiten, z.B. Gedächtnis, Planfähigkeit, Emotionalität. Und die Betreuung des Patienten wird von speziell trainierten Pflegenden übernommen. Nicht zu vergessen die Neuroradiologinnen und Neuroradiologen für die Bildgebung im OP-Saal am wachen Patienten und manchmal auch Neurologen für die chirurgische Epilepsiediagnostik. All diese Menschen müssen bei einer solchen Operation hoch konzentriert Hand in Hand arbeiten. Hinzu kommt, dass der Patient wach ist und jedes Wort mithört, sodass im Team auch ein besonderes Einfühlungsvermögen herrschen muss.

Ein Hochleistungsteam muss dauerhaft und auf Abruf besondere Leistungen erbringen. Es treten immer kritische Situationen auf, auf die man erfolgreich und effizient reagieren muss. Hier spielt die berühmte Fehlerkultur eine große Rolle; aus jedem noch so kleinen Fehler gilt es zu lernen, gemeinsam Lösungen zu erarbeiten. Wir treffen uns regelmäßig, um solche Dinge zu besprechen. Wir gehen auch mal gemeinsam Skifahren oder unternehmen andere sportliche Aktivitäten – auch dadurch entsteht Teamgeist. Wir haben ein junges Team, in dem die Chemie stimmt. Alle wissen natürlich auch, dass sie hier eine gute Ausbildung bekommen; das motiviert, schweißt zusammen, und es macht auch noch Spaß – ein nicht zu unterschätzender Faktor für erfolgreiche Arbeit in einem guten Klima.

Wer immer hier beteiligt ist, brennt für sein Fach und ist hoch motiviert, aber man versteht sich nicht als Einzelkämpfer. Alle haben nur das eine Ziel im Auge: dem jeweiligen Patienten die bestmögliche Versorgung zu geben und die Operation mit dem größtmöglichen Erfolg durchzuführen. Tatsächlich belegen Studien, dass solche High-Performance-Crews weniger Fehler machen, als statistisch zu erwarten wären.

Einen nicht unwesentlichen Zusatzwert von Wach-OPs möchte ich an dieser Stelle nicht unerwähnt lassen. Denn Wach-OPs sind nicht nur faszinierend, weil die Patientin bei geöffneter Schädeldecke und vollem Bewusstsein dem Operateur hilft, dass der im eigenen Gehirn keine Areale verletzt. Wach-OPs bieten auch der Wissenschaft Möglichkeiten, die ihr sonst nicht zur Verfügung stehen. All die Klinikerinnen und Kliniker und Wissenschaftlerinnen und Wissenschaftler unterschiedlicher Disziplinen, die hier am offenen Gehirn zusammenkommen, versuchen, die Funktionsweise des Gehirns besser zu verstehen. Und Theoretiker, die ihre Messungen sonst nur mit gesunden Probanden durchführen und auf diese Weise ihre Theorien entwickeln können, haben hier die Chance, ihre Paradigmen am wachen Patienten bei offenem Gehirn direkt zu testen.

Der Neurowissenschaftler John-Dylan Haynes etwa, der durch seine Versuche zur Willensfreiheit einer breiteren Öffentlichkeit bekannt wurde, ist häufig bei uns im Operationssaal. Eine grandiose Chance, unser Wissen über die Funktionsweisen des Gehirns ständig zu erweitern, die man nutzen muss. Diese Begeisterung teilt auch der norwegische Neurochirurg Torstein Meling aus den Hôpitaux Universitaires de Genève: »Teil dieser wissenschaftlichen Reise zu sein, ist eine der besten Seiten unseres Fachgebiets, und die Neurochirurgie ist ein Bereich, in dem wir als Chirurgen nicht nur Arbeiter sind, sondern die Forschung vorantreiben können, die unser Verständnis der Gehirnfunktion wirklich vertieft.«

Die Entscheidung für eine Wach-OP setzt schon im Vorfeld eine Lawine an Untersuchungen und Tests in Gang. Zuallererst muss geklärt werden, ob sich die Patientin für diese Form der Operation eignet. Nicht mit jedem ist sie möglich. Es gibt Patienten, deren Sprache durch den Tumor bereits so stark beeinträchtigt ist, dass man sie nicht mehr zuverlässig testen kann. Um das herauszufinden, wird ein neuropsychologisches Profil erstellt, und es werden verschiedene Tests durchgeführt. Einer davon ist der Aachener Aphasie-Test, der dazu dient, Sprachstörungen zu diagnostizieren, die auf eine Schädigung sprachdominanter Bereiche des Gehirns zurückzuführen sind, etwa durch einen Tumor, wie Julia Sacks ihn hatte. Wenn der Test zu schlecht ausfällt, ist eine Wach-OP nicht möglich, weil die Patientin die Anweisungen nicht verstehen würde, oder nicht sinnvoll, weil die Sprachfunktionen schon zu sehr zerstört sind.

Es gibt verschiedenartige Sprachstörungen. Eine ist die motorische Aphasie. Man weiß das Wort, das man sagen will, kann es aber nicht formulieren und sagt stattdessen ein ganz anderes. Man will zum Beispiel eigentlich »schlau« sagen, sagt aber »Ball«. Man kann das richtige Wort aber auch nicht schreiben. Jede Form, es zu formulieren und sich anderen verständlich zu machen, funktioniert nicht. Für den Betroffenen ist das entsetzlich, da er merkt, welchen Unsinn er von sich gibt, es aber nicht korrigieren kann. Das Sprachareal, in dem in solchen Fällen etwas schiefläuft, das motorische, befindet sich bei den meisten Menschen auf der linken Seite vorne, seitlich des Stirnlappens. Es ist kaum größer als ein Stück Würfelzucker.

Eine andere Sprachstörung wird als sensorische Aphasie bezeichnet. Ihre Ursache liegt im sensorischen Sprachareal, es geht also ums Sprachverständnis. Damit hatte Marie Gilbert, die junge

Lehrerin mit der arteriovenösen Malformation, zu kämpfen. Man versteht nicht, was andere sagen, kann weder Wörter nachsprechen noch Aufforderungen befolgen. Man kann zwar sprechen, versteht aber nicht einmal selbst, was man da sagt, und kann nicht einschätzen, ob es richtig ist und ob das Gesagte zur Situation passt.

Dann gibt es noch die Leitungsaphasie. Zu der kommt es, wenn eine bestimmte Nervenbahn zwischen dem sensorischen und dem motorischen Sprachareal, etwa der Fasciculus arcuatus, gestört ist, Sprachverständnis und Sprachproduktion aber funktionieren. Beeinträchtigt wird dadurch hauptsächlich das Nachsprechen, insbesondere von Wörtern, die dem Patienten fremd sind. Heute kennen wir weitere Faserbündel, zu denen wir derzeit noch forschen.

Wenn sämtliche Funktionen ausfallen, spricht man von einer globalen Aphasie. Der Worst Case. Dann versteht man die Worte anderer gar nicht mehr, bekommt selbst keine Silbe heraus und verstummt komplett. So etwas kann eintreten, wenn ein Patient zum Beispiel einen großen Schlaganfall erleidet, bei dem sowohl das sensorische als auch das motorische Sprachareal außer Kraft gesetzt werden.

Die Sprache ist im Gehirn derart komplex organisiert, und das auf kleinstem Raum, dass ihre Mechanismen bis heute nicht vollständig entschlüsselt sind. Es gibt weitere Arten von Sprachstörungen, dazu diverse Sonderformen.

Bei dem Aphasie-Test, den wir mit Julia Sacks durchführen, werden solche Parameter überprüft wie Sprachverständnis, Kommunikationsverhalten, Spontansprache, Artikulation, Nachsprechen, Benennen, Lesen und Schreiben. Das mag recht kompliziert klingen, ist aber kein Hexenwerk. Bestimmte Sprachfunktionen lassen sich relativ einfach überprüfen. Beim Benennen zum Beispiel – ein Test, auf den wir bei der Operation zurückgreifen – werden dem Patienten Bilder von Gegenständen gezeigt. Ihm muss dann das entsprechende Wort einfallen, und er muss dieses gut verständlich sprechen können. Auf einer höheren Stufe sind es gezeichnete Situationen oder Handlungen, die es mit einem Satz zu beschreiben gilt.

Bei Julia Sacks ergeben die Tests keine Auffälligkeiten. Der Tumor scheint ihre Sprachfähigkeit nicht zu beeinträchtigen. Auch die anderen Tests absolviert sie so, dass nichts gegen die Operation spricht. Bis auf einen Punkt: Seit dem ersten Tumoreingriff hat sie hin und wieder einen epileptischen Anfall erlitten. Sie nimmt Medikamente dagegen, und solange es ihr gelingt, Stresssituationen zu vermeiden, macht sich die Krankheit kaum bemerkbar. Doch wie würde ihr Gehirn auf die besondere Situation einer Wach-OP reagieren? Was, wenn es zu einem Krampfanfall käme? Während der Operation und mit geöffnetem Schädel, steril abgedeckt, wäre ein solcher Anfall extrem heikel.

Als Nächstes müssen wir herausfinden, wo genau das Sprachareal im Verhältnis zum Tumor lokalisiert ist. Und wo die Faserbahnen verlaufen, die zu anderen sprachrelevanten Arealen führen. Dies gelingt mit der sogenannten Traktografie, einer speziellen Form der Magnetresonanztomografie, der sogenannten DTI, für Diffusion Tensor Imaging, die es erlaubt, die Faserbahnen in Abhängigkeit ihrer räumlichen Ausrichtung farblich codiert darzustellen. Da sich die Elektronen wie Magneten entlang der Faserbahnen ausrichten, kann man den Verlauf der Faserbahnen über deren Orientierung bildlich darstellen. Nun befinden sich im Gehirn aber unzählige Faserbahnen, die alle zeitgleich und damit unübersichtlich zur Darstellung kommen, sodass es einer speziellen Nachbearbeitung bedarf, um nur die sprachrelevanten Fasern herauszufiltern. Es ist einer unserer Forschungsschwerpunkte, Thomas Picht und Lucius Fekonja sind hier sehr prominent, diese Bahnen mit Methoden der Künstlichen Intelligenz und des Modellierens exakter und individueller darzustellen, als das bislang möglich war. So entsteht eine Art Flugkarte. Die Sprachareale bilden die Flughäfen und die Faserbahnen, die die Areale miteinander verbinden, die Flugrouten.

Bei normalen Operationen, bei denen der Patient schläft, muss man mit diesen Koordinaten auskommen. Entscheidet man sich für eine Wach-OP, ist eine solche Flugkarte nur ein erster Schritt, quasi ein Vorab-Check. All diese Daten werden dann in die Navigation eingespeist, und die Fasern und Funktionen lassen sich damit ins Mikroskop einspielen. Augmented Reality wie im Düsenjet.

Die Vorbereitungen sind abgeschlossen. Jetzt müssen wir Julia Sacks noch mit den Gegebenheiten im OP-Saal vertraut machen. Es ist wichtig zu wissen, wie es dort aussieht, wo man liegen wird, von welchen Geräten man umgeben sein wird, wofür diese da sind, welche Geräusche einen erwarten. Man muss sich darauf einstellen, wen und was man sehen wird, wenn die Anästhesistin einen aus der Narkose holt. Das mag sich banal anhören, aber wenn man sich nur ein wenig in die Situation einfühlt, wird sofort klar, wie wichtig das ist. Besonders in diesem Fall, denn das Schlechteste, was passieren kann, ist, dass sie aufwacht und in Panik gerät, weil ihr die fremde Umgebung und die Menschen in ihren seltsamen Kostümen Angst machen.

Ich erinnere mich an einen Patienten, der wachte auf und war nicht zu bändigen, als hätte die Narkose ihn in ein wildes Tier verwandelt. Er riss sogar seinen Kopf hin und her, obwohl der eingespannt war, und verletzte sich an den Dornen des Dreizacks. Uns war keine andere Wahl geblieben, als ihn wieder in den Schlaf zurückzuschicken.

Die Hauptangst, die viele Patienten vor einer Wach-OP umtreibt, ist die Angst davor, Schmerzen zu empfinden. Das war bei Julia Sacks, die sich wirklich tapfer hielt, nicht anders. Die Vorstellung, bei Bewusstsein zu sein, während ihr Schädel geöffnet ist und ich an ihrem Gehirn operiere, ließ sie schaudern. Wem würde es nicht so gehen?

»Wegen Schmerzen müssen Sie sich wirklich keine Sorgen machen«, kann ich sie beruhigen, »das Gehirn empfindet keinen Schmerz. Unangenehm ist es nur, wenn wir den Schädel öffnen, aber da werden Sie schlafen und nichts spüren.«

Das wird sie von dem Assistenzarzt, der ihr den OP-Saal gezeigt und die Operation erläutert hat, auch schon gehört haben.

Doch kurz vor einer solchen Operation befindet man sich in einem Ausnahmezustand, auch wenn man sich noch so abgeklärt gibt. All die Informationen, die auf einen einprasseln, dazu die ungewohnte Umgebung, die Angst und die Ungewissheit – es ist schwer für das Gehirn, all das sortiert zu bekommen. Am Ende bleiben vielleicht zehn Prozent von dem hängen, was einem in diesem Zustand erklärt wird.

Tatsächlich verfügen nur die Hirnhaut und die größeren Gefäße über Schmerzrezeptoren. Ins Gehirn selbst könnte man reinstechen oder es kneten wie einen Hefeteig, es würde keinerlei Schmerz verursachen. Bei Kopfschmerzen ist es nicht das Gehirn, das wehtut, sondern Bereiche der Hirnhaut oder die großen Gefäße – so jedenfalls wird es vermutet; mit hundertprozentiger Gewissheit hat man das noch nicht geklärt.

Allerdings, und das mag es etwas verwirrend machen, ist das Gehirn die entscheidende Schaltzentrale dafür, dass wir Schmerzen empfinden. Registriert der Körper an irgendeiner Stelle einen Schmerzreiz, wird dieser im Eiltempo über die Zwischenstation Rückenmark ins Gehirn gebeamt. Das geschieht immer, auch wenn die Person nicht bei Bewusstsein ist, weil sie vielleicht gerade auf einem OP-Tisch liegt. Jedoch wird der ankommende Reiz nur dann zu einer bewussten Wahrnehmung, wenn das Gehirn wach ist. Perzeption lautet der Fachbegriff hierfür. Dabei wird der Reiz unter anderem mit gespeicherten Erfahrungen und mit der Situation, in der sich die Person in dem Moment befindet, abgeglichen. Das berühmte Beispiel: die Hand auf der heißen Herdplatte. Nach der ersten Schmerzerfahrung weiß man dann, dass das böse ausgehen kann. Dagegen der andere Fall: Man sitzt beim Zahnarzt, der fleißig mit dem Bohrer hantiert. Hier hat das Gehirn die Erfahrung abgespeichert, das kann ich aushalten, das hört gleich wieder auf.

Am Morgen vor der Operation schaue ich noch einmal bei Julia Sacks vorbei. Sie liegt in einem Zweibettzimmer. Durchs Fenster sieht man auf die Mittelallee hinaus, die mit Bäumen, Sträuchern und Rasenflächen wie ein Park angelegt ist und quer über den Campus führt. Es ist später Frühling, die Kastanien blühen. Julia Sacks steht für den Tag als Erste auf dem OP-Plan. Sie habe überraschend gut geschlafen, sagt sie und lächelt unsicher, doch jetzt sei sie sehr aufgeregt. Ich wünsche ihr Glück und meine uns alle damit, sie und mich und das gesamte Team.

Kurz darauf wird sie zur Narkose abgeholt. Ich habe noch einige Dinge zu erledigen, dann schleuse ich mich in den OP-Bereich. Ein immer gleiches Ritual. Kleidung wechseln. Kopfhaube auf, im Piratenlook, weil ich ums Kinn herum nichts haben mag. Gummi-Clogs an die Füße. Bei dieser OP sind es noch welche, die ich aus Mannheim mitgebracht habe, ein Modell in Grün, meine Glücksschuhe. Zum Schluss der Mundschutz.

Im OP-Saal empfängt mich das komplette Team. Es herrscht eine sehr ruhige, aber betriebsame Atmosphäre. Wir begrüßen uns, lächeln, freundliches Nicken, alle wirken aufmerksam und präsent.

Dann wird die Patientin auf dem OP-Tisch liegend hereingeschoben, aus einem Nebenraum, in dem die Anästhesistin die Narkose eingeleitet hat. Wir absolvieren unser Ritual, das Team Time-out, und arbeiten die Checklisten ab. Eine Wach-OP ist auch für das Team eine Herausforderung, wie sie nicht jeden Tag auf der Agenda steht.

Die gesamte Vorbereitungsphase ist deutlich umfangreicher als sonst. Nachdem wir Julia Sacks in die richtige Position gebracht, ihren Kopf mit der Mayfield-Klemme fixiert und sie ans Monitoring angeschlossen haben, gehen wir daran, die Navigation einzurichten, um genau eruieren zu können, wo sich der Tumor in Beziehung zur Schädeloberfläche befindet. Die entsprechenden Daten werden auf einem der Monitore, die ich von meinem Platz aus sehen kann, und ins OP-Mikroskop übertragen.

Wach-OPs hatte ich in Mannheim nicht kennengelernt. Sie waren in den USA entwickelt worden und steckten damals noch in den Anfängen. In Deutschland hat die Charité in Berlin auf diesem Feld unter meinem Vorgänger Mario Brock und seinem

Team Pionierarbeit geleistet. Auch Mario Brocks leitender Oberarzt Theo Kombos war daran beteiligt gewesen, von dessen Expertise ich später profitieren durfte. Bei dieser OP stand er mir jetzt als Assistent zur Seite. Als OP-Pfleger begleitete uns Patrick Gebuhr.

Nachdem das Operationsgebiet auf der linken Schädelseite rasiert und steril gemacht ist, kommt die Narbe von der ersten Operation zum Vorschein. Bevor ich das Skalpell ansetze, spritzen wir ein lokales Betäubungsmittel, damit es nicht so stark blutet und die Patientin auch wirklich nichts spürt. Der Narkoseschlaf ist in diesem Fall relativ flach, nicht so tief wie üblich.

Ich schneide die Kopfhaut entlang der vorher markierten Linie ein, hinter der Stirn beginnend in einem Bogen bis vors Ohr. Anschließend das Unterhautgewebe. Dann tausche ich das Skalpell gegen ein elektronisches Messer, um den Kaumuskel vom darunterliegenden Knochen zu lösen. Als auch das geschafft ist, ziehe ich Haut und Muskel zusammen nach unten, bis an den Rand der Augenhöhle.

Nun liegt der bloße Schädelknochen vor uns. Die Konturen des Knochendeckels, den ich damals bei der Operation in Mannheim ausgesägt hatte, sind deutlich zu erkennen. Der neue Tumor liegt seitlicher und ist größer, deshalb müssen wir eine größerflächige Öffnung schaffen. Ich bohre ein Loch, setze die Säge an und trenne ein etwa handtellergroßes Stück aus dem Schädel heraus, das allerdings nicht kreisrund, sondern oval ist.

Da der Knochen mit der darunterliegenden Hirnhaut verwachsen ist, kann man den Deckel nicht einfach abheben und entfernen. Die OP-Pflegefachkraft reicht mir ein Elevatorium. Das ist ein stumpfes Instrument, ähnlich einem schmalen Schaber. Ich hebe den Knochendeckel vorsichtig an, sodass ein schmaler Spalt entsteht. Dann schiebe ich den vorderen Teil des Elevatoriums zwischen Knochen und Haut und trenne Stück für Stück das eine vom anderen.

Bevor ich die Schere nehme, um die nun freigelegte Hirnhaut ebenfalls bogenförmig zu eröffnen, träufelt Theo Kombos Betäubungsmittel auf den Bereich. Die Dura ist extrem schmerzempfindlich. Ich warte einen Augenblick, damit das Betäubungsmittel seine Wirkung entfalten kann, ritze an einer Stelle die Haut ein, um für die Schere einen Zugang zu schaffen, dann folgt der Schnitt. Anschließend wird der Hautlappen nach vorn aufs Gesicht geklappt, natürlich ohne die Augenpartie zu bedecken. Nun liegt das Gehirn frei, umgeben von durchsichtigem Nervenwasser. Man erkennt die oberflächlichen Hirnvenen, die Labbé-Vene, die Trolard-Vene und einen Teil der Sylvischen Vene mit ihren vielen Zuläufen.

Nun ist die Zeit gekommen, die Patientin aus der Narkose erwachen zu lassen. Wenngleich ich weiß, dass das einige Zeit dauern wird, bleibe ich an meinem Platz, setze mich auf den OP-Stuhl, bisher hatte ich gestanden, und harre der Dinge. Warten ist zwar nicht meine allergrößte Stärke, doch ich will da sein, wenn sie zu sich kommt.

Mit einer Wach-OP geht man immer auch einen Kompromiss ein. Für eine Hirnoperation ist es am besten, man hat ein möglichst entspanntes Gehirn vor sich, ein sogenanntes *slack brain,* wie es der berühmte finnische Neurochirurg Juha Hernesniemi vom Helsinki University Hospital nennt. In diesem Zustand ist es weich, man kann es gut bewegen und findet zwischen den Strukturen leichter einen Weg zum Ziel. Deswegen entnimmt man auch Hirnwasser, das schafft etwas mehr Platz in der Schädelhöhle. Ist das Gehirn hingegen geschwollen und somit härter, lässt es sich schlechter manipulieren, und die Korridore, die wir nutzen können, um zum Tumor zu gelangen, werden enger. Gehirne mit einem Tumor sind oft schon durch den Tumor geschwollen, der Platz fordert. Ist ein Patient während der OP dann auch noch wach, um Aufgaben wie Sehen, Denken und Sprechen zu erledigen, trägt das nicht gerade zur Entspannung der Hirnsubstanz bei. Es kann auch passieren, dass er plötzlich husten oder niesen muss. Dann wölbt sich einem das Gehirn als Ganzes ein Stück entgegen, was man bei dieser Filigranarbeit nun wirklich nicht gebrauchen kann.

Auf einmal höre ich die Stimme des Assistenzarztes Thomas Picht (mittlerweile Professor für Digitale Neurochirurgie bei uns), der neben dem OP-Tisch steht und die Hand der Patientin hält, die ihre Augen blinzelnd geöffnet hat: »Hallo, Frau Sacks, wie geht es Ihnen? Sind Sie wach?«

Es ist derselbe Arzt, der sie auf die Operation eingestimmt hat. Der Körperkontakt soll der 64-Jährigen ein vertrautes Gefühl geben. Damit sie beim Erwachen sofort spürt, es ist jemand an ihrer Seite, der sich um sie kümmert.

Als Antwort kommt ein undefinierbares Murmeln.

Der junge Kollege streicht über ihre Hand und versucht es noch einmal: »Haben Sie gut geschlafen, Frau Sacks?«

Wieder ein Murmeln, doch diesmal gefolgt von einem gut verständlichen: »Ja, doch, das habe ich.«

Der Assistenzarzt hatte ihr vor der Operation aufgetragen, möglichst in Sätzen zu antworten, so können wir ihre Sprache besser beurteilen.

Wir beginnen mit dem Mapping, um die bisher gewonnenen Erkenntnisse zur Lage des Sprachareals noch einmal zu überprüfen und feinzujustieren. Das bei freigelegtem Gehirn zu tun, ist gewissermaßen der Goldstandard. Genauer kann man es nicht hinbekommen.

Ich taste mit einer bipolaren Gabelelektrode das Operationsfeld ab, Abschnitt für Abschnitt, in Zentimeterschritten. Ich berühre mit der Elektrode eine Stelle der Hirnoberfläche, gebe für drei Sekunden Strom drauf, fünf Milliampere, 30 Hertz, während die Patientin gleichzeitig vom Assistenzarzt auf einem Laptop ein Bild gezeigt bekommt, welches sie benennen soll.

»Das ist eine Ampel«, sagt sie.

Ich führe die Gabelelektrode zum nächsten Punkt, gebe wieder Strom drauf, und wieder wird der Patientin parallel ein Bild gezeigt.

»Das ist ein Motorrad.«

Dann ist es ein Haus, ein Frosch, eine Katze und so weiter. Welche Stromstärke für den jeweiligen Patienten die geeignete ist, muss man zuvor genau testen, sonst kann es passieren, dass man mit dem Stromstoß einen epileptischen Anfall auslöst.

Jede Antwort wird per Videokamera aufgezeichnet und von einem Sprachwissenschaftler sofort überprüft. Ist es das richtige Wort zum Bild? Hat sie den Satz korrekt ausgesprochen? Oder finden sich irgendwelche Anzeichen, die auf eine Sprachstörung hindeuten? Ist alles in Ordnung, wird der getestete Punkt elektronisch kartiert und gespeichert, sodass er auf einem der OP-Monitore angezeigt werden kann. Zusätzlich klebe ich einen sterilen, nummerierten Papierschnipsel an die entsprechende Stelle, direkt aufs Gehirn. Stimmt etwas nicht, kann sie nicht antworten, ist sie in ihrer Sprache beeinträchtigt, so ist das ein Hinweis darauf, dass wir dem Sprachareal oder einer der Faserbahnen zu nahe gerückt sind. In diesem Fall verwende ich dann leere Schnipsel, ohne Ziffern drauf. So entsteht eine Karte, die mir anzeigt, welchen Weg zum Tumor ich nehmen kann. Die nummerierten Schnipsel sind die Pflastersteine, die ich betreten darf. Um die anderen muss ich einen Bogen machen. Dieses Mapping dauert in der Regel zwischen 30 und 60 Minuten.

Wenn wir damit fertig sind, werden sämtliche Daten, die von vor der Operation und die neuen, zusammengefügt und ins Navigationssystem eingespeist. Augmented Reality, wie wir sie aus zahllosen Anwendungen kennen – aus dem Flugsimulator, von Visualisierungen in der Architektur oder in der Kunst oder auch von Pokémon Go. Was man real sieht, wird dabei mit digitalen Informationen ergänzt. Bei uns sind das die CT- und MRT-Aufnahmen oder die Karten vom Mapping. Dabei kann ich wählen, ob die zusätzlichen Informationen direkt über das reale Bild gelegt werden, was manchmal verwirrend ist, oder ob sie in einem der oberen Quadranten eingespielt werden. Bislang musste man dafür auf einen separaten Bildschirm gucken, jetzt »fliegt« man da so durch, ohne die Augen vom Mikroskop nehmen zu müssen, völlig »immersed«.

Das technische Equipment besteht wie bei jeder neurochirurgischen Operation aus modernster computergestützter Technologie, die Einblicke in die individuellen Verhältnisse im Gehirn eines Patienten erlauben, von denen man in früheren Zeiten nur träumen konnte. Ständig wird die Technik auf diesem Gebiet weiterentwickelt und optimiert.

Nun beginnt die nächste Etappe: der Weg zum Tumor. Mit einem Sauger in der linken Hand und einer bipolaren Pinzette in der rechten gelange ich langsam durch die Gehirnmasse in die Tiefe. Derweil spricht Thomas Picht weiter mit der Patientin. Jetzt fragt er nicht mehr Bilder ab, sondern führt Small Talk mit ihr. Über ihre Familie, über das Wetter, solche Sachen. Dass er in dieser Situation nicht nur smart, sondern auch charmant und witzig sein kann, heitert die Situation für die Patientin und das gesamte Hochleistungsteam auf und bringt alle immer wieder zum Schmunzeln.

Schließlich habe ich den Tumor erreicht. Mit bloßem Auge ist er kaum von der Hirnsubstanz zu unterscheiden, durchs OP-Mikroskop schon. Das Gehirn strahlt weiß, der Tumor ist leicht gräulich. Und die Gefäßzeichnung, die Struktur, ist eine andere.

Tumore bestehen aus krankhaft veränderten Zellen, die sich aus dem normalen Zellverbund verabschiedet haben und sich unkontrolliert teilen und schnell wachsen. Die Blutgefäße, die sie ausbilden, sehen chaotisch aus, denn im Gegensatz zu den hoch spezialisierten Hirngefäßen haben sie nur die Aufgabe, den wachsenden Tumor rasch mit Nahrung zu versorgen. Dieses Gewebe sieht daher bei Weitem nicht so aufgeräumt und strukturiert aus wie gesundes Hirngewebe. Warum Tumore von den Kontrollmechanismen des Immunsystems nicht aufgehalten werden und wie genau sie der Immunkontrolle entkommen, ist ein spannendes Thema, an dem intensiv geforscht wird. Inzwischen wissen wir, dass diese Abläufe sowie die Kommunikation unter den Tumorzellen deutlich weniger chaotisch sind, als man bislang dachte. Sie gleichen eher den Vorgängen in einem Vogelschwarm oder einem Ameisenhaufen.

Und bei jedem Patienten sehen Tumore anders aus. Bei dem einen ist die Substanz derber, bei dem anderen fast flüssig, eher glibberig. Doch keines dieser Kriterien ist am Ende zu 100 Prozent verlässlich. Deswegen gibt man heute einen fluoreszierenden Farbstoff in die Blutgefäße, der den Tumorbereich praktisch ausleuchtet. Das funktioniert im gesunden Gewebe nicht wegen der sogenannten Blut-Hirn-Schranke. Das ist eine physiologische Barriere, die die Blutgefäße im Gehirn möglichst komplett abschottet, sodass nur ausgewählte Substanzen durchdringen können und das Gehirn vor »Eindringlingen« geschützt ist. Auch Immunzellen haben kaum Durchgang, weshalb unser Gehirn sein eigenes Immunsystem besitzt. Bei einem Tumor jedoch kann der Farbstoff eindringen, denn die degenerierten Gefäße im Tumor sind durchlässig. Schaltet man dann im OP-Mikroskop die Fluoreszenzlampe ein, kann man gut sehen, wo sich der Farbstoff überall ausbreitet, und dieser Bereich entspricht der Ausdehnung des Tumors.

Ich mache mich daran, den Tumor auszuräumen. Das Tumorgewebe wird mithilfe des Saugers und des Ultraschallaspirators entsorgt, ein Multitalent: Er saugt festeres Tumorgewebe an, zertrümmert es und lässt es augenblicklich in seinem Schlund verschwinden, wo es wie beim Sauger über einen Schlauch abtransportiert wird. Für die flüssigen Substanzen kommt der Sauger zum Einsatz.

Da immer wieder Blut entfernt und mit Kochsalzlösung gespült werden muss, wechsele ich zwischen beiden Instrumenten. In der linken Hand halte ich immer den Sauger, in der rechten entweder den Ultraschallaspirator oder die bipolare Koagulationspinzette. Mit ihr bahnt man sich den Weg und stillt kleinere Blutungen, indem man die betroffenen Gefäße mittels Hitze verödet.

Während ich die Tumorsubstanz absauge, entspinnt sich zwischendurch auch einmal ein kurzer Dialog zwischen der Patientin und mir.

»Alles in Ordnung, Frau Sacks?«

»Ja, alles gut.«

»Sieht so aus, als ob wir im sicheren Bereich wären.«

»Das ist schön … Bitte machen Sie das Ding weg, komplett.«

»Ja, deswegen sind wir hier.«

Ich kann ihr Gesicht nicht sehen. Ihr Kopf ist so abgedeckt, dass sie nur Blickkontakt zu dem Assistenzarzt hat. Die Situation ist schon reichlich seltsam. Da bin ich in ihrem Kopf zugange, in ihrem Gehirn, und sie sagt Worte, die einen Bruchteil von Sekunden zuvor nur Millimeter von dem Punkt entfernt entstanden, wo ich den Sauger entlangbewege.

Aber selbst dazu gibt es noch eine Steigerung, die ich wohl kaum für möglich gehalten hätte, bis ich sie erlebt habe. Es ist nicht lange her, da hatten wir einen Patienten aus Berlin, Volker Stippan, ein junger Mann Anfang 30, der mit MRT-Bildern in die Sprechstunde kam, auf denen im Bereich der rechten Insel ein sogenanntes Kavernom zu sehen war, etwa einen Zentimeter groß im Durchmesser. Kavernome sind Gefäßmissbildungen, die zu Blutungen neigen, deren Folgen epileptische Anfälle, Lähmungen und Sinnesstörungen sein können. Genau diese Symptome waren ihm wiederholt bei sich aufgefallen und hatten ihn zu verschiedenen Ärzten geführt, bevor wir uns kennenlernten.

Nachdem wir ein neues MRT gemacht hatten, riet ich ihm zu einer Operation. Weil er jung war, weil das Blutungsrisiko nicht geringer werden würde und weil ich eine Operation für gut machbar hielt. In der Insel zu operieren, ist zwar generell schwierig, doch das Kavernom lag verhältnismäßig günstig, nah an der Oberfläche und relativ weit entfernt von wichtigen Nervenbahnen – ungefähr einen Zentimeter. Und es war auf der rechten Seite. Dort fühlt man sich immer etwas sicherer, zumindest wenn der Patient Rechtshänder ist und die Sprachareale in der anderen Hirnhälfte liegen. So wie bei ihm.

Ich habe ihm eine OP unter Vollnarkose vorgeschlagen, erwähnte aber die Möglichkeit einer Wach-OP. Der Vorteil wäre, dass man seine Intaktheit bei Motorik und Sprache stets online überprüfen könnte. Es würde den Eingriff allerdings schwieriger machen und damit das Risiko für ihn gegebenenfalls erhöhen.

Doch er wollte trotzdem unbedingt wach operiert werden. Ich versuchte, ihm seinen Wunsch auszureden, stieß aber auf Granit. Er sagte, er habe Angst vor dem Kontrollverlust bei der Vollnarkose, und erzählte von seiner Großmutter. Sie hatte immer gesagt, wenn es mit ihr einmal zu Ende ginge, wolle sie sich einfach schlafen legen und nicht wieder aufwachen. Als kleiner Junge habe er die Vorstellung so gruselig gefunden, dass er begann, sich vor dem Zubettgehen am Abend zu fürchten, und das eine geraume Zeit lang. Vielleicht käme es daher. Er sei auch bereit, die Verantwortung zu übernehmen, mit Unterschrift und allem, was rechtlich dafür erforderlich wäre.

Und er äußerte bei der Gelegenheit noch einen zweiten Wunsch: Ein Kamerateam sollte ihn bei der Operation filmen. Dazu muss man wissen, dass Volker Stippan Regie studierte und an verschiedenen Filmprojekten mitarbeitete, und das, wie ich seinen Worten entnehmen konnte, recht engagiert.

Nun kann man fragen, warum wir uns darauf einließen. Eine Entscheidung für eine Wach-OP kann man natürlich nur dann treffen, wenn man nicht daran zweifelt, dass die Operation auch unter diesen Umständen erfolgreich zu bewältigen ist. Ein anderer Punkt ist, dass es nicht das erste Mal war, dass wir einem Filmteam gestatteten, bei einer Operation zu drehen. Wenn man so will, gehört das zu unserer Politik der offenen Tür. Es kommen viele Gastärztinnen und -ärzte sowie Studierende zu uns, denen wir ermöglichen wollen, uns bei der Arbeit auf die Finger zu schauen, damit sie viel sehen und daraus lernen können. Gerade in der Medizin ist es unabdingbar, seine Erfahrungen weiterzugeben. Aber auch viele Laien interessieren sich für unsere Arbeit, und das ist gut so. Ich finde, es ist ein Teil unserer Aufgabe, verständlich zu erklären, was wir tun und wie das menschliche Gehirn funktioniert.

Allerdings gestaltete diese Operation sich dann deutlich anders, als ich mir das vorgestellt hatte. Nicht, was unseren Part und die medizinische Seite betraf, da lief alles nach Plan – keine Zwischenfälle –; ich konnte das Kavernom vollständig entfernen.

Auch mit der Kommunikation zwischen dem Patienten und der Assistenzärztin, die ihn betreute und die Sprachtestung vornahm, klappte es gut. Es war die Rolle, die sich der junge Mann für sich selbst in der Dokumentation ausgedacht hatte, die uns staunen ließ.

Er hatte zwei Kameramänner organisiert. Sie bedienten drei Kameras und kümmerten sich zusätzlich um den Ton, damit keine dritte Person erforderlich war. Auch er selbst sah sich offenbar in einer Doppelfunktion – als Regisseur und Hauptdarsteller. Während er mit offenem Schädel dalag und ich in seinem Gehirn dem Kavernom auf der Spur war, gab er den Kameraleuten Anweisungen. Mal wollte er den Ton bei sich haben, mal bestimmte er, welche Perspektive sie außer der Totalen wählen sollten. Dann wieder wollte er, dass sie die Unterhaltung, die er und die Assistenzärztin führten, die Sprachtestung, im Bild festhielten. Zwischendurch sprach er allein in die Kamera, um zu kommentieren, was gerade geschah und wie er sich dabei fühlte. Und als wäre ihm langweilig, fing er an, mir Fragen zu stellen. Ich gestattete drei, sonst hätte er es wahrscheinlich übertrieben. Aber das schien ihm nicht auszureichen. Er wollte mehr wissen, vor allem wollte er mehr sehen. Üblicherweise wird den Patienten die Sicht zum OP-Monitor durch die sterilen Tücher versperrt, die den Kopf abdecken. Aber er bat darum, sie umzuschlagen und den Monitor ein Stück in seine Richtung zu drehen. Auf dem Bildschirm war zu sehen, was ich durchs Mikroskop sah: der Ausschnitt des Operationsfeldes, in dem ich mich gerade bewegte, 40-fach vergrößert. Ich kann mich nicht erinnern, dass vor ihm jemals ein Patient scharf darauf gewesen wäre, während der Operation in den eigenen Schädel hineinzuschauen.

Monate später telefonierte ich mit ihm. Ich wollte hören, wie es ihm in der Zwischenzeit ergangen war. Dabei kamen wir noch einmal auf seinen ausgefallenen Wunsch zu sprechen, den Eingriff als Wach-OP zu erleben. Und auf sein – sagen wir: etwas spezielles – Verhalten während der Operation. Er erklärte, die

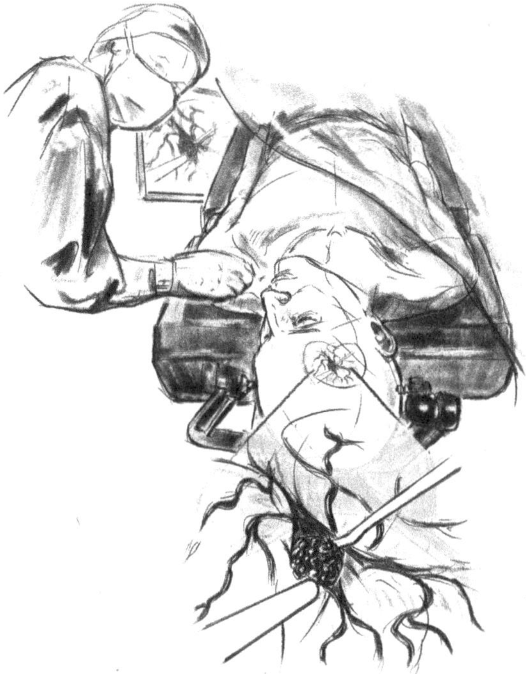

Volker Stippan, ein junger Patient Anfang 30, wird an einem Kavernom in der rechten Inselregion im wachen Zustand operiert. Man erkennt den in der Mayfield-Klemme eingespannten Kopf, den geöffneten Schädel und das Bild des Operateurs durch das Mikroskop mit dem hoch vergrößerten Kavernom in der Tiefe des Gehirns, das wie eine Himbeere aussieht. Volker Stippan bittet die OP-Pflegefachkraft, den Monitor so zu drehen, dass er die Operation an seinem Gehirn live beobachten kann. Gleichzeitig spricht er seine Kommentare in die Kamera und führt Interviews mit dem Team.

Idee, ein Filmprojekt aus der eigenen Geschichte zu machen, sei ihm in dem Krankenhaus gekommen, in dem das Kavernom entdeckt wurde. Als sie ihm dort mitteilten, sie hätten etwas in seinem Kopf gefunden, rechnete er mit dem Schlimmsten. Eine seiner ersten Fragen nach der Diagnose war, wie lange er nun noch zu leben habe. Vier Tage lag er im Krankenbett und fühlte sich wie ein Opfer, dem das eigene Leben aus der Hand genommen wurde. Dadurch, dass er ein Projekt daraus machte, habe er seine Autonomie zurückgewonnen. »Ich war wieder der Regisseur meines Lebens«, sagte er. Er hatte eine Aufgabe, daran konnte er sich festhalten. Ein Team war zu organisieren; er musste sich überlegen, welche Bildsprache er wählen wollte, einen Drehplan aufstellen, Interviewtermine ausmachen und was sonst noch dazugehörte. Das lenkte ihn ab. Auf einmal war das Kavernom kein Tumor mehr, sondern ein Projekt. Und wie man mit Projekten umging, das wusste er.

So versucht jeder, seinen Weg zu finden, mit dem klarzukommen, was das Schicksal für ihn bereithält. Auch Julia Sacks, die sich an die Hoffnung klammert, ihr Tumor könne vollständig entfernt werden. Um sie auf andere Gedanken zu bringen, lenke ich unser kleines Gespräch auf ein unverfänglicheres Thema. Ich frage sie, wo sie wohnt, ob sie und ihr Mann ein Haus besitzen, wie man das den fleißigen Schwaben nachsagt, und was ihr an der Gegend besonders gefalle.

Ich will ihr kein falsches Versprechen geben. Wir tun unser Bestes, doch eine vollständige Entfernung liegt außerhalb des Machbaren. 90, vielleicht 95 Prozent halte ich für realistisch, und damit wäre schon sehr viel erreicht. Schuld, wenn man das so nennen will, ist die Struktur des Tumors. Er ist nicht verkapselt, hat keine klare Abgrenzung. Vom Rand wachsen Tumorzellen wie Wurzeln in angrenzendes Gewebe. Und es hat damit zu tun, dass sich in seiner Nähe sprachrelevante Bereiche befinden und solche, die für motorische Funktionen wichtig sind. Ich kann den Tentakeln nicht beliebig weit folgen, ohne dass ich Schaden anrichte.

Im Tumor selbst, in dem Teil, den wir als den soliden bezeichnen, kann nicht viel passieren. Je weiter ich jedoch nach außen vordringe, umso vorsichtiger muss ich agieren. Und umso wichtiger ist, dass wir mit der Patientin sprechen können. Das ist unser Sicherheitsnetz.

Damit es funktioniert, muss ich wie beim Mapping Strom auf den Sauger geben. Die Stromstärke von einem Milliampere hat im Gehirn eine Reichweite von einem Millimeter. Wenn ich also zehn Milliampere auf die Pinzette gebe, »strahlt« der Strom zehn Millimeter weit durch das davorliegende Gewebe. Gleichzeitig wird vom technischen Assistenten, der das Monitoring macht, genau überwacht, ob durch den Strom eine Reaktion hervorgerufen wird, etwa eine motorische Bewegung. Oder eben eine Sprachstörung. Thomas Picht animiert die Patientin permanent zum Sprechen. Inzwischen zeigt er ihr wieder Bilder. Gerade ist es die Zeichnung einer Windmühle.

Der Stimulationssauger ist eine Erfindung des bereits zitierten Berner Neurochirurgen Andreas Raabe, die nur wenige Jahre zurückliegt und sich sehr schnell weltweit durchgesetzt hat. Das Risiko, bei Tumorentfernungen im Gehirn bleibende Schäden anzurichten, ist mit dieser Erfindung deutlich gesunken. Man muss nicht mehr ständig zwischen Sauger und Elektrode hin und her wechseln. Mit diesem Instrument ist eine Dauerstimulation möglich, ohne den operativen Workflow zu unterbrechen, was eine optimale Überwachung garantiert.

Als ich mich dem Bereich nähere, in dem ich die Grenze des soliden Tumoranteils vermute, scheint die Patientin plötzlich die Konzentration zu verlieren. Anstatt wie bisher zu sagen, was sie auf dem neuen Bild erkennt, weicht sie aus: »Das weiß ich … jetzt … kann ich trotzdem nicht richtig sagen … Mensch …« Sie spricht langsamer, zögert zwischen den Worten, wirkt verunsichert und scheint über sich selbst verärgert, weil sie sich nicht so artikulieren kann, wie sie will.

Für uns ist es ein Alarmsignal, offenbar ist der Strom bis zu einem sprachrelevanten Bereich vorgedrungen.

»Keine Sorge, liebe Frau Sacks, das geht gleich vorbei«, sage ich und versuche, locker zu klingen, um die Situation zu entspannen. Man weiß nie, wie Patienten reagieren, wenn sie merken, dass es mit dem Sprechen nicht mehr richtig klappt. Manche geraten in Panik. Von Vorteil ist, dass es in der Regel schrittweise schlechter wird. Man bekommt nicht auf einmal den Strom abgeschaltet und dann geht gar nichts mehr. Entweder spricht der Patient undeutlich – ein bisschen so, als hätte er zu tief ins Glas geguckt –, oder er bringt das Wort, das er sagen will, nicht über die Lippen, obwohl er es vor dem geistigen Auge hat. Dann behilft er sich notgedrungen mit einem anderen, damit er überhaupt spricht. Man hofft darauf, dass ihm beim nächsten Bild der passende Begriff wieder einfällt.

Was auch passieren kann: Blutgefäße können sich »erschrecken« und »beleidigt« reagieren, wenn man etwas anstellt, was ihnen nicht behagt. Manchmal genügt schon, sie ein Stück von einer Gehirnoberfläche abzulösen oder an einer Stelle um einen oder zwei Millimeter zu verrücken, weil man dort vorbeimuss. Mit »beleidigt« meine ich, dass sie sich zusammenziehen. Dabei können sie einen Spasmus entwickeln, der zu einer Durchblutungsstörung führt, weil das Lumen des Gefäßes so eng werden kann, dass nicht mehr ausreichend Blut darin fließt. Wenn man Pech hat, ist es ein Gefäß, das ein sprachrelevantes Areal versorgt, oder nur einen winzigen, doch entscheidenden Bereich davon, und schon ist die Sprachstörung da. Tritt dieser Fall ein, flutet man die Stelle mit einem Medikament, das den Spasmus löst. Man wartet einige Minuten, bangt und hofft, dass die Durchblutung wieder in Ordnung kommt und die Sprache beim Patienten zurückkehrt. Und dann muss man entscheiden, ob man weitermacht oder das Schicksal besser nicht noch mehr herausfordert.

Erst einmal drossele ich die Stromstärke auf fünf Milliampere. Wir lassen einige Minuten verstreichen, dann testen wir erneut. Der Assistenzarzt zeigt Julia Sacks die nächste Abbildung. Er muss nicht lange auf ihre Antwort warten. Sie spricht wieder klar und deutlich: »Das ist der gelbe Porsche, den hatten wir schon.«

Wir waren also wieder auf der sicheren Seite. Ich schäle noch eine Schicht des Tumors heraus und gebe Strom auf den Sauger, sobald ich das Gewebe damit berühre. Der Assistenzarzt setzt die Sprachtestung fort. Kein Gewebekontakt, ohne dass getestet wird, bis ich auf etwa fünf Millimeter an der sprachrelevanten Zone heran bin. Näher darf man ihr nicht kommen. Aber dort befindet sich ohnehin die Tumorgrenze, die des soliden Teils.

Nun geht es darum, das Areal, in dem sich der Tumor befindet, zu versorgen und zu reinigen. Blut stillen, kleine Gefäße veröden und alles mit reichlich Kochsalzlösung spülen. Währenddessen bereitet sich Susanne König, die Anästhesistin, darauf vor, die Patientin noch einmal in die Narkose gleiten zu lassen, damit ihr Schädel wieder zugemacht werden kann.

Bis hierher liest es sich wie eine Erfolgsgeschichte. Julia Sacks kommt auf die Intensivstation. Nach kurzer Zeit erwacht sie aus der Narkose. Sie fühlt sich müde und erschöpft, klagt über Kopfschmerzen, aber sie kann sprechen. Und sie hat unsere kurze Unterhaltung im OP-Saal nicht vergessen. Eine ihrer ersten Fragen an mich ist, ob ich denn alles rausgemacht hätte. Jetzt sage ich die Wahrheit und erkläre ihr, dass man den Rest mit Chemotherapie und Bestrahlung angehen müsse.

Nach drei Tagen kann sie die Intensivstation verlassen, nach fünf unternimmt sie einen ersten Spaziergang auf dem Klinikgelände, noch etwas wacklig auf den Beinen. Ihr Mann begleitet sie. Er hat sich in einem Hotel ganz in der Nähe einquartiert und kommt sie jeden Tag für mehrere Stunden besuchen. Gemeinsam laufen sie ein Stück, er hält sie dabei an der Hand, dann setzen sie sich auf eine Bank, in der Sonne. Es ist ein milder Tag, fast schon sommerlich. Julia Sacks scheint es gut zu gehen. In einer Woche soll sie entlassen werden. Sie planen ihre Rückreise.

Doch es kommt alles anders. Am Abend desselben Tages, ihr Mann ist noch nicht lange weg, erleidet sie einen epileptischen Anfall. Kurz darauf einen zweiten, danach noch einen und noch einen, es war eine ganze Kette von Anfällen. Sofort wird sie wieder auf die Intensivstation gebracht. Dort ist sie schon nicht mehr ansprechbar. Ihr Körper verkrampft, Arme und Beine zeigen zunehmend Lähmungserscheinungen. Ihr Mann ist erschüttert, als er sie am nächsten Morgen in diesem Zustand vorfindet.

Ich war es kaum weniger. Was kann ich ihm sagen? Nur die Wahrheit. Tagelang hatten wir uns gefreut, dass die Operation so gut verlaufen war. 95 Prozent des Tumors hatten wir herausbekommen, vielleicht sogar etwas mehr. Jeden Morgen bei der Visite hatte Julia Sacks gestrahlt und stolz von ihren Fortschritten berichtet. Der Aufwand schien sich gelohnt zu haben. Und nun das. Meine Frustration hätte nicht größer sein können. Leider gehört auch so etwas dazu. Das sind die Situationen, die einen immer wieder erden und Demut lehren. Selbst wenn eine Operation geradezu lehrbuchmäßig gelingt, bleibt es ein Vabanquespiel, weil Dinge passieren, die wir nicht kontrollieren können.

Mit der Zeit aber erholte sich Julia Sacks. Die Epilepsie bekamen wir mit Medikamenten in den Griff. Die Lähmung in ihren Armen und Beinen verschwand; sie konnte wieder laufen, und mit dem Sprechen klappte es nach einigen Wochen auch wie gewohnt. Nach dem Aufenthalt bei uns kam sie in eine Reha-Klinik. Anschließend sollte sie sich in ihrem Heimatkrankenhaus einer Bestrahlung und Chemotherapie unterziehen. Der Eingriff ist inzwischen viele Jahre her, Julia Sacks lebt noch – entgegen jeder Statistik.

4

Kampf gegen einen Koloss

Operationsmarathon mit Hindernissen

Wenn ich morgens auf dem Weg in die Klinik das Autoradio nicht einschalte, was ich sonst immer tue, und mir das vielleicht nicht einmal auffällt, ist das ein sicheres Zeichen dafür, dass mir eine Operation bevorsteht, die komplizierter ist als die meisten anderen. An jenem Montag im März 2018 war das so.

Der Patient, der operiert werden sollte, befand sich seit vier Tagen auf unserer Station. Wir hatten alle möglichen Untersuchungen und Tests mit ihm durchgeführt, und doch blieben viele Unbekannte, sodass mir immer wieder die Frage durch den Kopf spukte, ob wir alles bedacht hatten. Während ich zu Hause meinen Kaffee getrunken hatte, war ich den Ablauf der Operation noch einmal Schritt für Schritt durchgegangen. Dabei hatte ich verschiedene Skizzen angefertigt, um bis ins kleinste Detail vorab zu empfinden, was auf mich zukommen könnte. Die Worst-Case-Denkweise – Plan A, Plan B, Plan C und so weiter –, die bei einer so schwierigen Operation noch einmal ganz andere Dimensionen annimmt.

Kristof Lukic, so hieß der Patient – Architekt, 59 Jahre alt –, hatte ein Aneurysma mit einer Vorgeschichte, die 20 Jahre zurückreichte, was auch nicht so häufig vorkommt. Sie beginnt im Sommer 1999. An einem Wochenende. In einer kleinen Stadt südlich von München. Dort lebte er mit seiner Frau und zwei Kindern, ein Sohn, eine Tochter. Es muss morgens gewesen sein, da er beim Joggen war, und er joggte immer morgens – mindestens zweimal die Woche, oft dreimal. Er hatte drei Routen, die er abwechselnd lief, die kürzeste fünfeinhalb Kilometer, die längste acht. Alle führten sie ein Stück am Ufer der Isar entlang. Kurzzeitvergnügen nannte Kristof Lukic das. Wenn er länger Spaß haben wollte, schwang er sich auf sein Mountainbike und strampelte mit ein paar Freunden durch die Berge – drei, vier Stunden, gern mehr. Aufwärts ging es relativ gemächlich, auf herkömmlichen Wanderwegen. Nach unten jedoch suchten sie sich die abenteuerlichsten Passagen, so steil, wie es steiler nicht sein konnte, und am besten einen Pfad entlang, den andere gar nicht als solchen wahrgenommen hätten. Sagte einer aus der Gruppe: »Da gibt's noch einen schlechten Weg.« Sagten die anderen: »Los, den nehmen wir!« Sie ließen Luft aus den Reifen, damit diese eine größere Fläche bekamen, mehr Bodenberührung, kontrollierten den Sitz ihrer Helme, und ab ging die Post, in einem Tempo, dass sämtliches Getier Reißaus nahm. Man kann also sagen, Kristof Lukic ist das, was man einen Sportfreak nennt. Ein Leben ohne Bewegung an der frischen Luft konnte er sich nicht vorstellen.

An jenem Sommerwochenende, als er sich auf das Kurzzeitvergnügen Joggen beschränkte und die mittlere Route nahm, sechseinhalb Kilometer, musste er abbrechen, kaum hatte er die Hälfte der Strecke absolviert. Mit einem Mal sah er nichts mehr, er konnte nur noch hell und dunkel unterscheiden. Als würde ihm jemand einen dichten Schleier vor die Augen halten. Um nicht zu stürzen oder irgendwo dagegen zu laufen, setzte er sich auf den Boden. Höchstens zehn Schritte entfernt floss die Isar vorbei. Er hörte das Rauschen und Glucksen des Wassers. Aber dort, wo das Wasser sein musste, sah er nur Dunkelheit. Den Himmel darüber nahm er heller wahr, aber auch nur als Grauton. Wie den Weg, auf dem er saß.

Er wartete, zehn Minuten, vielleicht 15. Ihm war weder übel noch schwindelig. Da er niemanden zu Hilfe rufen konnte – er hatte sein Handy nicht mitgenommen –, stand er auf, drehte sich in die Richtung, aus der er gekommen war, und versuchte, dem dunkelgrauen Streifen unter seinen Füßen zu folgen, um zurückzugehen. Anfangs tappte er wie blind über das Schotterbett, doch allmählich wurden die Konturen schärfer, und auch die Farbe kehrte zurück. Als er zu Hause ankam, konnte er wieder so gut sehen wie vorher.

Natürlich wollte Kristof Lukic wissen, was er da draußen auf seiner Joggingtour erlebt hatte. Gleich am Montag ging er zu seinem Hausarzt. Der schickte ihn zu einem Augenarzt und weiteren Ärzten, ein MRT wurde gemacht, nach einigen Tagen stand die Diagnose fest: Aneurysma an der mittleren Hirnarterie in der linken Hälfte des Gehirns.

Um zu verstehen, was ein Aneurysma ist, muss man sich vor Augen führen, wie Blutgefäße aufgebaut sind. Normalerweise bestehen sie aus drei Schichten, wovon sich jede selbst noch einmal aus mehreren Lagen zusammensetzt. Die äußere Schicht, die Adventitia, die alles zusammenhält, besteht im Wesentlichen aus Bindegewebe und elastischen Fasern, die gibt es in allen Schichten. In der mittleren, der Media, bilden Muskelzellen und Kollagen eine Muskelschicht, die dem Gefäß die Fähigkeit verleiht, sich zusammenziehen und entspannen zu können. Die innere Wandschicht, die Intima, ist praktisch die Tapete. Erst kommt eine elastische Membran, dann Bindegewebe, ganz innen das Endothel, das unter anderem dafür sorgt, dass das Blut durchfließen kann, ohne zu gerinnen.

Mit solchen Endothelzellen sind alle Gefäße des Herz-Kreislauf-Systems ausgekleidet. Jeder von uns hat ungefähr zehn Billionen davon in seinem Körper. Ob es der Stoffaustausch zwischen Gewebe und Blut ist, die Regulierung des Blutdrucks oder die Vermehrung von Blutgefäßen, überall mischen sie mit. Auch bei Entzündungsvorgängen werden sie aktiviert, damit sie Gegenreaktionen in Gang bringen.

Kommt es nun durch eine Verletzung, eine Entzündung oder auf andere Weise zu einem Defekt in einer Gefäßwand – er könnte auch angeboren sein –, kann ein Aneurysma entstehen. Bevorzugt passiert das in Arterien, weil hier der Druck am höchsten ist. Und dort besonders in den Abschnitten, wo sich ein Gefäß gabelt;

das sind die schwächsten Stellen. Der Druck führt dazu, dass eine Schicht der geschädigten Gefäßwand, meist die innere, nach außen gedrückt wird, sodass eine Aussackung entsteht. Wer schon einmal einen Lederball mit kaputter Naht gesehen hat, durch die sich ein Stück der Gummiblase wölbt, hat eine ziemlich genaue Vorstellung davon, wie das auch bei einem Blutgefäß aussieht. So wenig widerstandsfähig wie diese Gummiblase ohne Lederummantelung, so verletzlich ist auch die dünne Haut eines solchen Gefäßsacks. Und das macht ein Aneurysma so gefährlich. Die Haut kann leicht reißen oder platzen, es kann zu einer starken Blutung und zu einem Schlaganfall kommen.

So weit zur klassischen Variante eines Aneurysmas, das von Kristof Lukic war etwas komplexer. Bei ihm war nicht eine Stelle des Gefäßes betroffen, auch nicht nur eine Schicht, sondern ein ganzer Abschnitt und dort die gesamte Wand. Dadurch war die Arterie ringsherum ausgebeult, auf einer Seite mehr als auf der anderen. Und es handelte sich nicht um eine x-beliebige Arterie, sondern die mittlere Hirnarterie. Davon haben wir zwei, in jeder Hirnhälfte eine; sie versorgt etwa zwei Drittel bis drei Viertel der jeweiligen Seite mit Blut. Kurz gesagt: Es ist das wichtigste Hirngefäß. Ohne permanente Blutzufuhr kann keiner der vielen funktionellen Bereiche im Versorgungsgebiet der mittleren Hirnarterie funktionieren. Kommt es da zu einem Schlaganfall, gehen aber nicht nur diese Bereiche unwiderruflich verloren. Bei etwa 70 Prozent der Fälle führt ein solcher Schlaganfall zum Tod, weil eine Hirnschwellung entsteht, die sich Platz macht und unkontrollierbar den gesunden Rest des Gehirns verdrängt; der Druck im Kopf steigt dann so weit, dass es mit dem Überleben nicht mehr vereinbar ist.

Kristof Lukic wurde in eine Klinik überwiesen. Dort erklärte ihm ein Arzt, das Aneurysma sei nicht groß, müsse aber verschlossen werden. Dann hätte er die Sache ein für alle Mal hinter sich. Jedenfalls verstand er das so.

Die minimalinvasive Behandlungsvariante wäre das Coiling gewesen. Dabei werden von den Neuroradiologen winzige platinbeschichtete Metallspiralen durch einen Mikrokatheter von der Leistenarterie bis ins Aneurysma geschoben. Dort angekommen, verknäulen sich die Spiralen und füllen die Aussackung. Das Blut, das drin ist, gerinnt, ein Thrombus bildet sich, es kann kein neues Blut hineinfließen. Kein neues Blut bedeutet, es entsteht auch kein Druck mehr auf die Aneurysmawand, die Gefahr einer Ruptur ist gebannt. An sich eine gute Sache, schonend für den Patienten. Nur muss das Aneurysma dafür eine bestimmte Form haben. Der Teil, der aus dem Gefäß heraustritt – wir sprechen vom Hals –, muss schmaler sein als der Bereich dahinter, die Kuppel oder der Dom. Sonst könnten einzelne Spiralen herausrutschen und das Blutgefäß verstopfen oder beschädigen. In solchen Fällen kann man, wie bei Herz-OPs, zusätzlich Stents in das aneurysmatragende Gefäß einsetzen. Sie werden mit ihren eng gewobenen Maschen über den Eingang zum Aneurysma geschoben und verhindern, dass die Coils herausrutschen. Auf diesem Weg wird auch versucht, die Gefäßwand von innen zu verstärken, damit sie stabiler wird und der Bereich ausheilen kann. Allerdings steigt bei dieser Methode auch das Behandlungsrisiko deutlich. Es besteht die Gefahr, Gefäße zu verletzen, und das hätte Blutungen zur Folge, oder es könnten Gefäße verschließen, was einen Schlaganfall nach sich zieht.

Das Aneurysma, mit dem sich Kristof Lukic herumplagte, hatte diesen schmalen Hals nicht. Deshalb entschieden die Ärzte, seinen Schädel zu öffnen, um die Aussackung mit Titanclips abzuklemmen und dadurch die Blutzufuhr zu unterbinden. Clipping heißt diese Methode, und sie wird von uns Neurochirurgen durchgeführt.

Die Clips, die hierfür verwendet werden, Metallklammern in Miniformat, entwickelte Gazi Yaşargil, ein Neurochirurg türkischer Abstammung, der die längste Zeit seines Schaffens am Universitätsspital in Zürich verbrachte und die Neurochirurgie revolutioniert hat, nicht zuletzt durch die Einführung des OP-Mikroskops in die Neurochirurgie und die Entwicklung neuer Operationsinstrumente und -techniken. Er war *der* Neurochirurg in der zweiten Hälfte des 20. Jahrhunderts und ist mit seinen unglaublichen 96 Jahren in der Türkei noch immer lehrend aktiv. Dank seiner Erfindungen – hier passt einmal wirklich das Adjektiv »bahnbrechend« – können Patienten mit Krankheiten operiert werden, die zuvor als inoperabel galten. So war er zum Beispiel der Erste, der sich an Bypass-Operationen an Hirngefäßen heranwagte, um Schlaganfälle zu behandeln. Seinen Namen muss man einfach erwähnen und ihm Respekt zollen, wenn von den Clips die Rede ist, die übrigens auch nach ihm benannt sind: Yaşargil Aneurysma Clips.

Ich kenne Gazi Yaşargil seit meiner Zeit als Assistenzarzt. Damals besuchte ich ihn in Little Rock in den USA, wohin es ihn nach seiner Zeit als Direktor der Neurochirurgischen Klinik in Zürich verschlagen hatte. Er hatte eine Professur an der University of Arkansas for Medical Sciences. Seitdem sind wir uns immer wieder begegnet, bei Kongressen oder Fachtagungen, und jedes Zusammentreffen war inspirierend. Vor etlichen Jahren rief ich eine Veranstaltungsreihe an der Charité ins Leben, die wir *Visiting Professor at the Charité* getauft haben. Und Gazi Yaşargil, damals schon über 80, war der Erste, der meiner Einladung folgte.

Diese Veranstaltungsreihe liegt mir sehr am Herzen. Ich wollte das Konzept des Visiting Professors aus den USA, wo monatlich ein Gastprofessor einen Vortrag hält und man anschließend gemeinsam zu Abend isst, auch bei uns einführen und zugleich erweitern. Meine Idee war, die berühmtesten Neurochirurgen der Welt für ganze vier Tage zu uns nach Berlin einzuladen. Es gibt keine wertvollere Motivation und Inspiration für ein neurochirurgisches Team – Pflegende, Oberärzte, Assistenten, Doktoranden und Studierende gleichermaßen –, als die Stars unseres Faches hautnah erleben und ihnen direkt Fragen stellen zu können. Die beste Weiterbildung, die man sich denken kann, auch wenn das Programm an diesen vier Tagen zugegebenermaßen ziemlich fordernd ist. Ein Tag lang nonstop Vorträge, OP-Videos und Diskussionen. Dann folgen Gespräche über die Zukunft unseres Faches, Präparation und Training im Anatomischen Institut. Dazu die eine oder andere gemeinsame Abendveranstaltung. Ich selbst verbringe sehr gerne alle Abende mit den Gästen, schließlich bin ich deren größter Fan, und versuche, ihren Interessen entgegenzukommen – auch ein Konzert der Red Hot Chili Peppers und eine AIDS-Gala gehörten schon mal dazu.

Die große Bedeutung, die ich Vorbildern bei der Ausbildung junger Neurochirurginnen und -chirurgen beimesse, teile ich mit meinem bereits erwähnten norwegischen Kollegen Torstein Meling:

> *Junge Neurochirurgen brauchen Vorbilder für die Motivation und für ihre Förderung. Vorbilder inspirieren, die eigenen Ziele zu verfolgen und zu erreichen. Sie zeigen Eigenschaften, die man braucht, um erfolgreich zu sein – die Leidenschaft für den Erfolg, die Bereitschaft, die nötige Zeit und Mühe zu investieren und sich für sein Ziel zu engagieren. Das kann eine wichtige Inspirationsquelle sein und Ausdauer fördern, wenn man mit Hindernissen konfrontiert wird. Meine Vorbilder zeichnete etwa eine besondere technische Brillanz aus, die sich in Präzision, Entschlossenheit und einem Verzicht auf unnötige Maßnahmen offenbarte. In anderen Fällen war es eine klinische Weisheit, die sich in der Auswahl der Patienten und der chirurgischen Strategien oder in überlegenen anatomischen Kenntnissen zeigte.*

Kristof Lukic wurde also operiert. Die Ärzte verwendeten zwei Clips der größeren Sorte, um den Bereich, der am stärksten ausgedehnt war, zu verschließen. Die weniger stark gedehnten Stellen blieben, wie sie waren. Sicher war es schon kompliziert genug, die zwei Clips optimal zu platzieren. Das war das Beste, was mit dieser Technik bei diesem komplexen Aneurysma möglich war, und oft genug geht es dann auch gut so, obwohl man das Problem damit nicht vollständig behoben hat. Der Patient freilich glaubte oder wollte glauben, die Sache sei für ihn damit erledigt. Er erholte sich rasch von der Operation, musste weder zur Reha noch irgendwelche Medikamente nehmen. Für ihn war das Thema abgehakt. Sobald die Ärzte grünes Licht gaben, radelte er wieder mit dem Mountainbike durch die Berge.

Ziemlich genau zehn Jahre ging das gut. Dann, es war wieder Sommer, ein warmer Tag, er machte gerade eine Pause von der Gartenarbeit und saß in der Küche, wurde ihm schlecht. Kristof Lukic fühlte sich schlapp und hatte ein flaues Gefühl, als wäre sein Blutdruck in den Keller gesackt. Er stand auf, wollte nach draußen, weil er dachte, frische Luft würde ihm guttun, schaffte aber nur ein paar Schritte in Richtung Garten, weiter kam er nicht. Er wurde ohnmächtig, und als er kurz darauf wieder zu sich kam, fand er sich auf dem Boden wieder. Seine Frau, die zu Hause war, brachte ihn auf dem schnellsten Weg ins Krankenhaus. Angesichts seiner Vorgeschichte wurde gleich ein MRT gemacht. Das Aneurysma, der nicht geclippte Abschnitt, war deutlich größer geworden.

In der Klinik, in der das Clipping vorgenommen worden war, sah man weder eine Chance, dem Aneurysma mit noch mehr Clips beizukommen noch durch das Einsetzen eines oder mehrerer Stents. Der Arzt, der ihm das erklärte, hielt jedoch einen Bypass für eine mögliche Lösung. Dafür sollte er sich an mich wenden. So lernten wir uns kennen.

Allerdings war es nur eine kurze Begegnung. Das Aneurysma war schon ziemlich groß. Wenn es platzt, warnte ich, könne er sterben. Ich musste ihm jedoch auch sagen, dass eine Bypass-Operation alles andere als ein Spaziergang werden würde. Zur damaligen Zeit kam es bei etwa 30 Prozent zu Komplikationen, die zu einer Behinderung des Patienten führten – oder zu noch Schlimmerem. Dieses Risiko wollte er nicht eingehen. »Wenn es wirklich platzt, und das ist dann das Ende, dann soll es so sein«, sagte er.

Noch einmal vergingen zehn Jahre, dann sahen wir uns erneut. In der Zwischenzeit hatte er seine Meinung geändert. Was hauptsächlich daran lag, dass das Aneurysma noch größer geworden war und ihm zunehmend Beschwerden bereitete, und das seit einigen Monaten schon. Er litt inzwischen häufig unter einem ähnlich flauen Gefühl wie dem, als er zu Hause umgefallen war. Ihm wurde immer wieder so schlecht, dass er sich übergeben musste. Und er berichtete von eigenartigen Geruchswahrnehmungen. Er roch etwas, obwohl da gar nichts war, was er hätte riechen können. Es war auch kein Geruch, den er kannte oder den er irgendwie hätte zuordnen können. Dieses Phänomen ist eine Form der Epilepsie, die vom Schläfenlappen ausgeht. Epilepsie muss nicht immer mit Zuckungen und Krämpfen einhergehen, der Ursprung der Erregung ist dabei entscheidend. Das alles machte ihm Angst, und er fühlte sich zunehmend eingeschränkt.

Die meisten Aneurysmen sind zwischen fünf und 13 Millimeter groß. Misst es weniger als fünf, zählt es zu den kleinen, ist es größer als 13, zu den großen. Und ab 25 Millimetern sortiert man es unter dem Begriff *giant* ein – riesig. Das von Kristof Lukic hatte mittlerweile eine Größe von 55 Millimetern. Die Gefäßwand war zum Teil verkalkt. Und in der Auswölbung waren kleine Blutgerinnsel, die sich, vereinfacht gesagt, infolge von Abwehrreaktionen des Körpers gebildet hatten. Daher erübrigte sich eine Diskussion, ob nun doch eine Operation angebracht wäre. Aneurysmen dieses Ausmaßes haben eine Prognose, die so schlecht ist wie die bösartiger Hirntumore. Die Wahrscheinlichkeit, dass der Patient in einem Jahr tot ist, liegt bei 25 Prozent, nach fünf Jahren bei 80 Prozent. Mit dem Unterschied, dass man ihn bei einem Aneurysma durch eine Operation heilen kann, während bei einem Tumor das Ziel eine Lebensverlängerung wäre – und das in Monaten gerechnet.

Hinzu kam, dass sich die OP-Prognose seit unserem ersten Gespräch deutlich verbessert hatte. Die 30 Prozent Risiko waren auf die Hälfte und weniger geschrumpft. Das Fach war in diesen zehn Jahren nicht stehen geblieben. Die Technik hatte sich weiterentwickelt, wir verstanden die Eigenheiten solch gewaltiger Aneurysmen besser und verfügten über mehr OP-Erfahrung, speziell, was das Legen von Bypässen betraf, und genau darum ging es.

All das konnte ich auch Kristof Lukic berichten. Dazu schilderte ich ihm in groben Zügen, wo und wie ich den Bypass machen würde, um das Aneurysma trockenzulegen. Details sparte ich für später auf. Er hatte für den Moment mehr als genug zu verdauen.

Ich drehe die Zeit knapp zwei Monate weiter. Es sind die Tage vor der morgendlichen musikfreien Autofahrt. Ich war gerade von einer Fortbildungsveranstaltung aus Wiesbaden zurückgekehrt, die ich mit drei Kollegen aus anderen Kliniken organisiert hatte. Das machen wir einmal im Jahr, um möglichst viele Neurochirurgen auf den aktuellen Stand in unserem Gebiet zu bringen. Die wichtigsten Publikationen und klinischen Studien aus der gesamten Bandbreite unseres Faches, die Standards setzen, werden hier vorgestellt. So eine Art Best-of oder Readers Digest für Neurochirurginnen und Neurochirurgen. Solche Veranstaltungen sind immens wichtig.

Die meisten der vorbereitenden Untersuchungen mit Kristof Lukic waren inzwischen durchgeführt worden. Ein neues MRT zum Beispiel und eine 3D-Angiografie, um die Gefäße plastisch darzustellen. Das machen erneut die Kollegen der Neuroradiologie. Sie führen einen Katheter durch die Leistenarterie bis zur Halsschlagader und spritzen ein Kontrastmittel ein. Auf den Röntgenaufnahmen, die davon angefertigt werden, sieht man dann ähnlich einem Daumenkino, wie sich das Kontrastmittel seinen Weg durch die Gefäße bahnt und welche überhaupt involviert sind. Allerdings nicht, wenn große Bereiche, wie bei Kristof Lukic, durch das Aneurysma verdeckt werden. In der Mikrochirurgie sind fünf Zentimeter eine gewaltige Dimension, so ein Koloss konnte ziemlich viel verdecken.

Es blieben also reichlich Fragen, und es ergaben sich noch mehr. Das Gedankenkarussell nahm Schwung auf – in der Klinik, auf dem Weg nach Hause, vor dem Schlafengehen, in der Nacht und weiter am nächsten Morgen.

Was erwartet mich, wenn ich den Schädel öffne und dem Aneurysma näher komme? Werden die Blutgefäße drum herum sichtbar sein? Werde ich sehen, ob und wo welche aus dem Aneurysma herausführen? Und wenn nicht, wie gehe ich dann vor? Welches Gefäß kann ich für den Bypass verwenden? Eins aus dem Bein, eins aus dem Arm, oder würde ein kleines aus der Kopfhaut reichen? Wahrscheinlich nicht. Hier ist immer viel Kreativität gefragt, denn jedes Aneurysma ist so individuell, dass man sie kaum klassifizieren und daraus eindeutige Therapiestrategien ableiten kann. Und wie verschließe ich das Aneurysma? Idealerweise macht man es vorn und hinten zu, aber werde ich an die entsprechenden Stellen herankommen? Und wenn ich es verschließe, wie verhindere ich, dass es zu einer Minderdurchblutung kommt? Wie muss das Monitoring aussehen, damit ich das rechtzeitig erkenne und reagieren kann? Notfalls müssten wir den Patienten ins künstliche Koma versetzen. Aber dann können wir seine Gehirnfunktionen nicht mehr überwachen. Ich müsste wie in einer Blackbox operieren. Die Extremvariante wäre, einen Herzstillstand herbeizuführen und seine Körpertemperatur drastisch herunterzukühlen, so wie es Robert Spetzler in dem zu Beginn geschilderten Fall in den 1990er-Jahren gemacht hat. Damit würden wir zwar Zeit gewinnen, aber auch das Risiko erhöhen, dass Kristof Lukic den Eingriff nicht ohne Schaden übersteht.

So viele Fragen und so viele Schritte, die mit dem Team besprochen werden mussten. Mit zwei Teams, denn es würden, zumindest zeitweise, zwei operieren, und das gleichzeitig. Ein Team arbeitet am Gehirn, das andere entnimmt gleichzeitig das Bypass-Gefäß aus dem Arm oder Bein. Zwei Orchester in einem Saal, das war noch ein Punkt, den es zu durchdenken, zu planen und abzustimmen gab. Bis ins kleinste Detail. Wie es laufen soll, im Idealfall, und wie man reagiert, wenn es nicht so läuft. Und wie, wenn auch die Alternative nicht funktioniert – alle denkbaren Eventualitäten müssen vorab im Detail besprochen werden, und das doppelt und dreifach. Im Ernstfall darf man keine Zeit verlieren, man muss für jedes Szenario unmittelbar einen alternativen Plan parat haben. Ich kenne keine Operation, die mehr kritische Schritte bereithält, bei der man mit einem Patzer alles zugrunde richten kann – und wir sprechen immer vom Schicksal eines Menschen.

Am Abend vor der Operation fuhr ich in den 20. Stock. Dort lag Kristof Lukic in einem Doppelzimmer mit einem fantastischen Blick über die Stadt, von dem zu dieser späten Stunde nur ein Meer aus Lichtern übrig war. Die Silhouetten einiger Hochhäuser und des Fernsehturms wirkten wie übergroße Scherenschnitte. Darüber ein weiter Himmel in verschiedenen Grauschattierungen. Die Charité ist sicher die berühmteste Klinik des Landes und ein Wahrzeichen der Stadt – zu DDR-Zeiten ebenso wie heute, wo sie an vier Hauptstandorten untergebracht ist. Die große Fernsehserie über ihre Geschichte und die vielen Nobelpreisträger und Berühmtheiten, die hier tätig waren, hat ihre Bekanntheit noch weiter befördert. Gerade wurde die Charité am Campus Mitte kernsaniert und die Charité als Gesamtes mit ihren 3000 Betten und rund 16400 Mitarbeitern zu einer der größten und modernsten Kliniken Europas weiterentwickelt, mit aller technologischen Innovation und modernsten Finessen – ein Geschenk für all ihre Patienten und ein großes Privileg für diejenigen, die hier arbeiten dürfen. Strahlend weiß ragt sie mit dem riesigen Charité-Schriftzug aus dem Häusermeer.

Mein 59-jähriger Patient hatte verständlicherweise keinen Blick für die grandiose Aussicht oder die Schattierungen des Himmels. Er wirkte bedrückt, schließlich konnte diese Operation für ihn auch den Abschied für immer bedeuten. Übers Wochenende hatte ihn sein Sohn besucht. Sie waren ein bisschen herumgelaufen und hatten sich am Nachmittag in einer Kneipe das Spiel Hertha gegen Dortmund angeschaut. Die ganze Stadt sei von Fans in Schwarz-Gelb überschwemmt gewesen, erzählte er mit leiser Stimme in bayerischem Dialekt und lächelte verschmitzt. Als Bayern-Fan war er sich wie ein Fremdkörper vorgekommen. Aber der Trubel hatte ihn abgelenkt. Jetzt lenkte ihn nichts mehr ab.

In dieser Situation muss man einem Patienten nicht mehr viel sagen. Aber es ist wichtig, so meine Erfahrung, ihn noch einmal aufzusuchen und zu signalisieren, dass er nicht allein gelassen wird. Es ist eine Sache, Angst vor einem platzenden Aneurysma zu haben, und eine andere, sich an einem bestimmten Tag aus freien Stücken einer solchen Operation zu unterziehen – auch wenn gute Vernunftgründe dafürsprechen mögen. Es bedarf einer großen Portion Mut, und ich werde nicht müde zu betonen, wie sehr ich die Bewältigungsstrategien meiner Patientinnen und Patienten oft bewundere.

Der nächste Tag fängt für uns alle früh an. Bereits kurz nach sieben Uhr wird Kristof Lukic in den OP-Bereich gebracht. OP-Saal 1, der Hybrid-Saal mit der eingebauten Robotik-unterstützten Angiografie. In diesem Operationssaal können wir chirurgische mit Katheter-gestützten Eingriffen kombinieren. Nach den üblichen Vorbereitungen beginnen die Anästhesistin und die Anästhesiepflegefachkraft, die Narkose einzuleiten. Sie legen vorsorglich einige Kanülenzugänge, mehr, als im Moment benötigt werden, falls der Patient während der Operation schnell mit neuem Blut versorgt oder auf seinen Blutdruck Einfluss genommen werden muss. Dafür nimmt man normalerweise zuerst Venen in den Armen, bei ihm weichen sie auf die Leiste und die rechte Halsseite aus, da die Arme und auch die Beine frei bleiben müssen.

Ein Ergebnis all der Überlegungen im Vorfeld war die Entscheidung, als Bypass-Gefäß eine Arterie aus dem Arm zu verwenden. Wir hatten zwar auch eine Beinvene bei ihm angezeichnet, hofften aber, auf diese nicht zurückgreifen zu müssen. Beinvenen sind länger und mit einem Durchmesser von vier bis fünf Millimetern vor allem deutlich größer als die Gefäße, an die wir heranwollten. Es wäre schwierig, sie aufzunähen. Außerdem sind Venen innen mit Klappen ausgestattet, damit das Blut nur in eine Richtung fließt, nämlich zum Herzen, und auch nicht zurückläuft, wenn es mal nicht vorwärtsgepumpt wird. Wenn diese Klappen versagen, entstehen Krampfadern. In Beinvenen sind die Klappen besonders zahlreich, weil dort das Blut entgegen der Schwerkraft transportiert wird. Eigentlich als blutabführendes

Gefäß konstruiert, müsste eine solche Vene im Kopf eine andere Funktion übernehmen, was möglich ist, aber nicht optimal wäre. Eine Armarterie hingegen passt mit zwei bis drei Millimetern Durchmesser größenmäßig besser und ist auch an den Blutdruck gewöhnt, der in zuführenden Gefäßen in der Regel herrscht. Im Kopf können es im Maximum 130 mmHg bis 200 mmHg sein, je nachdem, ob Mittel- oder Spitzendruck.

Aus irgendeinem Grund hat es die Natur so eingerichtet, dass wir im Unterarm komfortabel mit zwei Schlagadern ausgestattet sind, obwohl im Normalfall eine davon ausreichen würde, um die Durchblutung sicherzustellen. Arteria ulnaris heißt die eine, Arteria radialis oder auch Speichenarterie die andere. Beide entspringen der Arteria brachialis, die aus dem Oberarm kommt und denselben versorgt. Sie beginnen knapp unterhalb des Ellenbogengelenks und verlaufen getrennt voneinander, mit einigen Umwegen und Verästelungen, bis zum Handteller, wo sie sich wieder vereinen. Die Radialis ist die Arterie, die man am Handgelenk fühlt, um den Puls zu messen. Sie war unsere Favoritin.

Um sicherzugehen, dass auch unser Patient mit einer funktionierenden Doppelausstattung gesegnet war, hatten wir vorher den Allen-Test durchgeführt, gleich an beiden Armen, damit wir für diesen Punkt einen Plan B hatten. Bei dem Test werden die zwei Arterien gleichzeitig am Handgelenk abgedrückt, und zwar so, dass kein Blut mehr hindurchfließt. Dadurch verliert die Handfläche ihre Farbe, wird fast weiß. Im nächsten Schritt öffnet man eine der beiden Arterien. Sind Blutfluss und -durchlässigkeit in Ordnung, nimmt die Handfläche schlagartig wieder ihre normale Farbe an. Dasselbe macht man danach mit der anderen Arterie. Bei Kristof Lukic taten beide ihren Dienst, wie es sein sollte, sowohl im linken wie im rechten Arm.

Meine Partnerin bei der Operation ist Katharina Faust, eine unserer Oberärztinnen. Sie leitet das zweite Team. Wir arbeiten hervorragend zusammen, eine Teamkonstellation, die sich schon in vielen schwierigen Situationen bewährt hat.

Wir beginnen gleichzeitig, Katharina Faust am Arm, ich am Hals. Sie sitzt, ich stehe, beide links vom Patienten. Bei Rechtshändern, und Kristof Lukic ist einer, nimmt man das Bypass-Gefäß üblicherweise aus dem linken, dem nicht-dominanten Arm.

Die Schnittlinie ist vorgezeichnet. Sie verläuft mittig auf der Innenseite des Unterarms, vom Handgelenk bis unterhalb der Ellenbogengrube. In diese Richtung führt sie den Schnitt aus. Um das Operationsfeld anschließend offen zu halten, gut sehen und darin arbeiten zu können, setzt sie einen Wundspreizer ein. Bevor sie an die Radialis herankommt, muss sie einen Muskel leicht zur Seite schieben, der das Gefäß fast über die gesamte Strecke bedeckt. Und sie muss darauf achten, keine der wichtigen Hautnerven zu verletzen, die nah dran entlanglaufen.

Die Arterie im Arm ist nicht einfach nur ein dünner Schlauch. Von ihr gehen mehr als ein Dutzend kleinere Blutgefäße ab. Jedes einzelne muss verschlossen und abgetrennt werden. Und zwar so, dass die Stellen später dem Druck standhalten, der auf das Gefäß zukommt, wenn es die Funktion als Bypass übernimmt. Ligatur heißt das in der Fachsprache. Laienhaft ausgedrückt, werden die Gefäße mit einem speziellen reißfesten Faden abgebunden oder mit kleinen Clips abgedrückt und anschließend abgeschnitten.

Auf die gleiche Weise, die Ligatur mit Faden, wird die Arterie selbst herausgetrennt, zuerst an der Ellenbeuge, dann am Handgelenk. Da ihre Gefäßwand reich an Muskelzellen ist und sich stark zusammenziehen würde, sobald man sie an den Enden kappt, lässt man eine Schicht aus Fett und Bindegewebe außen herum dran. Zusätzlich wird Papaverin, ein krampflösendes Mittel, zur Spasmusprophylaxe draufgegeben.

Ein bisschen zieht sie sich trotzdem zusammen. Aber das gibt sich, wenn man prüft, ob das Gefäß an allen Stellen dicht ist und einen bestimmten Druck aushält. Dafür wird eine Seite der Arterie mit einem Clip verschlossen und auf der anderen über eine Kanüle vorsichtig eine Flüssigkeit hineingepumpt. Dabei dehnt sie sich wieder bis auf ihren ursprünglichen Durchmesser.

Währenddessen habe ich den Hals unterhalb des Ohres mit einem geraden, fünf Zentimeter langen Schnitt eröffnet und bahne mir einen Weg zu den tieferen Schichten. Ich passiere die innere Halsvene und legiere die Gesichtsvene, um die innere Halsvene zur Seite verlagern zu können, bevor ich darunter auf die Halsschlagader treffe. Von dort bewege ich mich bis zu der Stelle, wo sie sich in eine innere und eine äußere Halsschlagader spaltet, etwa auf Höhe der Hälfte des Halses.

Die äußere versorgt Halsorgane wie Kehlkopf, Schilddrüse und Rachen, dazu Gesichtshaut, Gesichtsmuskulatur, Kopfhaut und harte Hirnhaut. Die innere verläuft weiter zur Schädelbasis, sie transportiert das Blut zum Gehirn und zum Auge. Mein Ziel ist die äußere, dort will ich den Bypass anschließen. Ihren Blutfluss kann man für eine gewisse Zeit unterbrechen, ohne Schäden anzurichten. Bei der inneren ginge das nicht ohne Weiteres, das würde das Gehirn mitunter nicht lange tolerieren.

Ich lege die äußere Schlagader über eine Länge von drei, knapp vier Zentimetern frei und skelettiere sie. Das heißt, ich entferne alles, was die Gefäßwand umgibt, bis ich sie sauber vor mir habe. Dasselbe geschieht mit den kleinen Ästen, die in dem Abschnitt zum Gesicht und zur Schilddrüse abzweigen. Dabei begegne ich dem zwölften Hirnnerv, Hypoglossus, ein weißlicher Strang, der die Schlagader auf dem Weg zur Zunge kreuzt. Er steuert, zusammen mit seinem Zwilling, der sich spiegelgleich auf der anderen Halsseite befindet, die Muskulatur der Zunge und des Mundbodens. Verletzt man ihn, kommt es zur Lähmung der Zunge und infolgedessen zu Sprech- und Schluckstörungen. Ist nur ein Strang betroffen, dann nur halbseitig, aber auch das wünscht man niemandem.

Wer sich den OP-Saal als Ort des Schweigens und der Stille vorstellt, allenfalls von Sauger- und Piepsgeräuschen unterbrochen, liegt falsch. Bei uns läuft fast immer Musik, das kann sogar mal Techno sein, die unser Assistent gern hört, oder wir hören eine meiner Lieblingsbands, Depeche Mode oder Green Day zum Beispiel. Auch das Radio haben wir in den unproblematischen

Phasen nicht selten an, bevorzugt den Berliner Rocksender Star FM. Die Stimmung im OP-Saal ist locker, eher heiter. Eine Operation ist immer Teamarbeit, wir müssen ständig aufeinander reagieren, aufmerksam sein. Und zwischendurch werden auch mal Scherze getauscht, das ist wichtig, um für Entspannung zu sorgen, damit die Konzentration in den heißen Phasen nicht eine Sekunde nachlässt.

Für den Operateur gibt es allerdings Momente, in denen man nichts anderes mehr wahrnimmt als das, was man durch das OP-Mikroskop sieht und durch die Instrumente fühlt, die man in der Hand führt. Das sind die Phasen, in denen alles vom Operateur und seinen Fähigkeiten abhängt. Dann ist man ganz auf sich allein gestellt und verliert jedes Zeitgefühl, weil man völlig im Operieren aufgeht, in den berühmten Flow gerät. Für Operationen, die besonders komplex sind, ist das extrem wichtig und fast so etwas wie ein Garant für Perfektion am OP-Tisch.

Das Thema »Flow« verbinde ich besonders mit meinem schon erwähnten Kollegen David Langer aus New York, der mir damals Mihály Csíkszentmihályis Buch zu diesem Thema empfohlen hat. Für David hat es eine zentrale Bedeutung, wie sich seinem Statement dazu entnehmen lässt:

Die Schönheit und die Anziehungskraft der Neurochirurgie gehen weit über den rein physischen Akt des Operierens und die Betreuung der Patienten hinaus. Im Lauf der Jahre stieß ich auf einige Theorien und Modelle, die mir bewusst gemacht haben, warum mir meine Arbeit als Neurochirurg so große Freude macht. Da sind einmal die verschiedenen Phasen des Lernens: 1. die unbewusste Inkompetenz, 2. die bewusste Inkompetenz, 3. die bewusste Kompetenz und 4. die unbewusste Kompetenz. Diese vierte Phase ist es, die mich fasziniert, denn hier erreicht ein Chirurg seinen »Flow«-Zustand. Das Konzept des »Flow« ist mir zum ersten Mal in dem gleichnamigen Buch von Mihály Csíkszentmihályi begegnet. Csíkszentmihályi definiert Flow als den Zustand, in dem man so versunken ist in dem, was man tut, dass nichts anderes mehr von Bedeutung ist. Genau das ist es, wonach ich als Neurochirurg ständig strebe. Für das Erreichen des Flow-Zustandes braucht es die unbewusste Kompetenz, einen Zustand, in dem unser Geist von der Reaktion zur Aktion übergeht. Man steht völlig außerhalb der Zeit, und das OP-Feld sieht man in einer Klarheit vor sich, dass die Bewegungen und technischen Ansprüche zu einer nahtlosen Einheit verschmelzen, frei von jeglicher Nervosität und zugleich so herausfordernd, dass sie unsere Höchstleistung abrufen. Die Neurochirurgie wird zu einer Erfahrung, in der man völlig aufgeht. Ich liebe es zu operieren, weil ich es liebe, im Flow zu sein. Auch Sportler und Musiker erreichen diesen Zustand. Wir Chirurgen sollten immer danach streben, durch Wiederholung und Übung diese unbewusste Kompetenz zu erreichen, damit wir erleben können, was unseren fantastischen Beruf von den meisten anderen in der Menschheit unterscheidet. Die Fähigkeit, Leben zu verbessern, und die Erfahrung des Flow, sind wahrlich ein Geschenk.

Ich stimme David Langer in allem von Herzen zu und möchte nur ergänzen, dass diese beiden Aspekte, die Möglichkeit zu helfen und das Erlebnis des Flow, die großen Energiespender sind, die man in diesem Beruf so nötig braucht, um auch seine harten Seiten bewältigen zu können, an denen man sonst auf Dauer wohl zerbrechen würde.

Als ich das Gefäß so weit vorbereitet habe, dass man den Bypass annähen kann, unterbreche ich die Arbeit am Hals. Wir legen ein nasses steriles Tuch in die offene Wunde, damit der Bereich nicht austrocknet und keine Bakterien hineingeraten. Dann muss ich meine Position ändern, ich drehe mich um 90 Grad, sodass ich nun oberhalb des Patienten am Scheitel seines Kopfes stehe. Entsprechend verlegt die OP-Pflegefachkraft Carolin Stringe ihren Platz weiter nach rechts. Ich nicke ihr zu. »So ein Glück gestern mit dem Open Air. War es denn schön?«, frage ich. »Oh ja, sagen-

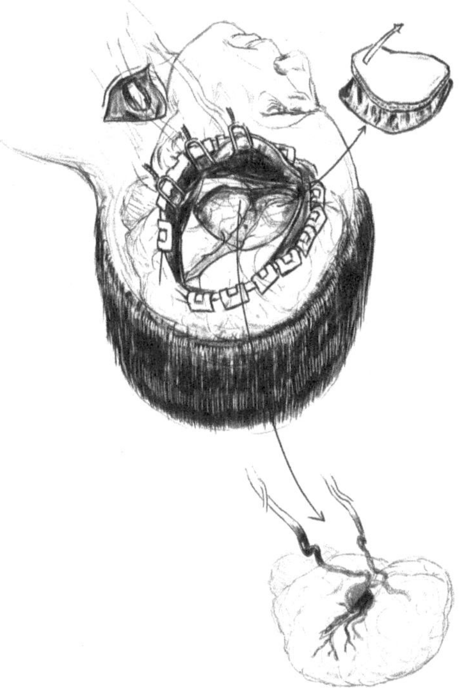

Vorbereitung für die Ausschaltung des komplexen Aneurysmas mittels einer Bypass-Operation. Bei Kristof Lukic wurde zunächst am Hals die Schlagader vorbereitet. Dann wurde der alte Hautschnitt wiedereröffnet und die Schädelöffnung durchgeführt. Man sieht hier das Ausmaß des entfernten Knochendeckels über der Sylvischen Fissur, einer Furche zwischen Stirn- und Schläfenlappen, in der das Aneurysma verborgen ist. Der untere Ausschnitt zeigt die Projektion des Gehirns, seiner Gefäße und des Aneurysmas.

hafte Atmosphäre – einfach irre! Coole Leute, coole Musik. War ein genialer Abend!«, antwortet sie mit den Augen lächelnd.

Bei der Öffnung des Schädels hilft für gewöhnlich der oder die Assistentin, doch in diesem Fall haben Franziska Löbel und die Oberärztin Katharina Faust noch am Arm zu tun. Also führe ich den Hautschnitt entlang des alten von der Operation vor 20 Jahren aus. Sobald die Haut und der Kaumuskel gelöst und umgeschlagen sind, erkennt man auch den Rand des wieder eingewachsenen Knochendeckels von damals. Da das Aneurysma enorm gewachsen war, hatten wir eine größere Öffnung von circa zehn Zentimetern geplant. Auch, damit ich die Sylvische Fissur, eine markante Querfurche, die schräg über dem Ohr verläuft und Scheitel- und Schläfenlappen trennt, möglichst in kompletter Länge sehen kann. Darin befinden sich sämtliche Äste der mittleren Hirnarterie und die Inselregion. Und dort sitzt das Aneurysma.

In der Dura, der äußeren Hirnhaut, sind noch die Fäden zu sehen, die 20 Jahre zuvor verwendet worden waren, um sie nach dem Eingriff wieder zuzunähen. Das Material löst sich nicht von selbst auf und wird auch nicht abgebaut.

Inzwischen hat das Team am Arm die Dichte und den Zustand des etwa zwei Millimeter dicken Bypass-Gefäßes geprüft; es ist höchst zufriedenstellend – kräftig genug, rosarot und nicht verkalkt. Die Kolleginnen nähen den Hautschnitt am Arm wieder zu. Bis hierher läuft alles nach Plan. Ein guter Start, ein gutes Gefühl. Der erste Satz geht ganz klar an uns. Als langjährigem Tennisspieler möge man mir diese Assoziation verzeihen.

Dafür beginnt der zweite gleich mit einer ordentlichen Herausforderung. Die alte Operation hat deutlich mehr Spuren hinterlassen. Die Hirnhaut klebt in dem Bereich nicht nur wie ein Pflaster auf der Hirnoberfläche. Sie ist komplett mit der obersten Schicht verwachsen und damit auch mit den Blutgefäßen, die dort entlanglaufen. Normalerweise braucht man nur einen bogenförmigen Schnitt in der gewünschten Größe zu machen und kann die Haut danach einfach umschlagen. Würde ich hier so vorgehen, würde ich ein Stück Hirnoberfläche mit abziehen und dabei vermutlich das dortige Sprachareal verletzen. Ganz zu schweigen von der großen Wundfläche, die durch das Aufreißen der Blutgefäße entstünde.

Kein glatter Aufschlag bei diesem Satz also. Wir geraten aus dem Takt. Ich muss einen Gang zurückschalten. Was sag ich, im Schneckentempo geht es weiter.

Ich stelle im OP-Mikroskop die höchstmögliche Vergrößerung ein, nehme Pinzette und Mikroschere zur Hand; vorsichtig wird ein Stück der Hirnhaut angehoben – kaum einen Millimeter –, noch ein vorsichtiger minimaler Schnitt. Doch der reicht nicht aus, um sehen zu können, ob ein Blutgefäß im Weg ist. Ich rücke mit der Pinzette weiter, lüpfe das nächste Stück Hirnhaut, setze den nächsten millimeterkurzen Schnitt. Immer so weiter, senkrecht entlang der Schnittlinie, anschließend waagerecht zwischen Haut und Hirnoberfläche.

20 Minuten vergehen, dann 30, nach etwa einer Dreiviertelstunde und zwei stumpf geschnittenen Scheren ist die Hirnhaut endlich so weit präpariert, dass ich sie umschlagen kann. Nicht ganz unfallfrei, kleinere Verletzungen, auch im Bereich des Sprachareals, hatte ich nicht vermeiden können, das wäre wahrscheinlich unmöglich gewesen; es ärgert mich trotzdem. Nur muss man solche Gefühlsregungen sofort wegwischen, damit der Kopf frei bleibt und die Konzentration nicht flöten geht.

Ein bereits operiertes Gehirn macht es einem nie leicht. Die von der Natur perfekt gestalteten Strukturen sind durch den Eingriff von Menschenhand nicht mehr perfekt. Als hätte es für diese These noch eines Beweises bedurft, blicke ich jetzt auf eine Sylvische Fissur, die vollständig vernarbt ist, am stärksten in dem Bereich, wo das Aneurysma wuchert. Mittendrin die beiden großen Yaşargil-Clips, die von Narbengewebe regelrecht umarmt werden.

Um eine geeignete Anschlussstelle für den Bypass zu finden, muss ich das Aneurysma in seiner Komplexität sehen, den Abschnitt der Hirnarterie davor und den dahinter und all die Gefäße, die hier wie dort von ihr abgehen. Ich muss also tiefer hinein. Ist die Sylvische Fissur noch unberührt, lassen sich Schläfen- und Stirnlappen aufschlagen wie ein Buch. In dem Zustand aber erfordert es mühsame Feinarbeit, die Nerven kostet und Energie und nicht zuletzt mit einem zusätzlichen Risiko behaftet ist. Auf dem Weg durchs Narbengewebe darf es nicht passieren, dass die alten Clips abreißen. Sonst kommt es zu einer schweren Blutung, und das wäre verheerend.

Ich navigiere vorsichtig an den Clips vorbei und richte dabei auch keinen anderen Schaden an. Und trotzdem, wenn das so etwas wie der zweite Satz war, fühlte es sich nicht so an, als hätte ich ihn gewonnen.

Ich arbeite mich zum Aneurysma voran, an der Hirnbasis entlang, vorbei am Sehnerv und der Sehnervenkreuzung. Die innere Hirnarterie ist zu sehen, wo sie in den Kopf eintritt und sich verzweigt in die mittlere und die vordere Schlagader. Zuvor haben wir Nervenwasser abgelassen, damit mehr Platz wird, für das Gehirn und auch für mich, oder vielmehr: für die Instrumente in meinen Händen.

Zuerst steuere ich die Einstromseite an, den Teil der Hirnarterie, der in Fließrichtung des Blutes vor dem Aneurysma liegt. Dort gehen sechs oder sieben Perforatorgefäße ab. Das sind kleine, sehr kleine Blutgefäße; ihr Durchmesser misst deutlich weniger als einen Millimeter. Sie führen von großen Gefäßen wie der Hirnarterie tief ins Hirn hinein, dorthin, wo die Nervenbahnen verlaufen – sie perforieren das Hirn, daher ihr Name.

Da es Endsegmente sind, kann man sie nicht kompensieren. Sie dürfen weder verletzt noch verschlossen werden. Wenn das geschieht, kommt es zu einem kleinen, aber strategisch relevanten Infarkt, etwa im Thalamus, dem größten Teil des Zwischenhirns, oder der Inneren Kapsel, wenige Millimeter groß, aber mit möglicherweise entsetzlichen Konsequenzen wie einer Halbseitenlähmung, einer Bewusstseinsminderung oder anderen starken Beeinträchtigungen.

Zur großen Freude des Teams sehen die Perforatoren und auch die Arterie sehr gesund aus – keine Verkalkungen, keine Vernarbungen. Und noch größer ist unsere Freude, als wir feststellen, dass das letzte Perforatorgefäß weit genug vom Aneurysma entfernt liegt. Ich werde einen Clip dazwischen platzieren können, ohne dadurch eines von diesen kleinen Gefäßen vom Blutfluss abzutrennen. Genau wie wir es in unserem Plan vorgesehen hatten.

Das Aneurysma war tatsächlich riesig. Ich hatte bisher kein größeres gesehen. Unter dem Mikroskop wirkte es, als hätte ich

Goliath höchstpersönlich vor mir. Doch wie sollte ich um diesen Brocken herumschauen? Dafür müsste ich die Gehirnmasse weit beiseiteschieben – weit, in mikrochirurgischen Dimensionen gesprochen. Ich versuche es ein wenig, dann noch etwas, irgendwie gelingt es mir, einen Ausfluss zu entdecken, ein Gefäß, das aus dem Aneurysma hinausführt. Man muss sich ein solches Riesenaneurysma recht unbeweglich und fest vorstellen, teilweise verkalkt. Es ist schlecht zu bewegen, was man aber ohnehin vermeiden sollte, um nicht zu riskieren, dass Gefäße ausreißen oder die Wand platzt.

Doch was ich da sehe, gefällt mir gar nicht. Wir hatten vermutet, dass der andere Ast, der der gesunde hätte sein sollen, jenseits des Aneurysmas zu finden sein würde. Damit wäre es ein gutes Gefäß zum Andocken des Bypasses gewesen, sozusagen erste Wahl. Aber so ist es nicht, der zweite Ast kommt ebenfalls aus dem Aneurysma heraus, nur an einer anderen Stelle.

In solchen Momenten wünscht man sich, man könnte alles noch einmal von vorn durchdenken, neue Varianten überlegen, Skizzen zeichnen – ohne Zeitdruck und ohne einen Patienten mit offenem Hals und geöffnetem Schädel vor sich liegen zu haben.

Ich grübele hin und her, beziehe das Team mit ein. Sollen wir den Bypass am ersten Ausfluss andocken und über das Aneurysma in den zweiten Ausfluss leiten? Das wäre ein Kompromiss, aber ein fauler. Wir würden unser Ziel aufgeben, das Aneurysma komplett trockenzulegen. Und das birgt allzu hohe Risiken.

Das mussten wir bei einer anderen Operation einige Jahre zuvor schon einmal schmerzlich erfahren. Der Fall hatte sich mir eingebrannt. An Katastrophen und Schicksalsschläge erinnert man sich immer besser als an die Erfolge, aber hinzu kommt, dass man als Neurochirurg natürlich auch versucht, daraus für weitere Patienten zu lernen. Was gilt es zu vermeiden, was lässt sich anders besser bewältigen? Die Patientin, deren Fall mir nun in den Sinn kam, war ein 14-jähriges Mädchen. Ich erinnere mich sogar an ihren Namen, Nomi. Die Operation hatte zehn Stunden gedauert und musste mit einem faulen Kompromiss beendet werden: Wir hatten zwei Bypässe gelegt, aber konnten das Aneurysma nicht ausschalten. Am Morgen danach schien alles in Ordnung; sie hatte keine Ausfälle, die Bypässe funktionierten. In der folgenden Nacht dann wurde ich aus dem Schlaf geklingelt, weil das Mädchen plötzlich komatös war. Ich raste in die Klinik, um nicht eine Sekunde zu verlieren. Als ich die Operationswunde wieder öffnete, sah ich, dass das Aneurysma geplatzt war und das ausströmende Blut Teile des Hirns geflutet hatte. Ich versuchte zu retten, was ich konnte. Das Mädchen trug eine leichte Halbseitenlähmung davon, die sie glücklicherweise in der Reha vollständig wegtrainiert bekam.

Damals hatte ich mir geschworen, in Zukunft bei solchen Bypass-Operationen immer zu versuchen, das Aneurysma vorn und hinten zuzumachen, damit es kein Unheil mehr anrichten kann. In der Fachsprache heißt das Trapping, das Aneurysma in eine Falle bringen, bewegungslos. Fehler sind schmerzliche Niederlagen; man ist enttäuscht, dass man es nicht geschafft hat. Der Perfektionismus, dieser unter Neurochirurgen so weitverbreitete Charakterzug, rührt sicherlich auch daher. Oder zieht die Neurochirurgie, die so gnadenlos allerhöchste Präzision einfordert, umgekehrt vor allem Perfektionisten an? Die Frage scheint ein klassisches Henne-Ei-Problem zu sein – wir werden es an dieser Stelle nicht lösen können. Eines aber ist sicher: Niederlagen wären noch viel schwerer zu ertragen, würde man aus ihnen nicht wenigstens lernen.

Ich inspiziere die andere Seite des Aneurysmas etwas genauer. Vielleicht fällt uns dann die Lösung ein. Damit ich dorthin komme und mehr sehen kann, muss ich noch ein Stück freipräparieren. Da eines der Abflussgefäße – das kleinere, wie sich herausstellt – im Weg ist, schiebe ich es einen Hauch zur Seite. Richtiger ist, ich versuche es. Normalerweise kann man das mit Blutgefäßen dank ihrer Elastizität machen. Doch dieses ist nicht elastisch, sondern morsch. So morsch, dass es bricht, kaum drücke ich mit der Pinzette leicht dagegen. Das Blut schwappt nur so heraus, keine Sekunde, und der ganze Bereich ist voll damit. Im Mikroskop eine einzige rote Fläche.

Es ist interessant, wie ruhig man bei solchen massiven Komplikationen reagiert. Ohne Erfahrung wäre man geschockt und würde in Hektik verfallen. Forscher konnten zeigen, dass die Herzfrequenz dann in die Höhe schnellt. Der erfahrene Operateur dagegen stockt kurz, bleibt aber gefasst und löst das Problem – erst danach geht auch bei ihm die Herzfrequenz hoch.

Ich durfte keine unüberlegte Bewegung machen, damit ich kein anderes Gefäß abriss oder beschädigte. Es sind genug in der Nähe, jedes nur wenige Millimeter entfernt. Das Erste, was ich tue: Ich drücke Watte auf die Stelle, mit dem Sauger, der gleichzeitig das Blut aufsaugt.

»Sauger stärker!«, bitte ich.

Wir stecken in einer hochgefährlichen Situation. Das muss ich den anderen nicht erst groß verkünden. Jeder im Raum hat auf dem OP-Monitor mitverfolgen können, was passiert ist. Ich bitte die OP-Pflegerin, einen Clip vorzubereiten: »Kleiner temporärer Clip, mittellang!« Es gibt zig verschiedene, in allen möglichen Größen und Formungen, temporäre und permanente, die drinbleiben sollen. Mit temporären lässt sich ein Gefäß auch verschließen, aber es ist dann nicht so fest wie mit permanenten Clips, die Gefäßwand nimmt keinen Schaden, wenn man den Clip wieder entfernt.

Mit der linken Hand halte ich weiter den Sauger, drücke auf die Watte. Die rechte wird von der OP-Pflegerin mit einer Zange für den Clip bestückt. Ich bräuchte drei Hände. Das Mikroskop muss auf eine andere Stelle gelenkt werden. Dort, wo es blutet, kann ich im Augenblick nichts ausrichten, außer mit dem Tamponieren und Saugen fortzufahren. Wenn ich die Blutung stoppen will, muss ich an den Ursprung der mittleren Hirnarterie heran und sie vor dem Aneurysma verschließen. Dafür benötige ich den Clip.

Das alles geschieht innerhalb von Sekunden. Man könnte die Luft so lange anhalten. Gemessen daran, dreht sich die Uhr gleich etwas langsamer, nachdem ich den Clip platziert habe und das

Blut versiegt ist. Die beiden Äste werden jetzt nicht mehr durchblutet. Dass die Blutung nicht vollständig versiegt, liegt daran, dass es Umgehungskreisläufe gibt, über die Blut rückwärts an die eingerissene Stelle gelangt. Doch die Menge ist undramatisch, sie lässt sich mit dem Sauger kontrollieren.

Ich schwenke das Mikroskop wieder an die alte Position und sehe mir den Schaden an. Die Gefäßwand hat einen Riss, unmittelbar an der Stelle, wo der Ast aus dem Aneurysma heraustritt. Ich lasse mir zwei weitere Clips reichen und verschließe das Leck – einen Clip davor, nahe der Austrittsstelle vom Aneurysma, den anderen jenseits des Lecks. Ein Schenkel des Y kann nun nicht mehr durchblutet werden. Danach entferne ich den Clip, den ich zuerst gesetzt hatte, sodass wieder Blut durchs Aneurysma fließt und von dort über das andere Abflussgefäß weitertransportiert wird.

Aber eines ist nun zu. Das bedeutet, dass die mittlere Hirnarterie, die wichtige Areale bedient – die Zentralregion beispielsweise, dort sind das motorische und sensible Zentrum angesiedelt –, vor allem im hinteren Abschnitt nicht mehr so gut versorgt wird.

Es ist also Eile geboten. Max Münch, der technische Assistent, der das Monitoring macht, hatte die Stoppuhr bereits gestartet. 20 Minuten bleiben mir, maximal, mit höherem Risiko, 30, dann kann es zu einem Schlaganfall kommen. Ich muss mit der vorbereiteten Arterie rasch einen Bypass anlegen, um die unterbrochene Durchblutung zu ersetzen.

Mein Wunschempfängergefäß gibt es allerdings so nicht, ich muss auf das andere ausweichen. Also Planänderung. Neues Konzept. Die erste gute Nachricht seit Langem kommt vom Monitoring-Assistenten, der alle wichtigen Körperfunktionen des Patienten im Blick hat. Wie es aussieht, zirkuliert in den beschriebenen Arealen noch Blut, wodurch die entsprechenden Funktionen aufrechterhalten werden. Das verschafft mir etwas zusätzliche Zeit. Jetzt kann ich von 30 bis 45 Minuten ausgehen. Die werde ich vermutlich auch benötigen, weil die Arterie am Hals erst einmal angeschlossen werden muss, bevor es weitergeht.

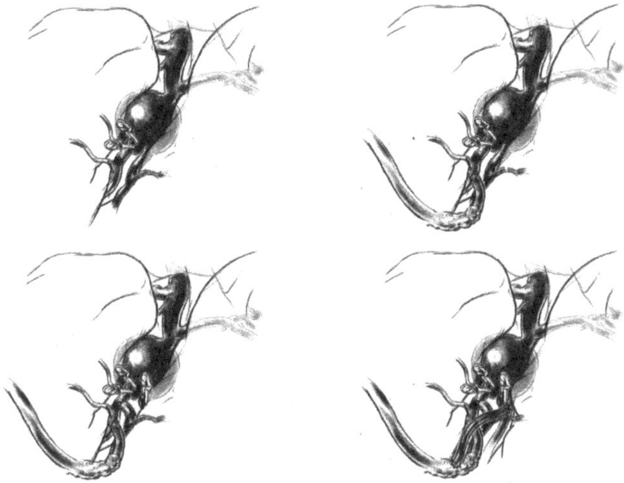

Sequenz der Bypass-Anlage nach Verletzung des ersten Ausflussgefäßes. Links oben: Das eingerissene Gefäß ist mit zwei Clips ausgeclippt und wird nicht mehr durchblutet. Oben rechts: Ein Bypass mit der Radialisarterie wurde angelegt, um das verletzte Gefäß mit Blut zu versorgen. Unten links: Das zweite Ausflussgefäß wurde vom Aneurysma abgesetzt und auf das vom Bypass versorgte Gefäß genäht. Unten rechts: Der dritte Ast, den wir erst später entdeckt haben, wurde mit einem kurzen zweiten Bypass versorgt und am Aneurysma verschlossen. Das Aneurysma kann nun verschlossen werden. Zur Information: Aus didaktischen Gründen ist das Aneurysma kleiner gezeichnet (etwa 20 Millimeter), als es mit 55 Millimetern war.

In solchen Situationen mag mir mal ein kurzer Fluch über die Lippen gehen oder meine Stimme einen Tick schärfer, fordernder klingen, wenn ich der OP-Pflegefachkraft Anweisungen erteile oder nach Instrumenten verlange. Doch meine Hände bleiben ruhig, und auch innerlich spüre ich keine Aufgeregtheit, nur eine gewisse Anspannung. Sicher ist die bereits genannte Erfahrung ein guter Regulator. Man ist aber auch darauf trainiert, nicht die

Nerven zu verlieren; schließlich weiß man, wie gefährlich es sonst für die Patienten wird. Die möglichen negativen Folgen der Komplikation schaltet man in dem Moment aus. Das Gehirn ruft sich in Windeseile ähnlich brenzlige Umstände in Erinnerung, die man gemeistert hat, oder auch nicht; so weiß man, was man machen kann oder was man lassen sollte.

Nun schiebe ich einen dünnen Plastikschlauch unter die seitliche Haut des Kopfes, vor dem Ohr entlang bis hinunter zu der Stelle im Hals, wo ich die äußere Schlagader freigelegt hatte. Durch den Schlauch wird das Spendergefäß aus dem Arm, das der Bypass werden soll, geschoben, der Plastikschlauch wird wieder entfernt und das zurückgebliebene Gefäß mit Kochsalzlösung ausgespült, um sicherzustellen, dass es sich auf dem Weg durch den Plastikschlauch nicht verdreht und damit verschlossen hat. Der Schlauch erlaubt uns, nicht die ganze Strecke aufschneiden zu müssen, sondern unter der Haut zu tunnelieren.

Ich positioniere das Mikroskop so, dass ich auf den Punkt schauen kann, wo ich den Bypass nähen will. Ich nehme das feuchte Tuch heraus, justiere das Mikroskop noch einmal nach und stellte die Okulare scharf.

Für die nächste Aufgabe hat die Pflegefachkraft aus einem blauen sterilen OP-Handschuh ein kleines Stück herausgeschnitten, das ich mit der Pinzette unter die Schlagader schieben kann – damit ich den Faden besser sehe und er sich nicht in dem Gewebe darunter verheddert. Die Nadel mit dem Faden liegt bereit. Eine Ersatznadel mit Ersatzfaden ebenso. Um die Ader für die Naht zu verschließen, werden temporäre Clips gesetzt.

Mit einer Art Stanze im Mikroformat mache ich ein Loch in die obere Hälfte der Schlagaderwand, vier Millimeter groß. Das Ende des Spendergefäßes ist fischmaulartig eingeschnitten, damit es eine möglichst große Öffnung hat. Ich führe es zu dem Loch in der Ader und setze den ersten Stich. Die Nadel ist leicht gebogen, um ihren Bewegungsradius zu verkleinern. Die Fadenstärke 7–0, das sind etwa 0,05 Millimeter. Um Zeit zu sparen, führe ich keine Einzelnähte aus, das würde länger dauern, sondern nähe eine fortlaufende Naht. Dabei hoffe ich, dass der Nylonfaden nicht bricht. Sonst muss ich von vorn anfangen, der Zeitvorteil wäre dahin.

Ich setze den nächsten Stich, dann noch einen.

Die Uhr tickt.

Ich nähe.

Nach einigen Stichen bitte ich: »Dreihundert Milligramm Aspirin vorbereiten.«

Das werde ich erst nach dem Nähen brauchen, doch es soll dann schon bereitliegen.

Ich höre, wie der Anästhesist Klaus Arden aufsteht und zu einem der Schränke geht, um die Ampulle herauszunehmen und eine Spritze aufzuziehen.

Und irgendwann die Stimme des Monitoring-Kollegen: »Zehn Minuten!«

Das ist die Zeit, die vergangen ist.

Und ich rufe zurück, ohne das Nähen zu unterbrechen: »Potenziale?«

Ich möchte wissen, wie es um die Funktionsfähigkeit der motorischen und sensorischen Nervenzellen bestellt ist, was während der Operation permanent überwacht wird.

Der Monitoring-Kollege antwortet mit einem »In Ordnung«.

Ich registriere es und bin beruhigt.

Und nähe weiter.

Der Faden hält.

Und die Uhr tickt.

Nach 15 Minuten setze ich den letzten Stich, ziehe den Faden durch die beiden Gefäßwände und verknote ihn. 15 Minuten mögen lange klingen, in Wirklichkeit ist das eher schnell. Gefäßnähte erfordern Präzision und Geduld.

Ich verschließe das Bypass-Gefäß ein gutes Stück oberhalb der Naht mit einem Clip, in der Absicht, diesen später wieder zu entfernen. Den Blutfluss lässt man erst zu, wenn die Verbindung fertig ist. Im Moment brauche ich ihn, um zu prüfen, ob die Naht dicht ist. Vor allem aber will ich rasch weitermachen. Doch bevor ich das tue, gebe ich Heparin ins Bypass-Gefäß; das verhindert, dass das Blut gerinnt, das für eine Weile darin stehen wird.

Knapp 30 Minuten bleiben. Wieder ein rascher Positionswechsel. Das Mikroskop wieder über den Schädel geschwenkt. Ich platziere meinen Stuhl oberhalb des Kopfes. Die Oberärztin hat inzwischen die Funktion des Assistenten übernommen, sitzt links von mir und verfolgt die Operation durch den Spion, das seitliche Zweitokular des Mikroskops. Ihre Aufgabe ist es, das Arbeitsfeld mit Minispülungen, die sie tröpfchenweise hineinträufelt, feucht zu halten. Außerdem führt sie den Sauger. Der ist stetig im Einsatz, um Blut abzusaugen oder Nervenwasser, meist ist es eine Mischung aus beidem.

Das gleiche Prozedere wie am Hals: Ich verschließe das eingerissene Ausflussgefäß jenseits der verletzten Stelle mit zwei Clips, positioniere ein kleines blaues Gummistück an der Stelle unter dem Gefäß, wo der Bypass angenäht werden soll, und kürze denselben um etwa einen Zentimeter. Sein Ende ist wieder fischmaulartig. Für das Loch im Empfängergefäß verwende ich ein feines Messer mit winzig kleiner Klinge. Diesmal schlitze ich die Gefäßwand nur zwei Millimeter weit auf.

Gerade als die Oberärztin die Öffnung mit einer Heparin-Kochsalzlösung spült, meldet sich der Teamkollege vom Monitoring: »20 Minuten!«

»Potenziale?«, frage ich sofort.

»Noch alles in Ordnung.«

Da die Wand des Ausflussgefäßes dünner und die Öffnung kleiner ist, entscheide ich mich für die geringere Fadenstärke von 8–0, das sind circa 0,04 Millimeter. Exakt kann man das nie sagen, da es bei jeder Fadenstärke einen Toleranzbereich gibt. Bei dieser beträgt er plus/minus 0,009 Millimeter. Mit bloßem Auge würde man den Unterschied niemals erkennen, selbst im Mikroskop dürfte das schwierig sein.

Die Nadel, die ich jetzt verwende, ist noch stärker gebogen als die vorherige, was den Arbeitsradius weiter verringert. Die Platzverhältnisse lassen keinen größeren zu.

Und diesmal nähe ich Einzelknopfnähte, bei denen die beiden Enden des Fadens zusammengeknotet werden. Für eine durchgehende Naht ist mir das Risiko zu groß. Die Gefahr, wieder bei null anfangen zu müssen, wenn der Faden bricht, wäre zu groß. Hinzu kommt, dass die Genauigkeit beim Zusammenbringen der Gefäßränder bei einer Einzelknopfnaht höher ist. Ich beginne mit einer Haltenaht und setze direkt gegenüber eine zweite. Stellt man sich eine Uhr vor, dann sind die Nähte auf zwölf und auf sechs Uhr. Die nächsten zwei setze ich auf drei und auf neun Uhr. Dann folgen die Nähte dazwischen. Ich muss mich beeilen und gleichzeitig die Ruhe in Person sein, um die Nadel mit sicherer Hand zu führen.

Solche mikrochirurgischen Gefäßnähte sind erst seit Ende der 1960er-Jahre möglich, als Gazi Yaşargil das Operationsmikroskop in der Neurochirurgie einführte. Seither haben sich das Nahtmaterial und die Instrumente stetig weiterentwickelt und verfeinert, sodass heute auch Gefäße von weniger als einem Millimeter genäht werden können. Ein Bypass-Empfängergefäß, wie das bei dieser Operation, hat einen Durchmesser von etwa ein bis zwei Millimetern und wird mit mindestens 14 Stichen genäht. Schließlich muss die Naht dem arteriellen Druck standhalten.

Auf einmal höre ich: »30 Minuten!« Ich bin bei Naht Nummer sechs oder sieben.

»Potenziale werden schlechter!«, höre ich gleich hinterher, noch bevor ich fragen kann. Schlechter heißt, dass die Amplitude des abgeleiteten Signals am Muskel um mehr als die Hälfte abgenommen hat. Weniger Muskelaktivierung bedeutet eine leichte Lähmung. Ein 100-prozentiger Verlust bedeutet eine komplette, meist bleibende Lähmung.

Kaum steht dieser Satz im Raum, macht sich das Anästhesisten-Team blitzschnell daran, den Blutdruck des Patienten zu erhöhen, indem sie ihm Medikamente zuführen, die – ich vereinfache es – sein Herz dazu bringen, stärker zu pumpen. Gleichzeitig schicken sie ihn tiefer in die Narkose. Letzteres macht man auch, wenn jemand in ein künstliches Koma versetzt werden soll. Es ist die erste Stufe dorthin.

Noch sechs Nähte, vielleicht sieben, ich lasse mich nicht aus der Ruhe bringen. Dafür bleiben mir zehn Minuten, die sollten reichen. Wenn die Potenziale abnehmen, wird das Gehirn nicht mehr ausreichend mit Blut versorgt. Nach zehn bis 15 Minuten droht ein Schlaganfall mit unwiderruflichen Schäden. Ist man schneller, kehren alle Funktionen ohne Schäden wieder zurück.

Die Zeit reicht tatsächlich. Insgesamt 14 Nähte waren es am Ende. Ich clippe das Bypass-Gefäß und entferne die Clips vom Empfängergefäß, wie ich es am Hals gemacht habe – die Naht hält, und sie ist dicht. Also kann ich auch die Clips vom Bypass nehmen, den am Kopf und den am Hals. Augenblicklich füllt sich die neue Verbindung mit Blut. Und fünf Minuten später meldet Max Münch, dass die Monitoring-Potenziale wieder in Ordnung sind.

Das war knapp – ein Sieg im Tie-Break, wenn Sie so wollen, den wir nur erringen konnten, weil wir mit 45 Minuten deutlich mehr Zeit zur Verfügung hatten als zunächst angenommen. Aber dieser Satz ging an uns, und der Fehler im vorherigen war ausgebügelt. Vier Stunden waren vergangen. Doch damit war das Match nicht zu Ende, noch stand es unentschieden.

Das eingerissene Ausflussgefäß ist mit dem Bypass versorgt, sodass erst einmal keine Gefahr droht. Aber das Aneurysma ist noch nicht ausgeschaltet. Ich muss mich also um das andere Ausflussgefäß kümmern, es so umleiten, dass es vom Aneurysma getrennt ist. Ich schneide jetzt den zweiten Arm des Gefäß-Ypsilons am Aneurysma ab und schwinge den Stumpf zum anderen Arm des Ypsilons, der schon mit dem Bypass versorgt ist. Das Ziel ist, dass der Bypass beide Arme mit Blut versorgt. Natürlich nicht, ohne die entsprechenden Clips vorher zu setzen. Doch das Gefäß hat nur einen Durchmesser von etwa einem Millimeter. Mit demselben Mikromesser wie vorher schneide ich eine Öffnung in das größere Abflussgefäß. Die Nadel ist jetzt noch kleiner, der Nylonfaden noch dünner: Fadenstärke 10–0, das sind 0,02 Millimeter, kaum sichtbar fürs Auge und dünner als ein normales Haar, das zwischen 0,06 und 0,1 Millimeter dick ist. Sobald die Schnitte gesetzt sind, läuft wieder die Zeit.

Erneut wird die Stoppuhr gedrückt. Die Potenziale sind in Ordnung. Wieder setze ich Einzelknopfnähte. Sie gehen schnell und liefern eine zuverlässige Gefäßnaht, im Fachjargon Anastomose genannt. Kompliziert ist allerdings, die feine, dünne Nadel mit der Pinzette zu greifen und beim Nähen zu halten. Und wir müssen achtgeben, dass der Faden nicht im Sauger verschwindet, der sich den wenigen Platz mit den Nähutensilien teilen muss.

Die Assistentin hat dabei eine extrem schwierige Aufgabe zu bewältigen. Sie muss mit dem Sauger das Feld sauber und trocken halten, denn immer wieder fließt Nervenwasser nach. Man stelle sich vor, unter Wasser nähen zu müssen, das geht nicht, und mit einem so dünnen Faden schon gleich gar nicht. Gleichzeitig darf sie damit nicht stören. Das Arbeitsfeld ist ein schmaler Schacht, der fünf bis sieben Zentimeter tief und zwei bis drei Zentimeter breit ist. Die Gefäße haben nur einen Durchmesser von ein bis zwei Millimetern, genäht wird über eine Länge von drei bis vier Millimetern.

Unter solchen Bedingungen zu saugen, ohne beim Nähen zu stören, geht nur unter höchster Konzentration und in synchroner Abstimmung miteinander. Beim Knoten oder Durchstechen des Fadens kann sie nicht saugen. Es bleiben ihr also nur die kurzen Momente dazwischen, wenn ich die Nadel wieder greife. Allerdings bleibt die Nadel immer im OP-Feld, um keine Zeit zu verlieren. Wenn der Sauger der Nadel dann aber zu nahe kommt, wird der Faden eingesaugt, und weg ist er. Das nervt ziemlich und bedeutet unendlich lange zwei Minuten Zeitverlust, bis ein neuer Faden angereicht ist.

Drei Nähte sind geschafft. Ehe ich die vierte Naht knoten kann, ist der Sauger zu gierig und schlürft den Faden in seinen Schlund. Ein neuer muss her, sieben Zentimeter lang. Diese Länge hat sich bewährt. Denn ist der Faden zu kurz, braucht man bald einen neuen; ist er aber zu lang, muss man den Faden mit der Nadel weiter nach oben ziehen, darf sie aber nicht aus dem Mikroskop-Blick verlieren. Außerdem muss man dann die Hand von der Handablage heben und gerät aus dem Konzept.

Nach zehn Minuten meldet sich das Monitoring mit der Zeitangabe. Die Potenziale sind stabil. Nach 15 Minuten sind die beiden Gefäße verbunden. Der Clip kann weg. Die Naht ist dicht. Das angedockte Gefäß füllt sich, nun gespeist mit dem Blut, das durch den Bypass herantransportiert wird.

Jetzt schon zu glauben, man hat gewonnen, wäre voreilig. Auch wenn der Bypass offen bleibt und das Gehirn gut mit Blut versorgt wird, ist noch immer das Aneurysma zu behandeln, ohne die vielen winzigen Gefäße zu verletzen.

Also prüfen wir zunächst, ob durch den Bypass alle relevanten Gefäße durchblutet werden. Dafür stehen uns in unserem Hybrid-OP-Saal mit Angiografie zwei Möglichkeiten zur Verfügung. Entweder jemand aus der Neuroradiologie kommt und führt eine Katheteruntersuchung durch. Sie bietet die beste Information, weil sie zeigt, ob der Bypass funktioniert und wie gut er die Gehirnhälfte mit Blut versorgt. Allerdings kostet diese Untersuchung viel Zeit und ist sehr aufwendig. Dank des sagenhaften Erfindergeistes von Andreas Raabe, den wir schon mit dem Spezialsauger erwähnt haben, gibt es noch eine weitere, sehr zeitsparende Methode – die sogenannte Fluoreszenz-Angiografie. Eine Innovation, die die Abläufe deutlich verändert hat.

Dabei spritzt der Anästhesist einen Fluoreszenzfarbstoff, der im Mikroskop durch einen ultravioletten Filter sichtbar wird – Indocyaningrün (ICG). Man kann zusehen, wie die Farbe anflutet, in einem Schwarz-Weiß-Bild werden die Gefäße weiß, und man erkennt, ob der Bypass und die Gefäßverbindungen offen sind. Wie viel fließt, lässt sich freilich nicht einschätzen, aber gemeinsam mit der Information vom Monitoring, dass auch die Funktionen in Ordnung sind, lässt sich daraus in aller Regel schließen, ob genug durch den Bypass fließt.

In unserem Fall zeigt die Untersuchung, dass der Bypass funktioniert, das ist schon mal gut. Per Ultraschall mit dem Dopplerverfahren messen wir jetzt, wie gut er funktioniert und wie viel Blut hindurchfließt. Bei der Dopplersonografie wird aus der Frequenzdifferenz der ausgesandten und der reflektierten Schallwellen die Fließgeschwindigkeit des Blutes im Gefäß berechnet.

Das Ergebnis ist ernüchternd. Nur etwa 30 bis 40 Milliliter Blut fließen pro Minute durch den Bypass. Erwartet hatte ich 70 bis 100, nachdem die beiden Gefäße, die die gesamte Gehirnhälfte versorgen sollten, gebypasst waren. Es muss also noch ein drittes Gefäß geben, das über das Aneurysma mit einer nicht unerheblichen Menge an der Hirnversorgung beteiligt ist. Dieses dritte Gefäß muss ich nun suchen. Kein leichtes Unterfangen, denn noch immer liegt ja das Aneurysma wie ein Stein im Weg und erlaubt keine freie Sicht. Ich muss akzeptieren, dass wir noch mal zurückgeworfen wurden. Jetzt zu merken, dass noch ein drittes Gefäß vorhanden ist, das einen weiteren Bypass erfordert, wäre im Tennis wohl so etwas wie der Verlust des Aufschlags, ein Re-Break unseres Gegners. Man fühlt sich wie bei einem Lauf, bei dem man denkt, er wäre an der nächsten Ecke vorbei – und plötzlich hält jemand feixend ein Schild mit der noch zu laufenden Kilometerangabe hoch. Jetzt ist Ausdauer gefordert. Die Operation dauert bereits fünfeinhalb Stunden! Einen Minimoment lang erwäge ich, ob man es nicht besser bei einem Teilverschluss belässt. Doch dann ein kurzer aufmunternder Blick in die Runde, alle nicken, die OP-Pflegerin Carolin Stringe sagt: »Kriegen wir hin! Aller guten Dinge sind drei!« Scherze dieser Art, und wenn sie noch so banal sind, lockern die Atmosphäre auf und wirken in diesen Momenten wie Motivationsspritzen. Was für ein Segen, mit einem solchen Team arbeiten zu dürfen!

Also, alles wieder auf Anfang.

Wir brauchen ein neues Bypass-Gefäß. Die Oberärztin nimmt sich den rechten Arm vor, um auch dort die Arteria radialis freizulegen und herauszunehmen, diesmal mit einer Länge von 18 Zentimetern, die wir später auf 15 kürzen werden. Der Plan ist, mit diesem zweiten Bypass-Gefäß eine neue Ypsilon-Verbindung vom ersten Bypass auf das neu entdeckte dritte Gefäß zu legen, einen sogenannten Jump Graft, ein kurzer Sprung. Ich fange parallel an, das Abflussgefäß zu skelettieren und fürs Nähen vorzubereiten. Was es diffizil macht: Das Gefäß geht in die Sprachregion hinein. Wenn wir den Blutfluss stoppen, und das müssen wir, um den Bypass zu nähen, kann es dort unbemerkt zu einem Infarkt kommen, den wir durch das Monitoring nicht erfassen können. Das kann nur die Motorik und Sensibilität abdecken. Die Sprache kann man unter Narkose nicht überwachen.

Es gibt aber keine Alternative. Wir können den Patienten nicht aus der Narkose holen, um die Operation als Wach-OP weiterzuführen und ständig zu testen, ob in dem Sprachareal alles in Ordnung ist. Im Gegenteil, die lange Operationszeit, die sich anbahnt, und die Tatsache, dass wir den Blutfluss in dem Bypass, der ja nun schon die Hälfte des Gehirns versorgt, noch einmal unterbrechen müssen, um dort den neuen anzudocken, macht es erforderlich, ihn in ein künstliches Koma zu versetzen. Die Toleranz des Gehirns gegenüber Sauerstoffmangel ist sehr gering; auch diese OP hat das wieder bewiesen, als sich im Monitoring nachlassende Potenziale zeigten. Und die Toleranz des Gehirns wird durch eine Wiederholung nach so kurzer Zeit nicht gerade besser. Daher unsere Entscheidung.

Das Anästhesieteam um Klaus Arden vertieft mit Medikamenten die Narkose und kühlt die Körpertemperatur auf 34 bis 35 Grad herunter. Mit jedem Grad sinkt der Bedarf an Sauerstoff im Gehirn um sechs, sieben Prozent. Allerdings kann man das nicht beliebig weit treiben. Unter 30 Grad schlägt das Herz kaum noch, spätestens bei 28 hört es ganz auf.

Dass ich jetzt 25 Jahre nach der Lektüre des Buches über Spetzlers spektakulären Fall selbst in einer solchen Situation bin und eine solche Entscheidung treffe, ist mir eine Ehre. Im Moment freilich wird mir das Eigenartige der Situation nicht bewusst, erst nach der OP fällt mir das ein, und ich lasse solche Gefühle zu.

Ich nähe das eine Ende des neuen Spendergefäßes an den ersten Bypass, sodass sich ein Y ergibt. Ansonsten dieselbe Vorgehensweise: Lochung mit der Mikrostanze, fortlaufende Naht, Fadenstärke 0,04 Millimeter. Zwölf Minuten dauert das, anschließend nehme ich den Clip vom ersten Bypass, öffne ihn wieder. Anders ist jetzt, dass die Werte vom Monitoring aufgrund des künstlichen Komas nur noch bedingt aussagekräftig sind. Es gehen deutlich weniger Reize durch, aber es ist keine Nulllinie zu verzeichnen.

Dann die letzte Naht, mit der ich die andere Seite des zweiten Bypasses mit dem Abflussgefäß verbinde. Einzelknopfnähte diesmal, 14 an der Zahl, nach 15 Minuten ist es vollbracht. Bis auf eine Naht, die ich später hinzufüge, weil sich zeigt, dass eine winzige Stelle undicht ist.

Zum Schluss wieder eine Fluoreszenz-Angiografie, und nach einigen Minuten Abwarten noch eine hinterher, um ganz sicherzugehen. Dann Ultraschall, Dopplerverfahren – auch das zweimal. Erst sind es rund 70 Milliliter, dann 73, die pro Minute durchgehen. Beides gute Werte und zugleich die erfreuliche Botschaft, dass das gesamte Areal über den Bypass verlässlich mit Blut versorgt wird, und nichts mehr über das Aneurysma.

Jetzt ist das Aneurysma dran. Die Ausflussgefäße sind stillgelegt, aber es wirbelt noch Blut über den Einstrom ins Aneurysma, die Gefahr des Platzens ist also noch immer nicht gebannt. Zunächst platziere ich einen finalen Clip am Einstrom, wo zwischen Aneurysmawand und Perforator etwas Abstand bleibt. Kein Einstrom mehr, der Hauptast endet im Perforator.

Das Monitoring zeigt, dass unser Patient weiter gut durchblutet wird. Allerdings mussten wir, um es überhaupt durchführen zu können, die Narkose wieder etwas zurücknehmen und ihn aufwärmen. Die Zeit nutzen wir, um den rechten Arm und den Hals zuzunähen. Nach 30 Minuten ist alles zugenäht und das Monitoring wieder verwertbar. Ein kleiner permanenter Clip verhindert, dass die schmalen Branchen den Blutfluss im Perforator stören. Jetzt erst, nach so langer Zeit, hört das Aneurysma auf, parallel zur Herzfrequenz zu pulsieren. Nun stellt sich das erste Mal das Gefühl ein, dass die OP wohl einen guten Ausgang nehmen wird.

Doch noch steht eine wichtige Entscheidung aus: Was geschieht nun mit dem Aneurysma? Von dieser Entscheidung wird abhängen, ob wir Erfolg haben werden oder nicht. Die Gefahr des Platzens ist gebannt, also könnte man das Aneurysma an Ort und Stelle belassen. Doch immerhin sprechen wir hier von einem »Stein« von 55 Millimetern Durchmesser, keine ganz unbedeutende Raumforderung im Gehirn. Die Folge könnte ein Fortbestehen der Epilepsie sein. Und sollte es zu einer Nachblutung kommen, kann der Druck im Kopf nicht so gut wie üblich kompensiert werden, das Fass läuft sozusagen leichter über. Für den Patienten kann das den Tod bedeuten. Die Alternative ist, das Aneurysma herauszunehmen, dabei aber werden all die kleinen Gefäße verletzt, die an der Außenwand haften. Das birgt ein hohes Schlaganfallrisiko mit lebenslanger Behinderung.

Ich entscheide mich für einen dritten Weg, mit einem bangen Moment als Auftakt: Ich schneide das Aneurysma auf. Sollte es noch einen Blutfluss geben, wäre das ein Indiz dafür, dass ich ein weiteres wichtiges das Aneurysma versorgende Gefäß übersehen hätte; nach den bisherigen Erfahrungen ist die Spannung, denke ich, nachvollziehbar. Doch es blutet nicht. Mein Ziel ist, das Blutgerinnsel aus dem Aneurysma auszuschälen, das Aneurysma sozusagen von innen zu verkleinern und dann zu belassen. Auch hier kommt, wie bei der Tumorentfernung, der Ultraschallaspirator zum Einsatz. Allerdings hat ein verkalktes Blutgerinnsel eine völlig andere Konsistenz, die einen speziellen Aufsatz erfordert und volle Ultraschallenergie, mit der sich selbst Knochen abtragen lassen. Einer der Hersteller hat diesen Aufsatz nachvollziehbarerweise »Barracuda« genannt. Ein krasser Sprung auf der chirurgischen Aggressionsskala bei diesem Eingriff. Nach dem Nähen von millimeterkleinen Gefäßen und einem Faden von 0,02 Millimetern arbeite ich plötzlich mit einem Raubtieraufsatz und zertrümmere gut 80 Kubikzentimeter Kalk, bis die Wände entspannt daliegen und das Aneurysma in sich zusammenfällt. Wir haben es geschafft! Alle atmen auf. Und noch einmal unser Monitoring-Meister (der übrigens mittlerweile Medizin studiert) mit der frohen Botschaft, dass alle Signale in Ordnung sind. Ich bin stehend k.o. nach dieser Tour de force. Aber noch immer kein Grund zu verfrühter Freude. Zu häufig hatte uns die Biologie in den letzten Jahren an diesem Punkt noch einen Strich durch die Rechnung gemacht, als wir uns bereits jenseits der Ziellinie wähnten. Deshalb warten wir 20 Minuten ab, ob die Bypässe verlässlich ihrer Aufgabe nachgehen und alles in Ordnung bleibt. Zeit, die Anspannung etwas abfallen zu lassen. Noch klafft im Schädel das Loch, lediglich steril abgedeckt für den Fall, dass etwas nicht in Ordnung ist und ich noch einmal an eines der Gefäße heranmuss.

Da der erste Abschnitt des Bypasses, der vom Hals in den Schädel hineingelegt wurde, direkt unter der Haut und dann entlang des Knochenrands verläuft, muss man die Wunde nun mit besonderer Sorgfalt verschließen. Ich klappe die Hirnhaut zurück, nähe sie fest und achte darauf, dass der Bypass nirgends eingeengt oder gar zusammengedrückt wurde. Für den Ausgang aus dem Schädel wird am Knochendeckel eine kleine Aussparung gefräst. Zur Sicherheit prüfen wir nach jedem Stück, das ich schließe, den Durchfluss per Ultraschall.

Es sind die letzten Handgriffe – im Vergleich zu denen, die hinter mir liegen, ein Kinderspiel. Als würde man nach einem Match auf dem Nebenplatz ein paar Bälle schlagen, um runterzukommen, Adrenalin abzubauen – mit einem riesigen Unterschied: Auch in dieser Phase kann man noch immensen Schaden anrichten, wenn man nicht konzentriert ist.

Nachdem der Knochendeckel eingesetzt und mit kleinen Metallplättchen festgeschraubt ist, nähe ich den Muskel wieder zusammen, den ich am Anfang durchtrennt hatte, um ihn mit dem Hautlappen umschlagen zu können. Unter Muskel und Haut verläuft der Bypass zum Hals hinunter. Irgendwie muss ich ihm zu nah gekommen sein. Plötzlich verringert sich der Durchfluss um fast die Hälfte, was wir dank des Ultraschalls zum Glück rasch merken.

Trotzdem geht mein Puls erst einmal schneller. Sofort trenne ich die Naht wieder auf, stelle sicher, dass der Bypass ausreichend

Platz hat, nähe eine neue. Wieder prüfen wir mit Ultraschall – die Fließgeschwindigkeit normalisiert sich. Als Letztes schlage ich den Hautlappen zurück auf seine angestammte Position und vernähe ihn. Und dann ist sie tatsächlich zu Ende, diese OP. Ob wir wirklich Erfolg hatten, muss sich erst noch zeigen. Denn das Spiel im Kampf um das Leben eines Menschen ist noch lange nicht gewonnen. Erst, wenn der Patient geheilt die Klinik verlässt, wenn der Bypass offen und die Nähte zugeblieben sind, keine Infektion eingetreten ist und sich nicht doch während der OP ein Schlaganfall ereignet hat, den das Monitoring nicht erfassen konnte.

Mein Kollege Aaron Cohen-Gadol hat während der Diskussion eines Vortrages von mir diesen bereits zitierten, zutiefst treffenden Satz gesagt: »Die Neurochirurgie ist ein Pakt zwischen dem Allerschönsten und dem Allerschrecklichsten.« Kaum sonst wo dürfte der Grat zwischen Gelingen und Misslingen so schmal sein – und kaum sonst wo sind die Auswirkungen so schicksalhaft. In einem Moment hat man es mit schönster ästhetischer Anatomie zu tun; man hat das Privileg, solche Erkrankungen behandeln zu dürfen, und im nächsten Augenblick kann die Hölle ausbrechen. Die Fähigkeit, damit umzugehen, ist eine große Herausforderung unseres Fachs.

Spät am Abend erwacht Kristof Lukic auf der Intensivstation allmählich aus der Narkose. Sein Körper ist in der Zwischenzeit auf Normaltemperatur erwärmt worden. Als ich zu ihm komme, hat er bereits die Augen aufgeschlagen, ist aber nicht bei vollem Bewusstsein. Er kann Arme und Beine bewegen, mit dem Sprechen aber klappt es nicht. Ich taste den Bypass durch die Haut, spüre einen kräftigen, gleichmäßigen Puls.

Nach zwei Tagen kann Kristof Lukic die ersten Worte sprechen, nach drei kommt er auf die Normalstation. Dort bleibt er eine Woche, in deren Verlauf seine Sprache vollständig zurückkehrt; dann fahren er und seine Frau, die jeden Tag bei ihm gewesen war, mit dem Zug nach Hause. Dieses Bild, wie die beiden im Bahnabteil sitzen, aus dem Fenster schauen, während die vorbeihuschende Landschaft erst hügelig, dann bergig wird, wäre ein schönes Happy End gewesen.

Nur hört die Geschichte da nicht auf. Nachdem Kristof Lukic sich zwei Wochen zu Hause erholt hatte, ging er in eine Rehaklinik. Das ist üblich und war von vornherein geplant. Als er dort eintraf, war die Operationswunde am Kopf noch nicht verheilt. Die Narbenfläche war verkrustet, über Nacht, wenn er lag, lief Flüssigkeit heraus. Er dachte, das mit der Flüssigkeit sei normal, umso mehr, da es auch vom behandelnden Personal niemanden zu beunruhigen schien.

Eines Tages, er war etwa eine Woche in der Klinik, wurde er von einer Physiotherapeutin am Kopf behandelt, dort wo sich die nässende Wundnarbe befand. Die Behandlung war nicht besonders angenehm, aber auszuhalten. Am Abend schaute er im Fernsehen eine Fußballsendung. Als er sich danach ins Bett legte, bekam er plötzlich Schüttelfrost – und er spürte, wie sein Kopf anschwoll, die linke Seite, die operierte. Er rief eine Pflegerin, die gab ihm etwas gegen den Schüttelfrost. Bis zum Morgen wurde sein Kopf so voluminös, dass das linke Auge komplett zugeschwollen war.

Eineinhalb Tage später wurde er in einem Krankenwagen zu uns gebracht. Noch am selben Abend öffneten wir seinen Schädel noch einmal. Infolge einer Wundheilungsstörung, die zu den häufigsten Komplikationen nach Operationen gehört, hatte sich Wundsekret angesammelt, das sich entzündete und aufs Gehirn drückte. Mit den Bypässen war alles in Ordnung. Nach zwei Wochen konnte er wieder in die Reha entlassen werden. Diesmal heilte die Wunde.

5

Überall Blut

Arbeiten gegen die Uhr

Pia Starke meldete sich nach einem Kopfschmerzereignis bei uns in der Notaufnahme. Auf dem Weg zur Arbeit – sie hatte in der Straßenbahn gesessen, war gerade aufgestanden, um an der nächsten Station auszusteigen – war ihr urplötzlich ein Schmerz in den Kopf geschossen. Vom Nacken kommend, dort hatte er sie sprichwörtlich wie ein Blitz getroffen. Wir sprechen in solchen Fällen von Vernichtungsschmerz, weil er bei den Betroffenen ein Gefühl von absoluter Hilflosigkeit oder gar Todesangst hervorruft. Ein Schmerz von nicht gekannter Intensität. Hätte sich die 29-Jährige in dem Moment nicht reflexartig an einem Sitz festgehalten, wäre sie gestürzt. Draußen, an der Haltestelle, hatte sie sich auf eine Bank gesetzt. Ihr Nacken war wie gelähmt. Der Schmerz blieb; er wurde nach einer Weile zwar schwächer, aber nur geringfügig. Irgendwie hatte sie es noch geschafft, in dem Labor anzurufen, in dem sie als Biologin arbeitete, um sich krankzumelden. Danach war sie mit einem Taxi zu uns gekommen.

Bei plötzlich auftretenden Kopfschmerzen von dieser Heftigkeit liegt der Verdacht nahe, dass sie durch eine Blutung verursacht sein könnten. Zwar sind die Schmerzen vergleichbar mit denen bei einer Hirnhautentzündung, doch da entstehen sie langsam. Aus diesem Grund wurde notfallmäßig eine Computertomografie gemacht. Eine große Blutung war bei der jungen Frau nicht zu sehen, aber auf den CT-Bildern, die ich später zu sehen bekam, war sie deutlich als weiße Fläche auszumachen – in der rechten Gehirnhälfte, im Bereich der Sylvischen Fissur und dort um die vordere und hintere Hirnarterie herum.

Eine Subarachnoidalblutung. So wird eine Blutung genannt,

die in dem spaltförmigen Raum zwischen der Arachnoidea, der Spinnengewebshaut, und der Pia mater auftritt, dem Subarachnoidalraum. Der ist mit Nervenwasser gefüllt, beheimatet die basalen Zisternen, in denen die Arterien, Venen und Nerven verlaufen. Wird im Subarachnoidalraum Blut gefunden, ist meist die Ruptur eines Aneurysmas der Grund dafür. Solche Blutungen können lebensgefährlich sein. Ein Drittel der Patienten stirbt daran. Ein Drittel trägt schwere Behinderungen davon, die den Betroffenen zum Pflegefall machen. Die anderen erholen sich so weit, dass sie selbstständig leben und auch wieder arbeiten können, sind aber mitunter nicht mehr im gleichen Maße belastbar wie zuvor.

Die Prognose hängt vom Schweregrad der Blutung ab. Für die Bewertung wird eine Klassifikation herangezogen, die in den 1960er-Jahren von zwei US-amerikanischen Neurochirurgen entwickelt und später auch nach ihnen benannt wurde, William Edward Hunt und Robert Hess. Ist die Patientin nach einer Blutung wach und orientiert, und hat sie nur geringe Nacken- und Kopfschmerzen, was als Schweregrad 1 definiert ist, den niedrigsten, stehen die Chancen hervorragend, dass sie sich vollständig erholt. Liegt sie hingegen in tiefem Koma, womit der höchste Schweregrad, 5, beschrieben ist, so ist ihr kaum mehr zu helfen. Dann wird sie mit hoher Wahrscheinlichkeit behindert bleiben oder sterben.

Pia Starkes Blutung wurde als Schweregrad 2 eingestuft: mäßige bis schwere Kopfschmerzen, Nackensteife, keine neurologischen Ausfälle, keine Bewusstseinsveränderungen.

Anscheinend hatte es nur kurz geblutet. Die geringe Menge konnte ein Hinweis darauf sein, dass es in dem betroffenen Gefäß kein großes Leck gab. Die Blutung wird durch den Druck, der von außen auf die Gefäßwand wirkt, gestoppt worden sein. Sobald das Blut nicht mehr herausfließt, bildet sich ein kleines Gerinnsel, das wie ein Pfropfen wirkt und die Gefäßwand abdichtet – zumindest für den Moment, oder auch für eine gewisse Zeit. In jedem Fall befindet sich die Patientin in einer höchst prekären Lage, auf die man sich nicht verlassen darf. Das Gerinnsel kann sich lösen, eine erneute Blutung wäre die Folge, die möglicherweise einen größeren Schaden anrichtet oder gar tödlich endet. In den ersten 24 Stunden nach einer Blutung liegt das Risiko, dass sie sich wiederholt, bei vier Prozent. Danach steigt es jeden Tag um ein Prozent.

Dabei hatten wir allerdings auch zu bedenken, dass es Blutungen in diesem Bereich gibt, die nicht auf ein Aneurysma zurückzuführen sind. Die Statistik spricht von zehn bis 15 Prozent, für die es eine andere, harmlosere Ursache gibt. Zum Beispiel eine spezielle Blutung, von der man glaubt, dass sie aus einer Vene kommt, da kein arterieller Druck vorhanden ist; das Blut sickert lediglich. Tritt eine solche Blutung auf, wird man ebenfalls von starken Kopfschmerzen überrascht, die kaum auszuhalten sind. Darüber hinaus aber bleibt sie in nahezu allen Fällen folgenlos. Es kommt fast nie zu Nachblutungen. Die Patienten werden beschwerdefrei entlassen und sind danach wieder gesund.

Wir mussten also zunächst einmal klären, ob bei Pia Starke tatsächlich ein Aneurysma vorlag. Inzwischen war die junge Frau aus der Notaufnahme zu uns in die Neurochirurgie gebracht worden. Es war ein Donnerstag, daran erinnere ich mich genau, obwohl es einige Jahre her ist. Ich werde diesen und die folgenden Tage nicht vergessen.

Ohne Zeitverzögerung begannen wir mit der Angiografie. Schließlich mussten wir vom Schlimmsten ausgehen. Was auch immer zu der Blutung geführt hatte, es könnte sich wiederholen. Oft wird hier das Bild von der Bombe mit Zeitzünder bemüht.

Es war unverkennbar, dass wir es mit einer Patientin zu tun hatten, die ein gesundes Leben führte. Sie rauchte nicht, sie trank keinen Alkohol, sie war schlank, trieb Sport, ihr Blutdruck war im besten Bereich. Dementsprechend sahen die Blutgefäße in ihrem Kopf aus. Wie schmal und filigran die Blutgefäße zwischen den beiden Hirnhälften waren, kleiner im Durchmesser als bei den meisten Menschen, sollten wir erst später während der Operation feststellen. Doch zunächst mussten wir den Auslöser finden und eine entsprechende Operationsstrategie festlegen.

Wir begannen die Angiografie mit den Gefäßen auf der linken Seite, nahmen uns jedes einzeln vor. Der Neuroradiologe gab Kontrastmittel ein, und wir verfolgten, wie es sich seinen Weg bahnte. Auf dieser Seite waren keine auffälligen Veränderungen festzustellen, doch auf der anderen wurden wir fündig: eine winzig kleine Aussackung an der Arteria communicans posterior, einem Gefäßast der inneren Halsschlagader, der diese mit der hinteren Hirnarterie verbindet. Er liegt an der Hirnbasis, direkt über der Stelle, wo die Halsschlagader durch den Knochen in den Schädel eintritt.

Das Aneurysma maß zwei Millimeter, es war breiter als hoch und sprang einem nicht gerade ins Auge. Vielmehr hätten wir es fast übersehen.

Nun standen wir vor der Frage, wie wir die Bombe, so klein sie auch war, entschärfen konnten. Nichts zu unternehmen wäre fahrlässig gewesen. Ich beriet mich mit dem Neuroradiologen, der die Angiografie durchgeführt hatte. Coiling, das Verfahren mit den platinbeschichteten Metallspiralen, die über einen Katheter in das Gefäß geführt werden, schied aus, dafür war das Aneurysma zu klein. Abgesehen davon würde man damit riskieren, dass die Spiralen wieder herausrutschen und die Arterie verschließen, da der Hals der Aussackung breiter war als sein Dom, der Teil darüber.

Heute könnte man es mit einer speziellen Sorte Stents versuchen, dem Flow Diverter, der durchlässige Wände hat. Das führt zu einer Verwirbelung des einströmenden Blutes und kann ein erneutes Platzen des Aneurysmas verhindern. Diese Technik, die allerdings in einer solchen Situation heute noch kontrovers diskutiert wird, war zu dieser Zeit noch nicht etabliert. Damals gab es nur Stents mit geschlossener Wand. Das kam nicht infrage, weil man damit auch die kleinen abgehenden Gefäße verschließen würde. Das hätte zu einem Schlaganfall geführt. Dafür, dass die Arterie nur wenige Zentimeter lang ist, gehen von ihr verhältnismäßig viele kleine Äste ab.

Am Ende der Abwägungen blieb nur der Weg, das Aneurysma

mit einem Clip zu verschließen. Aber auch bei dem Gedanken fühlte ich mich nicht wohl. Solche kleinen Aneurysmen lassen sich nicht gut clippen, zum einen, weil sie so klein sind und keine klar definierte Form haben. Hinzu kommt, dass es meist durch kleine Verletzungen zu solchen Aneurysmen kommt und man nicht wissen kann, was dabei mit der inneren Gefäßwand passiert ist und wie fragil sie dadurch ist.

Diese Gedanken teilte ich auch den Eltern der jungen Frau mit, die am Nachmittag in die Klinik geeilt kamen. Ich bat sie in unser Besprechungszimmer. Sie ließen sich genau erklären, was wir bei ihrer Tochter diagnostiziert hatten und welche Möglichkeit wir sahen, ihr zu helfen. Dabei konnte ich ihnen nicht verschweigen, dass eine Operation nicht nur schwierig, sondern auch risikoreich sein würde. Beim Anbringen des Clips könnte die Gefäßwand reißen, erklärte ich ihnen, und dabei wurde mir selbst flau im Magen.

Ein ähnliches Gespräch führte ich mit der Patientin. Wir hatten sie auf die Intensivstation gebracht. Ihre Vitalparameter wurden überwacht, speziell der Blutdruck. Und sie bekam Infusionen gegen die Kopfschmerzen. Ich erinnere mich an ihr Lächeln. Sie wirkte erstaunlich positiv, als wäre ihr der Ernst der Lage nicht bewusst gewesen. Dabei vertraute sie mir einfach nur, wie ich später von ihren Eltern erfuhr. Sie war sich sicher, in den allerbesten Händen zu sein. »Wenn ich von ihm operiert werde, brauche ich doch keine Angst zu haben«, habe sie ihnen gesagt, als sie sich am Abend verabschiedeten.

Da die Patientin und ihre nächsten Angehörigen einverstanden waren, planten wir die Operation gleich als erste für den nächsten Morgen. Vor der Frühbesprechung ging ich noch einmal zu Pia Starke. Sie hatte gut geschlafen und wirkte so optimistisch wie am Vortag. Bei Patienten, die positiv in eine Operation gehen, passiert nach meiner Erfahrung am wenigsten etwas. Ob sich das mit Zahlen belegen ließe, kann ich nicht sagen, aber gefühlt ist es so. Bevor ich ihr Zimmer verließ, sagte ich: »Heute Nachmittag komme ich noch mal und erzähle, wie es gelaufen ist.«

Um sieben Uhr dreißig wird Pia Starke in den OP-Saal gebracht. Erst erfolgt die Narkose, anschließend die Lagerung auf dem OP-Tisch. Der Kopf in der Mayfield-Klemme, 30 Grad nach links gedreht, die rechte Wange markiert den höchsten Punkt. Dann rasieren und steril abwaschen, die übliche Abfolge. Ein bogenförmiger Hautschnitt über dem Auge. Die Eröffnung des Schädels, Durchmesser acht Zentimeter.

Unter der Arachnoidea ist das Blut gleich zu sehen. Die sonst weiß-rosa-graue Oberfläche des Gehirns ist rötlich gefärbt. Die Hirnmasse pulsiert, dass es bedrohlich aussieht, und die Ästhetik ihrer klaren Strukturen ist verschwunden. Bedrohlich wirkt es auch deshalb, weil das Gehirn durch die Blutung bereits geschwollen ist.

Es kann nichts passieren, was ich noch nicht erlebt habe, denke ich, blicke auf das vor mir liegende Gehirn und gehe in Gedanken die einzelnen Schritte durch, die wir vor uns haben. Obwohl man vorher alles getan hat, um die Lage des Aneurysmas genau zu lokalisieren, darf man nun nicht direkt darauf zuarbeiten. Man muss Umwege gehen und die Umgebung erforschen. Dazu gehört, Nervenwasser aus den basalen Zisternen und dem Ventrikel abzulassen, in diesem Fall dem dritten, um den Druck im Schädelinneren zu verringern. Und man muss die Blutgefäße, die sich vor und hinter dem Aneurysma befinden, freilegen, um sie im Notfall, sollte etwas schiefgehen, clippen zu können und so Kontrolle über den Gefäßabschnitt vor und hinter dem Aneurysma zu haben. Erst dann nähert man sich dem Aneurysma selbst.

Und genauso gehe ich vor – oder will ich vorgehen, denn noch bin ich auf dem Weg dorthin, unterhalb des Frontallappens an der Hirnbasis entlang, ein ganzes Stück vom Ziel entfernt. Um überhaupt einen Zugang zu bekommen, muss ich das Gehirn minimal anheben, einen halben Zentimeter vielleicht, nicht mehr. Ich arbeite mich voran, in der linken Hand den Sauger, in der rechten die Pinzette.

Plötzlich wirbelt mir Blut entgegen, wie ein Strudel, der nach oben gedrückt wird, durchs Mikroskop vielfach vergrößert. Ich bin bestürzt. Mein Arbeitskanal, ein mal zwei Zentimeter breit, füllt sich noch in der gleichen Sekunde.

Man muss immer darauf gefasst sein, dass das Aneurysma platzt, doch dass es so früh passiert, überrascht mich. Ich habe mich dem Aneurysma mit Sauger und Pinzette höchstens bis auf vier oder fünf Zentimeter genähert. Dadurch kann es kaum zu der Blutung gekommen sein. Aber was ist dann geschehen? Hat allein die Änderung des Drucks im Schädelinneren durch das Öffnen der Hirnhaut oder das Absaugen des Hirnwassers dazu geführt?

Ich sehe nur noch Blut. Und ich weiß, eine falsche Bewegung, und es kann noch schlimmer werden. Ich kann Gefäße verletzen oder Nerven, in der Gegend sind mehr als genug, darunter der Nervus opticus, der Sehnerv.

Der erste Impuls, um mehr, um überhaupt etwas sehen zu können: »Sauger stärker!«

Die OP-Pflegerin, die Springerin ist gerade mit etwas anderem beschäftigt, hechtet zum Bedienpanel.

»Noch stärker, voll aufdrehen!«

Wenn es blutet, dann nicht nur nach außen, sondern auch nach innen. Das Gehirn schwillt noch stärker an. Der Spalt, der mein Arbeitskanal sein soll, wird regelrecht zugedrückt.

Es sprudelt ununterbrochen, und ich sehe noch immer nicht, woher das Blut kommt, wo genau das geplatzte Aneurysma lokalisiert ist.

»Größerer Sauger!«

Ich benutze einen dünnen Sauger, der reicht nicht aus. Um ihn gegen einen größeren zu tauschen, muss ich ihn aus der Schädelöffnung herausnehmen, das Saugen für einen Moment unterbrechen. Dieser Moment dauert nicht länger als zwei, drei Sekunden, doch schon schwappt Blut aus dem Kopf und platscht auf meinen Kittel.

Inzwischen melden sich auch die Überwachungsmonitore. Der Blutdruck fällt rasch von 120/80 auf 90/60. Während die Herzfrequenz im Tempo zulegt, von 60 auf 80, dann auf 120. Der vorher monotone Piepton mit seinen gleichmäßigen Pausen klingt plötzlich wie ein Alarmsignal. Die Anästhesiepflegerin läuft nach nebenan, um Blutkonserven zu holen. Es gibt tausend andere Handgriffe, die parallel dazu erledigt werden müssen. Jeder weiß, was zu tun ist; alles greift ineinander wie ein Uhrwerk.

Mit dem neuen Sauger gelingt es endlich, das Blut so weit abzusaugen, dass wir die Quelle ausmachen können. Es ist tatsächlich das Aneurysma, das sich als ein, wie es fachterminologisch bezeichnet wird, *blister-like aneurysm* entpuppt. Das sind besonders fragile Aneurysmen, die keine klare Wand besitzen, nur einen Hauch von Hülle, die man sich wie bei einer besonders zarten Blase vorstellen kann. Solche Aneurysmen haben ein hohes Blutungsrisiko. Ich nehme Hirnwatte und drücke sie auf das Loch, halte sie mit dem Sauger in dieser Position und sauge durch die Watte weiter das Blut ab. Dann nehme ich einen zweiten Sauger, mit der rechten Hand, und säubere den Bereich rundherum.

Diesen Sauger verwende ich auch gleich, um einen Abschnitt des Sehnervs und der inneren Halsschlagader frei zu präparieren; den Nerv, damit ich genau weiß, wo er entlangläuft, und ihn nicht verletze; die Halsschlagader, um die Stelle zu finden, an der die Arterie mit dem Aneurysma abgeht. Normalerweise benutzt man dafür die Schere und schneidet die Spinngewebshaut und Adhäsionen sorgsam auf bzw. löst sie. Jetzt aber habe ich nur eine Hand frei. Unter diesen Umständen muss ich die Umgebung in Eile stumpf freilegen. Ein Stück vor dem Aneurysma setze ich einen ersten Clip, der die Halsschlagader verschließt, einen zweiten Clip jenseits des Aneurysmas und stoppe damit die Blutung.

Eine kurze Verschnaufpause für alle Beteiligten.

Nun stellt sich die Frage, ob und wie die betroffene Gehirnhälfte von der Gegenseite über die vordere Verbindung, den Ramus communicans anterior, mitversorgt wird. Hier hat die Natur eine Verbindung zwischen den Gefäßsystemen beider Gehirnhälften für den Fall der Fälle angelegt. Aber leider ist diese Verbindung nur in 50 bis 70 Prozent kräftig genug ausgebildet, um ausreichend Blut für die gegenüberliegende Seite zur Verfügung zu stellen. In diesem Fall könnte eine Halsschlagader dann beide

Gehirnhälften versorgen. Dazu führen wir nun rasch eine Fluoreszenz-Angiografie durch. Zu meinem Entsetzen ist der Ramus communicans anterior nur fadenförmig ausgebildet, und es kommt kaum Blut auf meiner Seite über diese Umgehungskreisläufe an. Die Gehirnhälfte ist damit aktuell nicht ausreichend mit Blut versorgt.

Daher läuft nun die Zeit. Wir können den Blutfluss in der Halsschlagader nicht beliebig lange unterbrechen und haben nur 20, höchstens 30 Minuten, um die Situation zu retten. Danach würden die Gehirnzellen in den betroffenen Arealen beginnen abzusterben.

»Beatmung, 100 Prozent Sauerstoff!«, weise ich die Anästhesistin an. Normal sind 30 bis 40 Prozent in der Beatmungsluft, in der Raumluft sind es 21 Prozent.

Die OP-Pflegefachkraft neben mir sortiert ihren Tisch, legt neue Clips bereit. Die Anästhesistin stabilisiert den Blutdruck. Etwa einen Liter Blut hat die Patientin in der kurzen Zeit bisher verloren. Die zweite OP-Pflegerin stellt den Sauger schwächer.

Und ich kann einen Blick auf das Aneurysma werfen – besser gesagt: auf das, was davon noch übrig ist. Platzt ein Aneurysma, öffnet sich normalerweise die Kuppel, der Dom. Hier aber ist das gesamte Gefäß beschädigt. An der Stelle, wo das Aneurysma war, sieht man das Innere der Gefäßwand, so groß war das Loch.

Mit einem Clip kann ich da nichts mehr ausrichten. Also versuche ich, das Gefäß zu nähen, aber das funktioniert nicht. Die Wand ist so morsch, dass der Faden immer wieder ausreißt. Mit synthetischem Dura-Ersatz, künstlicher Hirnhaut, starte ich einen nächsten Versuch. Ich wickele das Patch um die zerfledderte Stelle und versuche, es mit einem Clip festzumachen. Doch auch das hat keinen Erfolg. Das Loch ist dafür zu groß, ich kann es nicht abdichten. Zuletzt probiere ich es mit einem Stück Muskel, wickele auch das um das Gefäß, aber dabei reißt es noch stärker ein.

Wann weiß man, dass man verloren hat? Wann ist der Punkt, an dem man das ahnt?

Während ein Versuch nach dem anderen scheitert, suche ich fieberhaft in meinem Gedächtnis nach einer Situation, in der ich mit dem gleichen oder einem ähnlichen Problem konfrontiert war und es gelöst hatte. Es gibt keine.

Ich muss mir eingestehen, dass die geschundene Arterie nicht zu retten ist. Es existiert kein adäquater Umgehungskreislauf, der sie ausreichend versorgt hätte. Somit blieb nur eine Lösung: Wir müssen einen Bypass legen. Doch darauf sind wir nicht vorbereitet – das ist doppelt tragisch, da Bypässe meine Spezialdisziplin sind. Alle möglichen Szenarien hatte ich durchgespielt, dieses eine nicht.

Kurz überlege ich, ob ich für den Bypass ein Gefäß aus dem Bein nehmen soll. Die Größe wäre vermutlich besser, aber es würde zu lange dauern. Die Zeit läuft ohnehin schon gegen uns.

Ich entscheide mich für die Schläfenarterie, zeichne ihren Verlauf auf der Haut an, mache einen Hautschnitt und lege sie frei.

Es ist ein vergeblicher Kampf. Aber diesen Gedanken lasse ich nicht zu. Ich mache weiter, kämpfe verbittert, als wollte ich der Realität nicht ins Auge schauen, die Niederlage nicht akzeptieren. Und so ist es wohl auch.

Ich suche ein Empfängergefäß. Ein oberflächlicher Ast der mittleren Hirnarterie, also einer, der nicht tief liegt, scheint mir am besten geeignet. Während ich das Gefäß freipräpariere, lasse ich die OP-Pflegerin alles für die Naht vorbereiten. Fadenstärke 10–0. Ich will Einzelnähte machen, die sicherste Variante.

14 Stiche, 14 Nähte gegen die Uhr. Und gegen die Biologie.

Das Gehirn ist inzwischen hart wie ein Brett, seine Rinde, die äußere Schicht, gespannt wie die Haut auf einer Trommel.

Eine halbe Stunde brauche ich für den Bypass, dann ist er fertig. Aber das verhindert nicht den Schlaganfall. Die Blutversorgung war zu lange unterbrochen. Das Gehirn schwillt noch mehr an. Und da im Schädelinneren mittlerweile jeder Kubikmillimeter ausgefüllt ist, drückt es sich wie eine Beule aus der Schädelöffnung. Der Schrecken eines jeden Neurochirurgen.

Dann muss ich etwas tun, was Demut lehrt, für den Moment

und für alle Zeit, weil man so etwas nie vergisst. Um dem Gehirn Raum zum Schwellen zu geben, setze ich noch einmal das Skalpell an und schneide die Kopfhaut weiter ein, nach hinten und nach oben zur Kopfmitte hin. Eine sogenannte Entlastungskraniotomie, um dem Gehirn Raum zum Schwellen nach außen zu geben. Ich klappe die neuen Hautlappen beiseite und setze die Säge an, um auch die Schädelöffnung entsprechend zu vergrößern. Als ich damit fertig bin, habe ich insgesamt zwei Drittel des Schädelknochens der rechten Kopfseite entfernt. Zu solch martialischen Mitteln greifen zu müssen, ist eine zutiefst schmerzliche Bankrotterklärung.

Zuletzt nähe ich die Kopfhaut über dem geschwollenen Gehirn zusammen. Der Knochendeckel, der nicht mehr draufpasst, wird bei minus 80 Grad tiefgefroren. Sollte Pia Starke überleben, kann er später wieder eingesetzt werden. Ohne die erweiterte Schädelöffnung hätte sie nicht die geringste Chance.

Es war ein Teufelskreis: Bereits die erste Blutung verursachte eine Hirnschwellung. Das passiert immer, weil sich der Wassergehalt im Gehirn durch eine Schädigung der Blut-Hirn-Schranke erhöht. Durch die Schwellung wiederum stieg der Druck im Schädelinneren. Das Gehirn beanspruchte mehr Platz, was Pia Starke als Kopfschmerz empfand. Dann platzte das Aneurysma erneut, und das Gefäß wurde verschlossen. Wieder eine Blutung und Minderversorgung des Gehirns. Das Gehirn schwoll stärker, der Hirndruck nahm weiter zu. Im Normalzustand ist der Hirndruck niedriger als der Blutdruck. Steigt der Hirndruck, sinkt der Perfusions- oder Durchblutungsdruck, das ist der Blutdruck minus Hirndruck. Das bedeutet gleichzeitig, dass das Gehirn nicht mehr so gut durchblutet, weniger mit Sauerstoff und Nährstoffen versorgt wird. Und schon ist man in der Spirale drin. Je weniger das Gehirn durchblutet wird, umso mehr schwillt es an. Was den Perfusionsdruck weiter in den Keller treibt, dem Hirndruck zu neuen Höhen verhilft und das Gehirn nur noch kräftiger anschwellen lässt … und so weiter. Das Ende der Spirale ist spätestens erreicht, wenn der Hirndruck den Blutdruck übersteigt. Dann wird das Gehirn nicht mehr durchblutet, stellt innerhalb von Sekunden seine Funktion ein und stirbt kurz darauf.

Der Hirndruck bei einem gesunden Erwachsenen beträgt 8 bis 10 mmHg. Als Pia Starke aus dem OP-Saal geschoben wurde, waren es bei ihr 29 mmHg. Das wussten wir, da ich zum Ende der Operation einen Sensor im Gehirn hinterlassen hatte, um den Hirndruck überwachen und die weitere Therapie an ihm ausrichten zu können. Die Anästhesisten hatten die Narkose schon während der Operation vertieft, um das Gehirn zu schützen. Außerdem bekam sie über Infusion Medikamente, die ihren Blutdruck möglichst hoch halten sollten, und welche zur Entwässerung des Gehirns, damit die Schwellung nachließ. In diesem Zustand wird sie zügig auf die Intensivstation gebracht.

Ich bin frustriert und wütend und verzweifelt – alles zusammen. Deprimierender hätte die Mischung nicht ausfallen können. Und ich schäme mich für den Verlauf dieser Operation. Spüre alle Augen auf mich gerichtet. In einem solchen Moment überschwemmt mich eine Vielzahl von Gefühlen – die Enttäuschung, nicht geholfen zu haben, Mitleid mit der Patientin, Entsetzen über ihr Schicksal, aber auch narzisstische Gefühle schwelen in mir, die Kränkung und die Scham, es nicht geschafft zu haben. Auch das sollte man nicht verschweigen.

Operieren musste ich an diesem Tag nicht mehr, aber das Wartezimmer für die Sprechstunde war rappelvoll. Als ich die vielen Leute sah, war ich sogar dankbar. Die nächsten Stunden würde keine Zeit bleiben, ins Grübeln zu geraten. Man schließt die eine Tür der Untersuchungsräume und öffnet eine neue, bis man den Weg noch einmal zurückgeht. Aber so lange funktioniert man erst einmal, macht weiter, ist für die anderen Patienten da.

Doch später am Nachmittag das Unausweichliche. Nicht weil ich muss, sondern weil ich das so will, weil ich es als meine Aufgabe betrachte. Die Eltern von Pia Starke waren inzwischen in der Klinik und wussten auch schon, dass es nicht gut gelaufen war.

Ich bat sie in denselben Raum, in dem wir am Abend zuvor gesessen hatten. Die Mutter schien geweint zu haben. Ich berichtete ihnen von der Operation, wie ich von der Blutung überrascht worden war, und wie ich danach versucht hatte, die Situation zu retten, ohne dass es mir gelungen war, das verheimlichte ich ihnen nicht.

Als ich mit meinem Monolog zu Ende war, sagte keiner von beiden ein Wort. Stille. Betretenes Schweigen, das trifft es wohl am besten. Dann stellte der Vater doch eine Frage, ließ sich noch einmal erklären, warum das Gefäß gerissen war, und ob wir etwas falsch gemacht hätten, dass es dazu gekommen war. Einen Tag vorher hatte ihre Tochter morgens noch fröhlich, scheinbar kerngesund, das Haus verlassen, und nun lag sie nebenan auf der Intensivstation, angeschlossen an Schläuche und Kabel, künstlich beatmet, mit der schlechtesten Prognose, die man haben konnte.

Ich absolvierte noch die abendliche Visite. Dann zog ich mich in mein Büro zurück, schloss die Tür, die sonst meist offen steht. Ich setzte mich an den Schreibtisch, nahm das Diktiergerät und sprach den OP-Bericht drauf. Das hatte ich vorher nicht fertiggebracht. Jetzt ging ich jeden einzelnen Schritt noch einmal durch. Fürs Protokoll, aber auch für mich. Um mir selbst Gewissheit zu verschaffen. Hätte ich an irgendeinem Punkt etwas anders machen können, anders machen müssen? Hätte man die Arterie vielleicht doch flicken können? Hatte ich eine Möglichkeit übersehen? Wie war es mit dem Bypass? Hätten wir etwas retten können, wäre ein Spendergefäß aus dem Arm oder aus dem Bein vorbereitet gewesen?

Ich zermarterte mir den Kopf, dabei wusste ich die Antwort längst, ich musste sie nur akzeptieren: In der Sekunde, als das Aneurysma und mit ihm das Gefäß geplatzt war, war bereits alles verloren. Das Schicksal dieser jungen Frau und ihrer Familie, der dramatische Verlauf dieser Operation hat sich mir eingebrannt. Es ist eine der bittersten Erfahrungen meiner ärztlichen Laufbahn. Sie liegt einige Jahre zurück. Noch heute habe ich Kontakt zur Familie.

In der Nacht nach der Operation war der Hirndruck der Patientin trotz all der Maßnahmen, die dem entgegenwirken sollten, auf 40 mmHg gestiegen. Zwei Tage später trat der Hirntod ein. Die Geräte aber wurden nicht abgeschaltet. Denn Pia Starke hatte sich lange zuvor schon mit einem Spenderausweis zur Organspende entschlossen. Sicherlich hat ihr Beruf sie darin noch bestärkt. Ihre jungen und gesunden Organe retteten sieben Menschen das Leben. Die Deutsche Stiftung Organtransplantation hat bis heute Kontakt zu Pia Starkes Angehörigen.

6

Tumor – Gigant im Kreuz

Lebensqualität oder Lebensverlängerung

Die Schmerzen im Rücken plagten Elisabeth Hoffman seit fünf Jahren. Vielleicht waren es auch sechs, sie wusste es nicht mehr so genau. Am Anfang dachte die 45-Jährige, sie hätte ihren Bandscheiben etwas zu viel zugemutet. Sie arbeitete gern und oft im Garten. Da der ungefähr 2000 Quadratmeter groß ist, gab es ausreichend zu werkeln. Und auch ihr zweites Hobby, kleinere und größere Holzstücke mit den verschiedensten Gerätschaften zu Kunstwerken zu veredeln, konnte man nicht unbedingt rückenfreundlich nennen. Die Schmerzen waren unangenehm, aber nicht unerträglich. Hat doch fast jeder was mit dem Kreuz, munterte sie sich selbst auf und sah keinen Grund, deswegen einen Arzt zu bemühen. Dabei ist es durchaus vernünftig, wenn Schmerzen entlang der Wirbelsäule nach sechs Wochen nicht verschwinden oder gar stärker werden, ein MRT machen zu lassen. So selten es sein mag, aber es kann ein langsam wachsender Tumor dahinterstecken, der umso leichter therapierbar ist, je früher man ihn entdeckt.

Nur einmal schilderte sie ihrem Gynäkologen, wie sich die Schmerzen im unteren Teil ihres Rückens, wo Kreuz- und Steißbein aufeinandertreffen, breitmachten und in den gesamten Unterleib ausstrahlten. Der Arzt, der keine gynäkologischen Ursachen fand, meinte, solche Beschwerden wären bei Frauen wie ihr normal, schließlich habe sie fünf Kinder zur Welt gebracht. So verstrichen die Jahre; mal ging es ihr besser, mal schlechter – völlig schmerzfrei war sie nie.

Mit Höhen und Tiefen kannte sich Elisabeth Hoffman aus. Als sie 19 Jahre alt war, damals lebte sie in einer kleinen Ortschaft in Schleswig-Holstein, wurde sie zum ersten Mal Mutter und schwebte vor Glück im siebten Himmel. Fünf Jahre später hatte sie drei Kinder, aber keine Beziehung, die funktionierte. Doch dann lernte sie ihren Traumprinzen kennen. Der besaß zwar kein Schloss und keine Reichtümer, dafür ein großes Herz. Er nahm ihre Kinder an, als wären es seine eigenen. Und als er von seiner Firma, einem kleinen Handelsunternehmen, einen Job in Chile angeboten bekam, zogen sie, kaum dass sie sich ein Jahr kannten, zu fünft in einen Vorort von Santiago. Sie mieteten ein Haus in einer Comunidad ecológica, die einst von Künstlern gegründet worden war, lebten sich ein in der Fremde und bekamen zusammen noch zweimal Nachwuchs. Er ging arbeiten, sie kümmerte sich um die Kinder, um Haus und Garten. Es war aufregend, oft anstrengend, aber auch schön.

An einem Tag etwa zu der Zeit, als es mit den Schmerzen in ihrem Rücken anfing, dann die erste Katastrophe. Ihr ältester Sohn Sebastian, damals 16, erhitzte einen Topf mit Öl auf dem Herd in der Küche, um Pommes zu frittieren. Das hatte er schon öfter gemacht; er wusste, worauf er zu achten hatte, doch diesmal lief etwas schief. Wie es genau passierte, weiß niemand. Von dem heißen Öl muss etwas auf den Herd getropft sein, auf die Flamme, es war ein Gasherd. Ehe er sich versah, fing der Topf Feuer. Die offene Dunstabzugshaube darüber wirkte wie ein Schornstein. Im nächsten Moment standen die Küchenmöbel in Flammen, dann die ganze Küche, dann das gesamte Haus, das bis auf ein höheres Fundament im Erdgeschoss aus Holz gebaut worden war. Ein Hundewelpe verbrannte, eine ihrer Katzen erstickte. Dem Sohn, der allein zu Hause war, geschah nichts, er rannte schnell genug nach draußen.

Im Sommer vor zwei Jahren das nächste Unglück. Diesmal traf es Sabrina, ihre zweitälteste Tochter, 18 war sie zu der Zeit. Sie war mit vier Freunden im Auto unterwegs, auf einer Landstraße in der Nähe von Santa Cruz. Es war Nacht, oder schon früh am

Morgen, sie kamen von einer Party. Einer der Vorderreifen platzte, der Fahrer verlor die Kontrolle, der Wagen überschlug sich. Sabrinas Freunde zogen sich Schürfwunden und Prellungen zu, sie wurde als Einzige aus dem Fahrzeug geschleudert, flog ein Stück durch die Luft, ehe sie auf den Boden prallte. Einerseits hatte sie Glück, denn sie schlug auf einer Wiese neben der Straße auf, nicht auf der betonharten Fahrbahn – sie hätte tot sein können. Doch bei dem Sturz wurde die rechte Hälfte ihres Gesichts von der Stirn bis auf Höhe des Mundes regelrecht skalpiert. Die Haut und die Schichten darunter hingen wie ein dicker Lappen nach unten, Muskelfasern und Nervenäste waren zerrissen, manche komplett zerstört. In zwei langen Operationen gelang es den Ärzten, die Gesichtshälfte zu rekonstruieren; nicht alle Funktionen konnten jedoch wiederhergestellt werden. Sabrina kann das rechte Auge nicht mehr schließen, und wenn sie lacht, erkennt man das nur an ihren Gesichtszügen auf der linken Seite.

Möglicherweise lenkten Elisabeth Hoffman all diese Sorgen vom eigenen Leid ab. Ihr Lebensgefährte hatte in der Zwischenzeit seinen Job verloren und musste sich einen anderen suchen, was nicht einfach war. Doch dann wurden die Schmerzen in ihrem Rücken so schlimm, dass sie es nicht mehr aushielt. Sie schleppte sich zu einer Ärztin, die verschrieb ihr Cortison, was die Schmerzen linderte, aber nur für eine kurze Zeit. Dieselbe Ärztin überwies sie schließlich in eine Klinik, damit dort ein MRT von ihrem Rücken gemacht wurde. Das war nur unter Vollnarkose möglich. Im wachen Zustand konnte sie keine zwei Minuten auf dem Rücken liegen, ohne dass ihr vor Schmerz der Atem wegblieb.

Bevor sie die Klinik verließ, bekam sie mit den MRT-Aufnahmen, gespeichert auf einer CD, einen Arztbericht in die Hand gedrückt. Ihre Augen huschten über den spanischen Text, unter Diagnose stand ein Wort, mit dem sie nichts anzufangen wusste: Chordom. Niemand hatte ihr erklärt, was man im unteren Teil ihres Rückens entdeckt hatte. Wobei entdeckt in dem Fall nicht das passende Wort zu sein scheint. Der Fremdkörper hatte eine Größe, dass er einem auf den Bildern regelrecht entgegensprang.

Zu Hause schaltete sie sofort den Computer ein, um zu recherchieren, was es damit auf sich hatte. Sie war aufgeregt, obwohl die Narkose noch nachwirkte. Sabrina saß neben ihr, gab das Wort ein, vertippte sich, gab es noch mal ein, bis alle Buchstaben korrekt waren – und sie lasen, was sie eigentlich nicht lesen wollten. »Mama, du hast einen Tumor!«, sagte die Tochter.

Ein Chordom ist wie ein Sechser im Lotto, nur im negativen Sinne. Von einer Million Menschen wird einer mit diesem Tumor gestraft. Und der hat die Zellen, aus denen sich das Tumorgewebe entwickelt, von Anfang an in seinem Körper. Man spricht von einem embryonalen Tumor. Er entsteht aus den Resten der Corda dorsalis, einer Art Vorstufe der Wirbelsäule, durch die sie im Verlauf der Embryonalentwicklung ersetzt wird. Bevorzugt dockt er an der Schädelbasis an, in einem Bereich, der hinter der Nase liegt. Und noch häufiger an der Wirbelsäule. Bei Elisabeth Hoffman hatte er sich an deren unbeweglichem Ende eingenistet, wo sie ins Becken übergeht, an Kreuzbein und Steißbein. Hier wie da – charakteristisch für ihn ist, dass er zwar langsam wächst, dafür aber ziemlich zerstörerisch ist. Nicht einmal Knochen sind vor ihm sicher.

Und er besitzt noch eine ungute Eigenschaft: Obwohl histologisch gutartig, sodass er nach WHO-Klassifikation als Grad 1 eingestuft wird, ist die Chance, ihn loszuwerden, aufgrund seines infiltrierenden Wachstums nicht sonderlich groß. Selbst wenn es gelingt, den sichtbaren Tumor – und damit meine ich den im MRT sichtbaren – komplett zu entfernen, muss man davon ausgehen, dass angrenzende Strukturen, ob Knochen oder Gewebe, von kranken Zellen befallen sind, oder dass während der Operation Tumorzellen in benachbartes Gewebe verschleppt werden, wo sich neue Tumorherde entwickeln können.

Ein Exemplar dieser seltenen Spezies sollte Elisabeth Hoffman also in ihrem Körper haben. Und was für eines, knapp zehn Zentimeter im Durchmesser, so groß wie der Kopf eines Babys. Der Tumor war in dem Raum zwischen Kreuz- und Steißbein auf der einen Seite und der Gebärmutter auf der anderen gewuchert. Er hatte sich in den Weichteilen ausgebreitet und auch Knochensubstanz befallen.

Wir besprachen die MRT-Aufnahmen in unserem interdisziplinären Tumor-Team. Die CD war per Kurier aus Santiago gekommen. Wir alle fragten uns, wie man es so lange mit diesem Riesen von einem Tumor im Körper aushalten konnte, und versuchten, uns diese Frau vorzustellen, die wir bisher nur von ihren Mails kannten.

Elisabeth Hoffman hatte sich eine Woche zuvor gemeldet, ihren Fall geschildert und den MRT-Bericht mitgeschickt. Es war Anfang Dezember. Ich hatte ihr geantwortet, dass ich für eine endgültige Einschätzung die Aufnahmen sehen müsste, bei der Art und Größe des Tumors jedoch davon ausginge, dass sie um eine Operation nicht herumkäme. Und ich hatte ihr den dringenden Rat gegeben, die Sache nicht weiter auf die lange Bank zu schieben, sondern möglichst bald nach Berlin zu kommen.

Eine Woche vor Heiligabend erschien sie bei mir in der Sprechstunde, gleich morgens acht Uhr – sie war die Erste. Als ich sie aufrief, kam mir eine schüchtern lächelnde Frau entgegen, braunes schulterlanges Haar, circa einen Meter sechzig groß. Man sah ihr die Schmerzen nicht an, wohl aber, dass sie das Leben nicht nur von der Sonnenseite kennengelernt hatte. Die Spuren in ihrem Gesicht und der Ausdruck ihrer Augen erzählten davon.

Am nächsten Tag wurde sie stationär aufgenommen, aber noch nicht für die eigentliche Operation. Wir wollten erst einmal eine Biopsie machen, um die Diagnose zu untermauern und mehr über die Gewebe- und Zelleigenschaften des Tumors zu erfahren. Aus welchem Gewebe waren die Tumorzellen entstanden? Wie sehr unterschieden sie sich von gesundem Gewebe gleicher Herkunft? Waren sie gutartig oder bösartig? Solche Dinge. Es sprach alles dafür, dass wir es tatsächlich mit einem Chordom zu tun hatten. Ich zweifelte nicht an der Diagnose der chilenischen Kollegen. Und dennoch: Letzte Gewissheit würde erst eine feingewebliche Untersuchung bringen. Und was dabei herauskäme, würde auch über das weitere Vorgehen entscheiden. Eine Chordom-Operation erfordert ein maximal aggressives Vorgehen mit deutlich größerem Ausmaß und höherer Radikalität als andere Tumorformen – mit den entsprechenden Nebenwirkungen.

Die Gewebeentnahme führte ich selbst durch. Es ist in solchen Fällen eine offene Biopsie erforderlich, um das Risiko, dass umliegendes Gewebe mit Tumorzellen kontaminiert wird, zu minimieren. Man entnimmt also nicht wie bei normalen Biopsien lediglich bildgestützt und mit einer Nadel Gewebe, sondern schneidet auf, sodass man das Gewebe unter Sicht entnehmen kann. Die Patientin bekam eine Narkose und wurde in Bauchlage auf dem OP-Tisch gelagert. Ich setzte oberhalb der Pofalte einen kleinen Schnitt, senkrecht, und bahnte mir mithilfe eines Tubus, einem schmalen Röhrchen, den Weg zum Tumor, der von einer extrem dünnen Kapsel umgeben war.

Nur 18 Millimeter unter der Hautoberfläche stieß ich auf ihren Rand, so weit hatte sich die Wucherung ausgebreitet. Ich öffnete die Kapsel durch einen winzigen Schnitt, entnahm ein Fitzelchen des kranken Gewebes und trat den Rückzug an, durch den Tubus abgeschirmt von dem Gewebe und den Hautschichten drum herum, wie durch einen Tunnel.

Im nächsten Gang nähte ich die Tumorkapsel wieder zu und verschloss auch die Hautwunde. Wohl wissend, dass ich das Gewebe, das den Zugangstrakt umgab, im Zuge der Tumorentfernung komplett würde herausschneiden müssen. Trotz aller Sorgfalt kann man nie mit 100-prozentiger Sicherheit ausschließen, dass nicht doch Tumorzellen mit gesundem Gewebe in Kontakt geraten. Selbst wenn es nur eine einzige wäre – winzig klein und fürs Auge unsichtbar –, könnte daraus ein neuer Tumor entstehen.

Drei Tage vor Weihnachten kam das Ergebnis aus der Neuropathologie. Der Direktor der Neuropathologie, Frank Heppner, mein Freund und Kollege, hatte mich persönlich angerufen. Elisabeth Hoffman war inzwischen zu Verwandten nach Norddeutschland gefahren, wo sie die Feiertage verbrachte. Die Analyse der Gewebeprobe hatte die Verdachtsdiagnose aus Chile bestätigt. Damit war klar, dass wir einen anderen Weg beschreiten mussten als bei den meisten neurochirurgischen Tumoren, in die man hineingeht, um sie von innen nach außen in Piece-Meal-Technik abzutragen, sozusagen stückchenweise, bis man den Rand zum gesunden Gewebe erreicht. Oder sich ihm zumindest weitestmöglich nähert, ohne die Beeinträchtigung wichtiger Funktionen wie Sprache und Motorik zu riskieren. Muss man Reste des Tumors belassen, wird versucht, diese im Nachgang durch Bestrahlung zu vernichten oder wenigstens deren Wachstum zu blockieren. Eine lokale Tumorkontrolle ist daher meist sehr gut möglich.

Gegen Chordome allerdings kann man auf diese Weise nichts ausrichten, sie gelten als strahlen- und chemotherapieresistent. Deshalb musste unser Ansatz sein, den Tumor komplett, als einen Block im gesunden Gewebe zu entfernen, nur dann hätte die Patientin eine Chance auf Heilung. Dafür würden wir allerdings in Kauf nehmen müssen, gegebenenfalls Nerven zu beschädigen oder Funktionen benachbarter Organe wie Darm oder Blase. Auch hier also der so schwere und immer wieder neu zu vollziehende Prozess des Abwägens. Welche Ausfälle auf Kosten der Lebensqualität wie Lähmungen der Beine, der Ausfall von Darm und Blase, soll man in Kauf nehmen, um das Leben eines Patienten zu verlängern? Darf man umgekehrt auf neue Bestrahlungsverfahren hoffen, wie die mit Schwerionen oder Protonen, und im Vertrauen darauf versuchen, eine wirklich gute Lebensqualität zu erhalten?

In dem Zusammenhang fällt mir der Fall eines anderen Patienten ein, der den Unterschied gut verdeutlicht. Ein Mann mit Prostatakarzinom, Mitte 60, noch nicht Rentner. Er wurde als Notfall eingeliefert, im Sommer desselben Jahres, fünf Monate bevor Elisabeth Hoffman zu uns kam. Der Tumor hatte bereits metastasiert, was immer ein denkbar schlechtes Zeichen ist. Eine Metastase hatte sich im untersten Lendenwirbel angesiedelt und dort das Knochengewebe zum Teil zerstört; ein Stück war abgebrochen. Das Karzinom selbst war in den Spinalkanal gewuchert, drückte jetzt auf das Rückenmark und auf Nerven, die dort verlaufen. Mit der Folge, dass der Mann in beiden Füßen Lähmungserscheinungen hatte, die es ihm fast unmöglich machten, sie zu heben oder zu senken. Er konnte nicht gehen. Und er war auch nicht mehr in der Lage, seine Blase selbstständig zu entleeren, ein Liter Urin hatte sich darin angesammelt. Weniger als die Hälfte genügt, damit Männer einen starken Harndrang verspüren. Die Nerven, die dafür sorgen, dass der innere und der äußere Schließmuskel der Harnblase funktionieren, waren durch die Raumforderung des Tumors lahmgelegt, ebenso wie die für die Beweglichkeit der Füße zuständigen Nerven.

Werden solche Nerven länger als zwölf bis 24 Stunden gedrückt, können sie absterben. Deshalb operieren wir einen Patienten, der mit dieser Diagnose gebracht wird, so schnell wie möglich, auch mitten in der Nacht. Das Ziel ist dann, die Nerven zu entlasten, ihnen wieder den Raum zu verschaffen, den sie brauchen, und damit ihre Funktionen zu erhalten. In einen solchen Tumor geht man hinein und schält Schritt für Schritt das befallene Gewebe heraus, die erwähnte Piece-Meal-Technik. Weil aber im ganzen Körper bereits Metastasen verteilt sind, versucht man, so minimal einzugreifen wie möglich, um keine Komplikationen zu provozieren. Es geht also gar nicht darum, den Tumor radikal zu entfernen. 99 Prozent dieser Eingriffe sind unter der Rubrik palliativ einzustufen, auch wenn man es sich anders wünschen würde.

Bei unserem Patienten entfernten wir, so gut es ging, den Tumor um die Nerven herum und stabilisierten die Wirbelsäule in dem Bereich, wo Knochensubstanz zerstört war, indem wir als Ersatz für den Knochen zwei Stäbe und mehrere Schrauben einsetzten. Als er die Klinik verließ, konnte er wieder laufen; auch die Schließmuskeln der Blase funktionierten – nicht perfekt, aber er brauchte keinen Blasenkatheter. Doch geheilt war er nicht. Auf ihn warteten Bestrahlung und Chemotherapie – und eine ziemlich große Portion Ungewissheit.

Das meinte ich mit dem Unterschied: Bei dem Mitte 60-Jährigen ging es darum, ihm für die Zeit, die er noch haben würde, eine gute Lebensqualität zu ermöglichen. Bei Elisabeth Hoffman dagegen nahmen wir eine Verschlechterung der Lebensqualität bewusst in Kauf, weil wir so eine Chance sahen, sie zu heilen. Mittlerweile, fünf Jahre später, werden vergleichbare Fälle kontroverser diskutiert. Es ist sehr viel stärker noch, als es damals der Fall war, eine sehr individuelle Entscheidung des einzelnen Patienten geworden. Im Falle von Elisabeth Hoffman kam noch hinzu, dass der Tumor im mittleren und unteren Kreuzbeinbereich saß, sodass eine radikale Entfernung nicht zu einer Lähmung der Beine führen würde, lediglich die Funktion von Blase und Mastdarm stand zur Diskussion. Das Gros der relevanten Nerven verlief außerhalb des Tumors.

Noch vor Weihnachten setzte ich mich mit den Chefs der Viszeralchirurgie und der Plastischen Chirurgie zusammen, um die Operation zu besprechen; wir wollten sie im Team bestreiten. Während ich ihnen die MRT-Bilder zeigte, schilderte ich kurz den Fall, einschließlich der Ergebnisse der Biopsie, dann berieten wir gemeinsam, welches Vorgehen das beste wäre.

Da der Tumor den Darm und die großen Beckengefäße ergriffen hatte und ein erfolgreicher Wundverschluss nach Entfernung eines so großen Tumors das Verschieben von Muskeln und die Adaptation der Haut ohne Schäden erfordert, ist ein High-Performance-Team aus vielen Disziplinen nötig. Die Aufgabe des Neurochirurgen dabei ist, den Tumor unter Schonung der Nerven aus der Wirbelsäule herauszulösen und diese, falls nötig, zu stabilisieren.

Bislang hatten wir bei Wirbelsäulentumoren dieses Kalibers zunächst einen Zugang von vorn geschaffen, um die Organe, die sich in seinem Umfeld befanden, den Darm zum Beispiel, sehen zu können und nicht zu verletzen. Wir präparierten alles so, dass wir ein Tuch wie einen Schutzvorhang vor den Tumor legen konnten. Dann drehten wir den Patienten auf den Bauch und gingen den Tumor von hinten über einen zweiten Zugang an – mit den entsprechenden Zwischenschritten, die Vorderseite blieb natürlich nicht offen. Und das Ganze wurde auf zwei Tage aufgeteilt. Vier bis fünf Stunden benötigte man am ersten, vier bis fünf am zweiten Tag.

Unsere Idee war eine andere. Wir trugen sie bereits eine ganze Weile mit uns herum. Die erweiterten technischen Möglichkeiten, über die wir inzwischen verfügten, hatten uns darauf gebracht. Wir wollten es mit nur einem Zugang schaffen – den von hinten, dort, wo ich ihn für die Biopsie gemacht hatte, nur größer –, dafür aber die gesamte Operation navigationsgestützt durchführen. Bei einer sogenannten voll navigierten Operation werden für das Auge verdeckte Strukturen mithilfe der vorab und der während der Operation erstellten Daten in 3D sichtbar gemacht, und wir erhalten detaillierte anatomische Informationen, ohne diese Bereiche unter hohem Risiko, etwas zu schädigen, freilegen zu müssen. Die Technologie, die ursprünglich für Eingriffe im Gehirn entwickelt wurde, um Tumore zu lokalisieren und beim Operieren genau sehen zu können, wo sie sich befinden und wo ihre Grenzen sind, wendeten wir seit einigen Jahren auch bei Wirbelsäulen-Operationen an, jedoch nur um Schrauben exakter platzieren zu können, nicht aber um die Tumorränder zu bestimmen und das Ausmaß der Tumorentfernung besser kontrollieren zu können. Das war neu.

Bei diesem Tumor kam es nun aber exakt darauf an: eine Entfernung rundum im Gesunden zu ermöglichen. Dafür schien das Navigationskonzept geradezu prädestiniert. Die Vorteile lagen auf der Hand: Es wäre nur ein Eingriff notwendig, es würde die Operationszeit verkürzen, erheblich sogar, und die Belastung für die Patientin verringern – vor allem aber das Risiko, für sie und für uns.

Wir bestellten Elisabeth Hoffman gleich nach den Feiertagen in die Klinik. Ich erklärte ihr, wie wir die Operation durchzuführen gedachten und dass wir uns für eine neue Vorgehensweise entschieden hätten. Mit den beiden Chefarztkollegen hatte ich mich darauf verständigt, dass wir, falls mein Plan aus irgendeinem Grund nicht aufgehen sollte, wovon ich nicht ausging, auf die herkömmliche Variante umsteigen würden, mit einem zweiten Zugang von vorn.

Drei Tage vor Silvester ist es so weit. Dieser Operation blicke ich mit besonderer Spannung entgegen. Es wäre ein echter Fortschritt für wirbelsäulenchirurgische Patienten, wenn wir mit dem neuen Verfahren Erfolg hätten. Wieder das vierte Stockwerk, aber diesmal OP-Saal 11. Der ist mit einem mobilen Computertomografen ausgestattet, der speziell für die intraoperative Anwendung konzipiert wurde, sich schnell und ohne großen Aufwand von A nach B bewegen lässt und es uns erlaubt, die Patienten so zu lagern, wie es für die Operation erforderlich ist, selbst in halb sitzender Position passen sie durch die Gantry-Öffnung des Scanners.

Als wir das Gerät vor gut fünf Jahren installierten, damals im Virchow-Klinikum, war die Charité die erste Klinik in Europa, die ein mobiles CT nutzte. Vorher musste eine Operation immer erst beendet werden, bevor man den Patienten zur Computertomografie bringen konnte, um zu prüfen, ob wir das Ziel erreicht hatten. Wenn nicht, musste in einer zweiten Sitzung korrigiert werden – weder für die Betroffenen noch für das OP-Team besonders wünschenswert. Mit dem Scanner lässt sich das gleich im OP-Saal erledigen, die Operationswunde kann offen bleiben, falls nachoperiert werden muss. Er liefert präzise Aufnahmen von Knochenstrukturen und Weichteilgeweben in 3D-Format. Auf einem einzigen Scan kann die gesamte Wirbelsäule dargestellt werden. Und: Sämtliche Daten lassen sich im Handumdrehen auf andere OP-Systeme übertragen und mit deren Daten verrechnen, was für unser Vorhaben besonders wichtig war. Nun wollten wir diese Technik zum ersten Mal in einem Bereich einsetzen, in dem wir ihre Vorteile bislang noch nicht genutzt hatten.

Wir positionieren Elisabeth Hoffman, die bereits schläft, in Bauchlage auf dem OP-Tisch, die Beine gestreckt, die Arme ebenfalls, beide dicht am Körper. Unter Brust und Becken schieben wir Kissen, damit der Bauch mehr Platz bekommt und nicht zu stark gedrückt wird. Den Kopf polstern wir mit einem speziellen Gelkissen. Auch alle anderen Körperteile, die aufliegen, erhalten weiche Unterlagen, damit keine Druckschäden entstehen. Das darf man bei solch langen Eingriffen nicht unterschätzen. Unsere OP-Pflegefachkraft Aleksandra Mihajlovic hat bereits alle Tische aufgebaut – und hier wird klar, welches Instrumentenarsenal sie für alle Fälle bereithält: Sie hat an alles gedacht, an die mikrochirurgischen, wirbelsäulenchirurgischen, bauchchirurgischen und plastischen Aspekte der bevorstehenden Operation.

Anschließend wird das Operationsgebiet steril abgewaschen, von der Mitte des Rückens bis zu den Oberschenkeln. Die Fläche wählen wir so groß, damit dem plastischen Chirurgen später ausreichend Gewebe für den Wundverschluss zur Verfügung steht.

Den ersten Schritt der Tumorfreilegung führe ich gemeinsam mit meinem Oberarzt Marcus Czabanka und unserem Gastarzt aus Bern Johannes Goldberg durch. Letzterer ist in der Klinik von Andreas Raabe tätig und besucht uns für ein Jahr, was die enge Verbundenheit zwischen uns Neurochirurgen widerspiegelt. Ich setze das Skalpell ein kleines Stück unterhalb der Stelle an, die ich für die Biopsie eröffnet hatte, schneide mit etwas Abstand um den alten Zugangstrakt herum, bis ich wieder mittig bin. Von dort führe ich den Schnitt ungefähr 30 Zentimeter senkrecht nach oben weiter. Wir spreizen die Wunde auf und legen die Wirbelsäule frei, speziell im Bereich der unteren beiden Lendenwirbel. Das machen wir nicht, weil wir uns verlaufen hätten, schließlich liegt der Tumor ja im Kreuzbein, also sehr viel weiter Richtung der Beine, aber wir wollen im gesunden Gewebe beginnen und uns von dort kontrolliert Richtung Tumor vorarbeiten.

Auf der Rückseite der meisten Wirbel, im Lendenwirbelbereich aller, befinden sich Dornfortsätze. Man kann sie von außen als kleine Knubbel mit der Hand tasten. Diese Dornfortsätze sind Andockstellen für Muskeln und Bänder, die für die Stabilität und Beweglichkeit der Wirbelsäule sorgen. Eines dieser Bänder spannt sich von der Halswirbelsäule bis zum Kreuzbein über sämtliche Gipfel der Fortsätze, die dazwischenliegen, und trägt wesentlich dazu bei, dass wir mit mehr oder weniger geradem Rumpf durchs Leben gehen.

Unser Ziel ist fürs Erste der Dornfortsatz am fünften Lendenwirbel. Dort befestigen wir die Referenzklemme für das Navigationssystem. Wichtig ist, dass man hierfür einen Platz wählt, der dem Operationsfeld möglichst nah liegt, und dass die Position während der Operation nicht verändert wird. Über den Referenzstern, der auf der Klemme sitzt, registriert das Navigationssystem die Position des Patienten im Raum, die dann in Beziehung gesetzt wird zur Position des Instruments, mit dem man operiert. Das muss dafür ebenfalls mit einem Referenzstern ausgestattet sein.

Beides, Klemme und Instrument, werden mit einer Kamera geortet, die die entsprechenden Daten an den Navigationscomputer weitergibt. Der berechnet in Echtzeit die Position des Instruments und stellt sie dreidimensional dar, also wo im Körper es sich befindet. Damit das funktioniert, muss der Computer zuvor mit Bilddaten zur Anatomie des Patienten, zu wichtigen anatomischen Strukturen und den pathologischen Prozessen, in dem Fall des Chordoms, gefüttert werden. Dafür brauchen wir den CT-Scanner im OP-Saal. Wir hatten zu diesem Zweck auch vorher schon MRT- und CT-Aufnahmen gemacht, aber nicht in der Position, die die Patientin jetzt einnimmt.

Sind alle Daten eingespeist, gleicht der Computer das reale Koordinatensystem des Patienten mit dem virtuellen der Bilddaten ab, legt sie praktisch übereinander. Am Ende entsteht eine dreidimensionale Ansicht, sie ist die Basis für die Navigation während des Eingriffs. Ist man dann mit einem OP-Instrument im Körper der Patientin, liefert das System punktgenaue Positionsdaten, sodass man auf dem Bildschirm, der gegenüber an der Decke hängt, sehen kann, wie groß der Abstand zum Tumor oder zu wichtigen Strukturen ist, vor allem Nerven oder Organe in der Nachbarschaft.

Vom Navi gelenkt nähere ich mich aus dem gesunden Bereich kommend dem Tumor. Ich präpariere das Fett- und Muskelgewebe, das ihn umgibt. Fettgewebe schimmert gelblich glänzend, Muskelstränge sehen rötlich aus. Dabei ist es wichtig, stets einen Sicherheitsabstand einzuhalten, den wir im Vorfeld mit zwei bis drei Zentimetern definiert hatten. Das Ziel ist es, dem Tumor auf keinen Fall zu nahe zu kommen oder gar in ihn hineinzugeraten.

Bei einer unkontrollierten Öffnung der Tumorkapsel würde sich der zerfließliche Inhalt in die Wunde ergießen, und Millionen kranker Zellen würden sich im gesunden Gewebe einnisten; es könnten sich Metastasen bilden. Der Sicherheitsabstand ist aber auch deshalb wichtig, weil man bei einem Tumor, der so lange wachsen durfte, damit rechnen muss, dass der Gewebemantel, der die Kapsel umgibt, bereits von Tumorzellen infiltriert ist. Aber bis wohin die äußersten Tumorzellen verstreut sind, kann man eben nicht sehen.

Schließlich erreichen wir die Ebene des Beckens, auf der das Chordom im Kreuzbein sitzt. Auch hier muss ich den Sicherheitsabstand bedenken. Der Navigationsbildschirm hilft mir, mich zu orientieren. Er zeigt die Grenze zwischen dem gesunden und dem tumorbefallenen Bereich der Knochensubstanz an. Im kranken Teil ähnelt das Knochenbild dem bei Osteoporose, die Oberfläche sieht aus wie alter, verwitterter Putz.

Ich muss den Kreuzbeinkanal öffnen und herausfinden, welche Nerven ich schonen kann und welche ich opfern muss. Dafür entfernt man den obersten Sakralbogen – er befindet sich im tumorfreien Bereich –, und man blickt auf den Schlauch, den Duralsack, der das Innere umhüllt.

Der Kreuzbeinkanal ist die Fortsetzung des Wirbelkanals, in dem das Rückenmark, die Verlängerung des Gehirns, verläuft. Allerdings befindet sich in diesem Abschnitt kein Rückenmark mehr, es endet auf Höhe des ersten oder zweiten Lendenwirbels. Stattdessen zieht sich vom unteren Ende des Rückenmarks ein Bündel aus Nervenwurzeln abwärts, von denen jeweils zwei paarig aus den Öffnungen des Kanals austreten, einer rechts, einer links.

Im Bereich des Kreuzbeins sind es noch fünf Nervenpaare, die außerhalb des Kanals mit den Nerven aus den unteren Lendenwirbeln ein Geflecht bilden, den Plexus lumbosacralis, aus dem durch Aufspaltung und Verästelung wiederum neue Nerven hervorgehen. Diese versorgen hauptsächlich die Beine, indem sie die für dort bestimmten Reize weiterleiten. Der Plexus lumbosacralis gilt als das stärkste Nervengeflecht im Körper. Unter seinen Hauptästen ist der Nervus ischiadicus der berühmteste Vertreter, gemeinhin bekannt als Ischiasnerv. Mit einem Querschnitt von etwa ein mal eineinhalb Zentimetern ist er unser dickster Nerv.

Ich versuche, mich in diesem Labyrinth zurechtzufinden. Wieder hilft das Navigationssystem. Was wir im Operationsraum selbst nicht sehen können, weil andere Strukturen, etwa der Tumor, die Sicht verdecken, wird uns nun auf dem Bildschirm angezeigt. Welche Nerven gehen in den Tumor hinein, welche führen daran vorbei?

Mein Augenmerk gilt den fünf sakralen Nervenpaaren S1 bis S5. S1 sind für die Fußsenkung verantwortlich, damit man sich auf die Zehenspitzen stellen kann, beim Sport abspringen oder beim Autofahren die Pedale treten. Dieser Nerv zieht großzügig am Tumor vorbei. Danach kommen S2 bis S5.Während man S4 und S5 für die relevanten Funktionen vernachlässigen kann, gilt die Sorge des Operateurs bei diesen Eingriffen den Nervenwurzeln S2 und S3, denn sie spielen bei der Regulation der Funktion der Blase, des Mastdarms und der Schließmuskel eine zentrale Rolle. Je mehr von diesen Fasern erhalten bleiben, desto wahrscheinlicher wird die Patientin nach der Operation Kontrolle über diese für die Lebensqualität so wichtigen Funktionen behalten. Ein Ausfall hätte zur Folge, dass Elisabeth Hoffman einen Dauerblasenkatheter tragen müsste und keine Kontrolle über ihren Stuhlgang hätte. Wenn es gelingt, S1 bis S3 auf beiden Seiten zu erhalten, liegt die Wahrscheinlichkeit für eine gute Funktion bei 90 Prozent. Falls beide S3-Nerven verloren gehen, sinkt die Wahrscheinlichkeit auf etwa 70 bis 60 Prozent. Und wenn beide S2-Nerven verloren gehen, sind es unter 15 Prozent. Die Nerven, die vom Tumor befallen sind, müssen geopfert werden, daran führt kein Weg vorbei. Es geht also darum, zumindest die Nerven zu retten, die nahe am Tumor vorbeilaufen. Die Nervenfasern wirken dabei in der Operation wie weiße Spaghetti. Für sie lohnt sich der Einsatz, ihren Verlauf vor der Operation zu verstehen und sie in der Operation Zentimeter für Zentimeter schonend zu befreien. Dabei ist die Navigation ein immenser Vorteil, denn sie zeigt detailliert die individuellen Gegebenheiten, was wichtig ist, da der Tumor die normale Anatomie unter Umständen deutlich verändert hat.

Später geht es an den Knochen. Wieder nähern wir uns aus dem gesunden Bereich. Diesmal allerdings mit einem Meißel, der wie alle Instrumente, die wir bei dieser Operation verwenden, mit einem Referenzstern versehen ist. Ein Blick auf den Bildschirm verrät, an welcher Stelle des Knochens man ansetzen muss, und auch, in welchem Winkel der Meißel zu halten ist. Ich führe seine fünf Millimeter breite Spitze an den Knochen heran, schaue mit meinen beiden Assistenten zum Bildschirm mit der 3D-Perspektive, um mich zu vergewissern, dass ich richtig bin, korrigiere den Winkel zwischen Knochenoberfläche und Meißel und hämmere los.

Das Knochenstück, das wir auf einer Länge von 20 Zentimetern durchtrennen müssen, ist nur etwa einen Zentimeter dick und relativ porös. Man muss vorsichtig vorgehen, damit der Meißel nicht ungebremst durch den Knochen dringt und Blutgefäße oder Nervenstränge verletzt, die dahinter verlaufen. In dem Bereich befinden sich vor allem Gefäße, die den Darm versorgen, der ist ja direkt nebenan. Verletzt man eins davon, könnte eine Blutung entstehen, und verletzt man den Darm, kann das eine Infektion bedeuten, die lebensgefährliche Ausmaße annehmen könnte; eine weitere Folge wäre, dass der Patientin ein künstlicher Darmausgang gelegt werden muss. Genau das ist der Grund, warum wir bisher immer in einer ersten Operation zunächst von vorn den Darm gesichert haben. Das Meißeln von hinten ohne Navigation wäre viel zu riskant.

Deswegen ist es ratsam, den Meißel nur zaghaft voranzutreiben, filigranes Hämmern sozusagen. Wir benutzen dazu Hammer aus Holz, die nicht so wuchtig sind und sich mit mehr Gefühl führen lassen. Ich meißele 270 Grad um den Tumor herum und löse den Tumor mit betroffenem Knochen und gesundem Knochenrand aus dem Kreuzbein und Becken heraus. Dazu muss der Übergang zum Becken gelöst und das Kreuzbein am oberen Rand durchtrennt werden. Das bedeutet, dass man durch den Nervenkanal meißeln muss, nachdem man die »gesunden« von den »betroffenen« Nerven getrennt hat – Letztere werden durchtrennt.

Wieder ist die Navigation eine große Hilfe, die Orientierung nicht zu verlieren. Der nächste kritische Schritt der Operation ist der korrekte Verschluss des durchtrennten Duralsacks. Er ist mit Nervenwasser gefüllt, das zwar im Gehirn entsteht, aber kontinuierlich vom Gehirn in den Duralsack bis ins Kreuzbein fließt und von dort zur Außenseite des Gehirns zurück, um resorbiert zu werden. Ein Leck im Duralsack kann zu einer Fistel, einem Austritt des Nervenwassers über die Wunde, und damit zu einer Katastrophe für die spätere Wundheilung führen. Bevor man eine solche Operation beginnt, muss man einen zuverlässigen Plan haben, wie man die Wunde verschließt – den haben wir mit unserem Plastischen Chirurgen erstellt. Ein Austritt von Nervenwasser würde seine gesamte sagenhafte Arbeit wieder zunichtemachen. Wenn der gesamte Knochen gelöst ist, hängen Tumor und Knochenränder nur noch vorne an der hinteren Bauchwand, an Gefäßen und am Darm.

Damit übernimmt Felix Aigner, der Kollege von der Allgemeinchirurgie, der die Operation vom ersten Hautschnitt an mitverfolgt hat und sich ziemlich begeistert zeigt, um wie viel sicherer der Eingriff mit Navigation ist. So genau habe er vorher noch nie gesehen, wo er im Körper mit den Instrumenten unterwegs ist. Das geht uns allen ähnlich.

Seine Aufgabe besteht nun darin, den Tumor final zu präparieren, ihn auf der Vorderseite, zum Bauch hin, freizulegen. Da das

Chordom fast bis an den Enddarm herangewuchert ist und auch hier nicht auf den Sicherheitsabstand verzichtet werden darf, bleibt ihm nur ein äußerst schmaler Korridor. Er muss sich dem Darmschlauch so dicht nähern, dass ein Teil der rötlich glänzenden Außenwand frei liegt, nachdem er die letzten Gewebeverbindungen gekappt und den Tumor herausgehoben hat. Man kann die Kontraktionen des Darms sehen, und ebenso, dass er unverletzt ist.

Der Darm und das Rektum werden von einem feinen Gefäß- und Nervengeflecht versorgt, welches in einer fett- und bindegewebsreichen Struktur den Darm erreicht und diesen umgibt. Eine Skelettierung des Darms über lange Strecken kann zu einer fehlerhaften Versorgung mit Blut und Nervenstrukturen führen, mit entsprechenden negativen Konsequenzen. Ich bin beeindruckt von der Eleganz und Präzision, mit der Felix Aigner den Tumor vollständig herauslöst, ohne die Funktion der Außenwand zu riskieren.

Nach seinen Manövern ist die Mobilisierung des Tumors mit intakter Kapsel und umgeben von gesundem Muskel, Knochen und Bauchfettgewebe vollkommen, und wir können das kindskopfgroße Ergebnis bergen.

Nun stellt sich die Frage, ob die Wirbelsäule nach Entfernung eines solch großen Tumors überhaupt noch stabil ist. Die Frage ist berechtigt, da in vielen Fällen bei solch großen Defekten im knöchernen Gerüst eine Stabilisierung mit Schrauben und Stangen nötig ist. Bei Elisabeth Hoffman war dies nicht erforderlich. Die Entfernung des Tumors in einem Block hatte zwar einen großen Defekt im Kreuzbein hinterlassen, aber es waren nur zwei Drittel des Kreuzbeins, die nun fehlten, und die Verbindung der Wirbelsäule zum Becken war noch intakt. Das war gut für Elisabeth Hoffman, denn die Rekonstruktion der Basis der Wirbelsäule in diesen Fällen ist oft eine Herausforderung.

Inzwischen hat sich Christian Witzel, der Chef der Plastischen Chirurgie, zu uns gesellt, der nun knapp drei Stunden damit zubringen wird, einen Teil des entstandenen Hohlraums mit körpereigenem Gewebe auszufüllen und die Operationswunde zu verschließen. Die Kunst besteht darin, die Unterhautgewebs- und Muskelschichten so voneinander zu trennen und zu verschieben, dass sie den entstandenen Raum füllen, aber auch weiterhin ausreichend mit Blut versorgt werden. Ich lasse es mir nicht nehmen, ihm bei seinem Meisterwerk – so nannte Elisabeth Hoffman es später, hochzufrieden mit dem Ergebnis – zuzuschauen. Es ist beeindruckend zu sehen, wie elegant er diesen großen Wundbereich versorgt. Man kann eine Operation in der Tiefe noch so gut hinbekommen, wenn der Hautverschluss nicht ebenso gut ist, nützt das nicht viel.

Das Chordom ist dann für einige Minuten der Star im Raum. Wir bringen Markierungsfäden zur besseren Orientierung bei den weiteren Untersuchungen an. Von allen Seiten wird das seltene Exemplar fotodokumentiert. Erst mit etwas Abstand, um seine Dimensionen und die Form festzuhalten, die einem Ball am ähnlichsten war, dann aus nächster Nähe, die Struktur des Fett- und Muskelgewebes, das wir belassen hatten, das Stück Haut vom Biopsie-Zugangstrakt, jedes kleine Detail.

Das ist immer der Moment, an dem ich mich an den finnischen Neurochirurgen Juha Hernesniemi, den ich schon vorgestellt habe, erinnert fühle. Ich hatte kurz nach meiner Assistenzarztzeit vier Wochen bei ihm zugebracht. Da sich seine eigenen Ärzte damals alle in einem monatelangen Streik befanden, war ich rund um die Uhr sein persönlicher Assistent und begeisterter Schüler. Sein Spezialgebiet, das ihn weltberühmt gemacht hat, ist die Gefäßneurochirurgie – Aneurysmen, hier habe ich sehr viel Fachliches von ihm gelernt. Aber ich habe auch viele allgemeingültige Weisheiten von ihm aufgeschnappt. Als er einmal ein großes Meningeom aus der vorderen Schädelbasis entfernt und den großen Tumor über die kleine Schädelöffnung geborgen hatte, drehte er sich zu mir, hob den Tumor in die Höhe, blickte mit zusammengekniffenen Augen zu mir und fragte mich: »Kennst du die Neurochirurgen, die die entfernten Tumore minutenlang anschauen, wie eine Trophäe nach dem Fischen, und denken, sie seien die Größten?« Ich nickte, wir verstanden uns wortlos.

Elisabeth Hoffmans Tumor wurde an die Pathologie weitergegeben, wo er noch genauer unter die Lupe genommen wurde – im wahrsten Sinne des Wortes –, allerdings später, nicht mehr in dieser Woche. Denn die Analyse von Knochentumoren ist ein längerer Prozess, da zunächst der Knochen aufgelöst werden muss. Dabei stellten sie fest, dass der äußere Rand tumorfrei war, während sich in dem Gewebe darunter Tumorzellen ausgebreitet hatten. Demnach war unser Sicherheitsabstand richtig gewählt worden.

Als Elisabeth Hoffman im Lauf des Abends auf der Intensivstation aus der Narkose erwachte, spürte sie weder die Blasen- noch die Darmfunktion. Daran änderte sich auch an den folgenden Tagen nichts. Sie behielt den Blasenkatheter, den wir ihr für die Operation gelegt hatten. Der Inhalt ihres Mastdarms musste regelmäßig abgeführt werden. Selbst wenn der Stuhlgang regulär möglich gewesen wäre, hätte sie sich nicht hinsetzen dürfen, die Operationswunde musste erst verheilen.

Das waren keine guten, aber auch keine schlechten Nachrichten. Wir hatten nichts anderes erwartet. Dafür war der Eingriff in dieser sensiblen Region zu massiv gewesen. Wir hatten einige Nervenäste opfern müssen, darunter einen, der für Darm und Blase wichtig war, das konnte nicht ohne Folgen bleiben. Die Frage war eher, ob sie mit diesen Einschränkungen in Zukunft würde leben müssen oder ob sich noch etwas verbessern ließ.

Aber gute Nachrichten gab es trotzdem. Wir hatten die Nervenwurzel S1 beidseits verschonen können, deren Ast über die Unterschenkelrückseite zur Ferse und von dort bis zum seitlichen Rand des Fußes verläuft und die entsprechenden Körperpartien versorgt. Die Patientin konnte ihre Beine und Füße bewegen. Überhaupt hatte sie keine motorischen Ausfälle zu beklagen. Das hatten wir gleich getestet, nachdem sie wieder bei sich war.

Auch die Nervenwurzel S2 war beidseits intakt geblieben. Dieser Nerv ist einer, der zusammen mit dem, den wir nicht schonen konnten, unter anderem die Funktionen der Schließmuskeln in Blase und Darm regelt. Dass wir ihn unbeschadet lassen konnten, machte uns Hoffnung. Mit etwas Geduld und Training könnte er diese Aufgabe in Zukunft vielleicht allein übernehmen.

Die Navigation hatte sich in allen Schritten als hilfreich erwiesen. Diese komplexe Operation war mit ihrer Hilfe deutlich präziser und sicherer geworden. Um unsere positiven Erfahrungen weiterzugeben, haben wir das Konzept der voll navigierten En-bloc-Resektion bei Chordomen anhand der Beschreibung dieser Operation später gemeinsam in einem Fachjournal publiziert.

Drei Wochen blieb Elisabeth Hoffman nach der Operation noch bei uns. Wir nahmen verschiedene Nachuntersuchungen vor und überwachten den Heilungsverlauf. OP-Wunden sind generell anfällig für Infektionen, solche in dieser Größe erst recht. Am Tag ihrer Entlassung wurde der Blasenkatheter gezogen. Die Schließmuskeln funktionierten, und sie spürte auch wieder, wann es Zeit wurde, eine Toilette aufzusuchen. Anders die Stuhlinkontinenz, die machte ihr weiterhin zu schaffen.

Von uns ging es für Elisabeth Hoffman direkt in eine Rehaklinik, eine gute Autostunde südöstlich von Berlin – in einem Krankenwagen, liegend; sie durfte noch immer nicht sitzen. Erst drei Wochen später standen die ersten vorsichtigen Übungen auf dem Programm, mit denen ihr Gesäß wieder an die Belastung gewöhnt werden sollte. Am Problem mit dem Stuhlgang änderte das nichts, damit hatte sie noch einige Monate zu tun, was sicher belastend war, auch psychisch, aber leider nicht zu vermeiden. Man soll das Wort Glück nicht überstrapazieren, doch es hätte auch anders kommen können. Ich weiß noch, wie erleichtert Elisabeth Hoffman war, als sie mir bei einem der Nachsorgetermine berichtete, dass »da unten« nun alles wieder in Ordnung sei.

Der Reha folgte eine Strahlentherapie in Heidelberg. Schwerionenbestrahlung, das stärkste Geschütz gegen Tumorzellen. Während bei der herkömmlichen Strahlentherapie der Tumor mit Photonen bestrahlt wird, den Energieteilchen, aus denen elektromagnetische Strahlung besteht, werden hierbei Kohlenstoff-Ionen verwendet. Damit lässt sich das Ziel millimetergenau befeuern, was mit Photonen nicht möglich ist, die haben eine größere Streuung. Vor allem geben sie bereits beim Eintritt ins Gewebe einen Großteil ihrer Energie ab, wodurch der gesunde Bereich geschädigt wird. Der Strahl der Schwerionen lässt sich so berechnen und steuern, dass er erst im Tumorgewebe seine größte Wirkung erzielt. Das ist schonender für den Patienten und wirkungsvoller gegen den Feind.

Bei Elisabeth Hoffman wurde das ehemalige Tumorbett »beschossen«. Nun könnte man fragen, warum das gemacht wurde, wo wir das Chordom doch komplett herausbekommen hatten. Ganz einfach: Weil man eben nie sicher sein kann. Und weil es in solchen Fällen immer die bessere Variante ist, etwas mehr zu tun, als darauf zu verzichten und sich später genau das vorwerfen zu müssen.

Vier Wochen dauerte die Therapie, die ambulant durchgeführt wurde. Damit waren die ersten drei Monate nach der Operation fast herum. Zeit für eine erste Nachuntersuchung, für neue MRT-Aufnahmen. Darauf war nichts zu sehen, was auf einen Resttumor hingedeutet hätte.

Drei Monate später noch einmal das gleiche Prozedere – mit demselben Ergebnis. Danach kehrte Elisabeth Hoffman nach Chile zurück, zu ihrem Lebensgefährten und den Kindern. Dort, das versprach sie mir bei unserer letzten Begegnung, wird sie sich weiter regelmäßig nachuntersuchen lassen. Tatsächlich hat sich vor sechs Monaten, also fast zwei Jahre nach dieser Operation, doch noch eine kleine Metastase im Gesäßmuskel entwickelt, ungewöhnlich weit vom initialen Tumor entfernt, die wir gerade mit individualisierter Chemotherapie behandeln, einem Gebiet, das sich in den letzten Jahren stark weiterentwickelt hat. Inwieweit die Therapie anschlägt, wird sich in den nächsten Jahren zeigen und bleibt abzuwarten.

7
Takt und Respekt

Vom Überbringen schlechter Nachrichten

Das Schlimmste ist, dem Patienten die Hoffnung zu nehmen.

Walter Dorman hatte ein Astrozytom im Kopf, als er das erste Mal bei uns war. Das ist inzwischen sieben Jahre her, fast acht; damals war er 47. Astrozytome gehören zu den häufigsten Tumoren im Gehirn. Auch Julia Sacks, die Frau, die wir im Wachzustand operiert hatten, war davon betroffen gewesen. Astrozytome haben ihren Ursprung in Astrozyten, das sind spinnenförmig verzweigte Zellen, die zusammen mit anderen für die Neuronen und Blutgefäße eine Art Stützgerüst bilden.

Das Astrozytom, das Walter Dorman hatte, war 40 mal 20 Millimeter groß. Es wurde als Grad 2 eingestuft. Somit galt es als niedriggradig, was nicht bedeutet, dass man es als gutartig bezeichnen kann. Das sind Astrozytome eigentlich nie, jedenfalls nicht auf längere Sicht. In der Regel entarten sie nach einer gewissen Zeit. Aus kontrolliert wachsenden Zellen werden unkontrolliert wuchernde, maligne Transformationen, wie sie im Fachjargon bezeichnet werden. Die mittlere Überlebenswahrscheinlichkeit wird bei Grad-2-Exemplaren mit sieben bis zehn Jahren angegeben.

Walter Dormans Tumor hatte sich in der Mitte des Schädels, im Gyrus cinguli, eingenistet, übersetzt: Gürtelwindung, einem Teil des Endhirns oberhalb des Balkens, welcher die zwei Hemisphären des Gehirns durch ein System quer verlaufender Nervenfasern miteinander verbindet. Wie das meiste im Hirn sind auch die Cinguli paarig angelegt, der Tumor saß im linken. Wobei die Gürtelwindungen so nah beieinanderliegen, dass sie oft förmlich zusammenkleben. Trennt man sie, stößt man direkt darunter auf Blutgefäße, wovon die vordere Hirnarterie das wichtigste ist; sie versorgt große Teile des Gehirns. Dabei heben sich die rötlichen Blutgefäße deutlich vom Balken darunter ab, der aus rund 200 Millionen Nervenfasern besteht und sich in strahlendem Weiß präsentiert.

Für eine Operation in Hinblick auf potenzielle Gefahren eine heikle Nachbarschaft. Dabei habe ich noch nicht erwähnt, dass nur etwa einen Zentimeter vom Tumor entfernt ein anderes gefährliches Terrain beginnt: ein Bereich des Motorcortex, dem Steuerzentrum der Bewegungen, der vor allem für die Beine relevant ist. Zudem liegt hier das sogenannte supplementär-motorische Areal, SMA, dessen Schädigung zum sogenannten SMA-Syndrom führen kann, einer Halbseitenlähmung, die sich allerdings wieder zurückbildet. Aber darauf kommen wir noch zurück.

Diese Nähe zu wichtigen Strukturen war höchstwahrscheinlich der Grund, weshalb die Ärzte, die Walter Dorman ein Jahr zuvor operiert hatten, lediglich einen Teil des Tumors entfernt hatten. Das konnte man anhand der MRT-Aufnahmen sehen. Mehr als die Hälfte war verblieben.

So lässt sich gegen einen Tumor dieser Art nicht viel ausrichten. Entscheidet man sich für eine Operation, muss man mindestens 90 Prozent des sichtbaren Tumorgewebes herausnehmen, damit sich an der Lebenserwartung des Patienten etwas ändert. Auch die Chance, dass im Nachgang Bestrahlung und Chemotherapie besser anschlagen, kann sich dadurch erhöhen. Theoretisch. Doch oft lässt sich der Tumorrand ohne MRT während der OP nicht gut erkennen, oder es ist einfach zu riskant, bis an seine Grenzen zu gehen.

Walter Dorman, ein sportlicher, drahtiger Typ von fast zwei Metern, bewohnt mit seiner Frau und drei Kindern, von denen das jüngste inzwischen acht Jahre alt ist, ein Einfamilienhaus, hinter dem sich ein weitläufiger Garten erstreckt. Von Beruf ist er Lehrer, wie seine Frau, die sehr besorgt um ihn war und zugleich die Entschlossenheit ausstrahlte, an seiner Seite gegen den Tumor zu kämpfen.

Das jüngste Kind, eine Tochter, war gerade geboren, als die Krankheit wie aus heiterem Himmel in ihr Leben einfiel. Es war an einem Tag im Februar, nachmittags – jede Sekunde hat sich ihm ins Gedächtnis gebrannt. Er saß im Keller an seinem Schreibtisch, verfasste Mails. Oben wurde die Haustür aufgeschlossen. Er hörte Stimmen. Seine Frau kam mit der älteren Tochter vom Einkaufen zurück. Sie hatten einen Schulranzen gekauft. Die Tochter wollte ihn sofort dem Vater zeigen.

Während sie die Stufen nach unten lief, tat sich etwas in seinem Kopf, das er nicht zu deuten wusste. Es ging auch viel zu schnell, als dass er einen klaren Gedanken hätte fassen können. Wie ein Krampf, der seinen gesamten Körper lähmte und ihm die Fähigkeit nahm, noch irgendeine Bewegung zu steuern. Er verlor das Gleichgewicht, kippte vom Stuhl, schlug mit dem Kopf auf die Schreibtischkante, an der linken Augenhöhle platzte die Haut. In dem Moment muss die Tochter den Raum betreten haben. Er erinnerte sich später, wie er ihr im Fallen zurief: »Hol Mama, schnell!«

Als er auf dem Boden zu liegen kam, war er bewusstlos. Die Wunde am Kopf blutete. Im Krankenhaus sagten sie ihm später, er hätte einen epileptischen Anfall erlitten. Die Bilder, die im Computertomografen von seinem Kopf entstanden, erklärten den Grund. Der Arzt, der ihm das mitteilte, sprach von einer »Raumforderung«, die diagnostisch weiter abgeklärt werden müsse. So erfuhr Walter Dorman von seinem Tumor. Epileptische Anfälle gelten bei Astrozytomen als ein typisches Erstsymptom.

Nach der Operation, mit dem beschriebenen Ausgang, erlitt er fast jede zweite Woche einen epileptischen Anfall. Keinen so großen mehr wie in seinem Arbeitszimmer; er verlor nicht das Bewusstsein, und es waren meist nur Arm und Hand der rechten Seite betroffen. Und anders als bei dem ersten kündigten sich die Anfälle jetzt an. Etwa 20 Sekunden vorher spürte er ein kurzes Ziehen in seinem Kopf, wie einen Impuls, der durch einen Stromstoß ausgelöst wurde. Dieses Ziehen wanderte blitzschnell über den Nacken bis in die rechte Pobacke und gleichzeitig den Arm hinunter zu den Fingerspitzen. Waren die 20 Sekunden verstrichen, krampften sich die Finger zusammen, dass sie fast zu einer Faust wurden. Eine halbe Minute blieben sie starr in dieser Position, dann konnte er die Hand wieder öffnen, die Finger normal bewegen, als hätte er nur geträumt, dass es eben noch anders war.

Obgleich es sogenannte fokale Anfälle waren, die in einem begrenzten Bereich des Gehirns auftreten und vergleichsweise harmlos sind, machten sie Walter Dorman Angst. Was, wenn der nächste doch wieder einer wäre, bei dem er das Bewusstsein verliert und stürzt und sich den Schädel aufschlägt? Im Krankenhaus wagte er kaum, die Station zu verlassen, nachdem er die Operation hinter sich hatte. In den Park hinauszugehen, den er vom Fenster seines Zimmers sehen konnte, sei ein regelrechter Kampf gewesen, obwohl er sich nach Bewegung an der frischen Luft geradezu sehnte. Ein Kampf gegen sich selbst, gegen die eigene Unsicherheit.

Nach einem halben Jahr die erste Verlaufskontrolle. Neue MRT-Aufnahmen. Der Arzt sagte, der Tumor hätte sich nicht verändert. Noch einmal ein halbes Jahr später, bei der nächsten Kontrolluntersuchung, sagte er das nicht mehr. Mit dem Tumor war das geschehen, was man erwarten konnte, erwarten musste – er war gewachsen.

Die Wochen danach verbrachten Walter Dorman und seine Frau damit, durch die Republik zu reisen und weitere Meinungen einzuholen. Eine zweite Operation stand im Raum, aber auch die Meinung, dass das Risiko dafür zu hoch sei, der Tumor liege zu nah am Bewegungszentrum, besser sollte man es mit Bestrahlung und Chemotherapie versuchen. Auch zu uns führte sie der Weg. Der war eher dem Zufall geschuldet, denn eines Tages stieß Walter Dorman beim Zappen auf die TV-Serie *Die Chefärzte der Charité,* wo just die Szenen aus der Neurochirurgie liefen.

Ich riet ihnen zu einer Operation. Ja, der Tumor lag nah am Bewegungszentrum, bestätigte ich ihre Bedenken, doch das Risiko, das daraus entstand, schätzte ich geringer ein als die Aussicht auf Erfolg. Wobei Erfolg in diesem Zusammenhang immer nur bedeuten kann, den sichtbaren Teil zu entfernen und damit eine Lebensverlängerung zu erreichen. Sie wollten es sich überlegen und fuhren nach Hause. Schließlich meldeten sie sich wieder und vereinbarten einen OP-Termin. Walter Dorman kam für die Voruntersuchungen zwei Tage vorher in die Klinik, seine Frau begleitete ihn.

An dem Tag, als Walter Dorman operiert werden sollte, wurde er morgens OP-fertig gemacht – aber nicht abgeholt. Nicht zu der Zeit, die man ihm gesagt hatte – er war als einer der Ersten geplant –, auch nicht bis Mittag. Seine Aufregung nahm zu, das Kopfkino ließ sich kaum noch stoppen. Zwischendurch vertröstete ihn eine Pflegende. Am Nachmittag gegen halb vier war es einer unserer Ärzte, der sich bei ihm blicken ließ, mit der Botschaft, dass die Operation verschoben werden müsse. An den Grund erinnere ich mich nicht. Wahrscheinlich war es bei einer anderen Operation zu Komplikationen gekommen, sodass mehr Zeit als geplant benötigt wurde, oder es war ein dringender Notfall. Für den nachfolgenden Patienten ist das verständlicherweise eine höchst angespannte und furchtbar belastende Situation. Das soll nicht vorkommen, und man wünscht es niemandem, aber es lässt sich nicht immer vermeiden bei einem Anteil von bis zu 30 Prozent Notfälle in der Neurochirurgie.

Die Operation musste auf den übernächsten Tag verschoben werden. Walter Dorman und seine Frau versuchten, sich mit Sightseeing abzulenken. Sie schlenderten über den Gendarmenmarkt, sahen sich den Dom an und gesellten sich zu den Schaulustigen am Brandenburger Tor. Man hätte sie für gewöhnliche Touristen halten können. Am Abend fuhren sie mit der U-Bahn zum Ku'damm, liefen bis zur Gedächtniskirche, gingen hinein und beteten.

Im zweiten Anlauf klappte es, und die Operation lief gut. Die MRT-Aufnahmen, die wir zwei, drei Tage später machten, zeigten, dass wir alles, was vorher vom Tumor zu sehen war, hatten entfernen können. *Gross total resection* nennen wir das, was so viel wie grobe Totalresektion bedeutet, an sich also ein Widerspruch, der das Ergebnis aber treffend beschreibt. Es ist scheinbar alles weg und doch nicht alles verschwunden. Man weiß, irgendwo schlummern noch Tumorzellen, auch wenn man sie nicht sehen kann.

Als der Patient aufwachte, konnte er kaum sprechen, und seine rechte Körperhälfte war geschwächt, ähnlich wie nach der ersten Operation. Arm und Bein konnte er nur ein paar Zentimeter anheben. Beides hatte ich erwartet und ihm im Vorgespräch angekündigt. Sowohl die Sprache als auch die körperlichen Einschränkungen würden wieder in Ordnung kommen. Davon ging ich aus, und so trat es auch ein.

Die Körperschwäche, die Walter Dorman wie eine halbseitige Lähmung wahrnahm, verschwand nach vier, fünf Tagen fast vollständig. Die Sprachstörung hielt sich hartnäckiger. Er konnte sich zwar artikulieren, brachte manche Wörter aber nicht heraus, als wollte ihm seine Zunge nicht gehorchen. Länger als ein halbes Jahr musste er sich gedulden oder vielmehr: fleißig üben.

Am Tag nach der Operation erlitt er einen epileptischen Anfall, den er auf den emotionalen Stress zurückführte. Diesmal war es ein größerer, ein Grand Mal, mit tonischer und klonischer Phase, kurzer Bewusstlosigkeit und Muskelversteifung am Anfang und Muskelzuckungen in der Folge. Soweit ich weiß, war das der letzte, der ihn heimsuchte. Selbst die fokalen Anfälle, die er vorher hatte, sollen nach der Operation nicht mehr aufgetreten sein. Allerdings nimmt er seither auch durchgängig Antiepileptika. Es gibt Momente, da ist ihm, als würde sich ein Anfall ankündigen, ein diffuses Gefühl, wie eine verblasste Erinnerung, die im Gedächtnis aufpoppt. Aber es kommt keiner.

Walter Dorman richtete sich wieder ein in seinem Leben. So gut es ihm möglich war, verdrängte er die bedrückenden Gedanken an das Damoklesschwert, das nun fortwährend über ihm schwebte. Er erfreute sich an seinen Kindern, wie sie größer wurden und nacheinander in die Schule kamen. An den Wochenenden, wenn das Wetter es zuließ, tobte er mit ihnen im Garten, sodass sie vergaßen, wie krank ihr Vater war. Die Operationsnarbe auf seinem Kopf fiel ihnen kaum noch auf. Er arbeitete wieder in der Schule, zunächst auf Sparflamme, dann die volle Stundenzahl. Und alle sechs Monate kam er zur Nachuntersuchung nach Berlin. Sechs Jahre war jede davon ohne Befund, die im siebten, er war inzwischen 54, nicht mehr.

Mir oblag es, ihm diese Nachricht zu verkünden. »Der Tumor hat wieder Fahrt aufgenommen, leider«, sagte ich, als er mit seiner Frau zur Auswertung der MRT-Aufnahmen erschien. Es gibt keine Formulierung, die eine Hiobsbotschaft wie diese abschwächen könnte. Allen im Raum war klar, was das bedeutete. Auf den Bildern konnten selbst Laien es erkennen. Es war ein Schlag, auch für mich. So häufig ich solche Situationen erlebt habe und so professionell ich mich damit umzugehen bemühe, berührt und belastet es mich jedes Mal wieder. Frau Dorman fing an zu weinen, kaum dass ich es ausgesprochen hatte. Er hingegen wirkte sehr gefasst, beinahe gelassen. Der Krisenmodus.

Für den Arzt ist das Überbringen schlechter Nachrichten ein sensibles Thema. Doch auch das gehört zu seinen Aufgaben. Denn so schwer es fallen mag, so gern man sich manchmal wegducken würde, es ist auch eine wichtige ärztliche Aufgabe, vielleicht gar eine der vornehmsten, die auf jeden Fall darüber mitentscheidet, wie gut ein Patient mit seinem Schicksal umgehen kann. Zudem wissen wir heute, dass es auch medizinisch und für die weitere Prognose einen Unterschied macht, wie Patienten zu ihrer Krankheit stehen und ob sie sich unterstützt fühlen.

Menschen reagieren je nach Typ sehr unterschiedlich, wenn sie erfahren, unter einer existenziell bedrohlichen Krankheit zu leiden. Und es ist nicht immer leicht zu wissen, wie ausführlich und vollständig der Betroffene überhaupt aufgeklärt werden möchte – und wann. Viele brauchen Zeit und wollen erst viel später, wenn sie den anfänglichen Schock verarbeitet haben, weitere Details wissen. Es ist wichtig, den Bedürfnissen des Patienten in einer solchen Ausnahmesituation gerecht zu werden und dem Menschen, der einem gegenübersitzt, vor allem nicht die Hoffnung zu nehmen und ihm im Rahmen des Möglichen Perspektiven zu geben.

Die Kunst beim Überbringen einer existenziell bedrohlichen Diagnose ist es zu erspüren, was das jeweilige Gegenüber braucht. Vor allem muss es ein Gespräch sein, in dem beide zu Wort kommen, keine einseitige Mitteilung von Fakten. Das ist eine Frage von Takt und Respekt. Die Patienten sollen sich verstanden und wertgeschätzt fühlen. »Für Patienten mit lebensbedrohlicher Krankheit ist die offene und empathische ärztliche Kommunikation eine der wichtigsten Hilfen in der Auseinandersetzung mit der Krankheit«, so schreibt mein gynäkologischer Kollege und Freund Jalid Sehouli, Direktor der Klinik für Gynäkologie der Charité, in seinem lesenswerten Buch *Von der Kunst, schlechte Nachrichten gut zu überbringen.*

Ich stimme ihm vorbehaltlos zu. In der modernen Medizin wird dieser wesentlichen Aufgabe ärztlichen Handelns nicht selten zu wenig Zeit eingeräumt – in der Ausbildung ebenso wie im Praxis- oder Klinikalltag. In unserer durchökonomisierten Medizin ist es leider oft der Fall, dass all das in einem einzigen Gespräch in wenigen Minuten geradezu abgehandelt werden soll. Das kann zu einem Verlust an Menschlichkeit und Empathie führen, der für alle Seiten schmerzlich ist. Im schlimmsten Fall fühlt der Patient sich in seiner Verzweiflung allein gelassen, und dem Arzt entgleitet peu à peu der Sinn seines Tuns, nämlich zu helfen. Ich selbst ertappe mich ab und an, wie ich von meinen eigenen Vorsätzen, aus welchem Grund auch immer, abweiche und mich dann selber ermahnen muss, mich der Verantwortung richtig zu stellen. Eine frustrierende Situation, der man sich auch mit Blick auf die eigene Berufszufriedenheit bewusst entgegenstellen sollte. Ich kann deshalb junge Mediziner nur ermutigen, sich mit diesem Thema früh genug offensiv zu beschäftigen, um hier den eigenen Weg zu finden.

Der neue Tumor war in der Nähe des alten gewachsen, etwas höher und ein Stückchen weiter hinten, aber immer noch zentral. Und extrem nah an dem bereits genannten SMA-Bereich der Motorik am oberen hinteren Frontallappen. Von dort kommen die Signale für die Ausführung von Bewegungen, die man erlernt hat, einschließlich des Sprechens. Dabei genügt es bereits, sich bestimmte Bewegungsabläufe nur vorzustellen oder zu planen, damit die Zellen aktiv werden. Zum Beispiel, wenn man sich überlegt, später am Tag mit dem Rad einkaufen zu fahren. Oder wenn es darum geht, gelernte Wortfolgen wie das Aufzählen der Monate oder der Wochentage über die Lippen zu bringen.

Besonders an dem Areal ist, dass es bilateral funktioniert, also Bewegungen auf beiden Körperseiten koordiniert. Und es ist nicht unerheblich am implizierten Lernen beteiligt, der unbewussten und spielerischen Aneignung von Bewegungsmustern und Wissen. Auch hierfür ist Radfahren ein gutes Beispiel. Das lernt man nicht, indem man sich hinsetzt und ein Buch studiert, in dem erklärt wird, wie es geht, sondern indem man es ausprobiert und dabei vielleicht auf die Nase fällt. So prägt man sich ein, welche Bewegungen Arme und Beine ausführen müssen, wie man das Gleichgewicht hält und was man besser nicht tun sollte – ohne all das selbst als bewussten Lernvorgang wahrzunehmen. Zum Unbewussten gehört dabei auch, dass man, wenn man es dann beherrscht, kaum in der Lage ist, anderen die Bewegungsabläufe und ihre Reihenfolge exakt zu erläutern.

Es gibt noch mehr Funktionen, die dem SMA-Bereich zugeschrieben werden. Doch allein die genannten machen deutlich, dass es sich um ein wichtiges Areal handelt. Dort Schaden anzurichten, würde sowohl motorische als auch sprachliche Einschränkungen zur Folge haben. Wird eine Bewegung nicht mehr durch die entsprechenden Impulse vorbereitet und eingeleitet, kann man sie auch nicht ausführen.

Die Wahrscheinlichkeit auf Erholung liegt freilich bei über 90 Prozent, wenn die andere Seite übernimmt. Trotzdem versucht man, eine Schädigung hier zu vermeiden, denn dieses Areal stellt uns noch vor einige Rätsel; manchmal werden wir leider auch negativ überrascht, und ein Patient muss dauerhaft mit den Einschränkungen leben.

Das Problem ist, dass das Monitoring in diesem Bereich nicht funktioniert. Wir versuchen deshalb regelmäßig bei Wach-OPs herauszufinden, wie sich die SMA-Region stimulieren lässt. Wenn uns das gelänge, könnten wir sie kartieren und bei Eingriffen in diesem Bereich in Zukunft überwachen. Weiterhin würden wir dieses Areal besser verstehen lernen. Das ist übrigens ein weiteres gutes Beispiel, wie im Neurochirurgischen Hightech-OP Kliniker und Neurowissenschaftler zusammenkommen und der OP zu einem zentralen Ort der Hirnforschung werden kann.

Um einschätzen zu können, mit was für einem Gegner wir es diesmal zu tun haben, musste sich Walter Dorman einer Positronen-Emissions-Tomografie unterziehen, besser bekannt als PET-Untersuchung, die bei ihm mit einer Magnetresonanztomografie gekoppelt war. Bei einer PET werden Stoffwechselvorgänge im Körper sichtbar gemacht. Dafür bekommt der Patient eine radioaktiv markierte Substanz in die Armvene gespritzt. Von dort geht der Tracer, so nennt man die Substanz, auf die Reise durch den gesamten Körper. Damit es sich überall gleichmäßig verteilen kann, muss der Patient etwa eine Stunde ruhig liegen. Anschließend wird er in die »Röhre« gefahren. Ein Messgerät registriert die Strahlung, die von der radioaktiven Substanz im Körper abgegeben wird. Da gleichzeitig das MRT mitläuft, also Bilder entstehen, sieht man, von welcher Stelle die intensivste Strahlung ausgeht. Dort befinden sich die Zellen, in denen der Stoffwechsel auf Hochtouren läuft.

Gesundes Gewebe hat einen anderen Stoffwechsel als das von Tumoren oder Metastasen. Tumorzellen sind gefräßiger. Sie teilen sich häufiger, vermehren sich schneller, dafür benötigen sie mehr Energie. Je höher also die Stoffwechselaktivität eines Tumors, umso aggressiver wächst er. Und umso konsequenter muss man gegen ihn vorgehen.

Der Feind in Walter Dormans Kopf war so aktiv, wie er nur sein konnte. Er maß mittlerweile knapp dreieinhalb Zentimeter an der breitesten Stelle. Angesichts dieser Informationen musste ich den Patienten nicht erst überzeugen, dass wir ihn noch einmal operieren sollten. Wir verschwendeten keine Zeit. Als er mit den Aufnahmen von der PET kam, blieb er gleich auf unserer Station.

Bevor wir die Operation angehen konnten, mussten wir die übliche Landkarte erstellen. Wie bei Marie Gilbert für die Sprache kam auch hier die transkranielle Magnetstimulation (TMS) zum Einsatz. Wo lag der Tumor, wo das motorische Areal? Wo befanden sich die Nervengruppen, die die Muskeln in den Armen und Beinen aktivieren, und wo liefen die Nervenbahnen entlang, die zum Rückenmark führen? Ist der Tumor operabel, und wenn ja, wie geht man am besten vor, und wo muss man vorsichtig sein? Die Testung funktioniert wie bei der Sprache, nur dass die stimulierten Reaktionen in den Zielregionen mit Elektroden gemessen werden, da Muskeln sich bekanntlich nicht artikulieren können. Und es ist genauer. Man kann bis ins Detail lokalisieren, welche Nervenzellgruppen für welchen Muskel zuständig sind.

Die Karte, die dabei entstand, verfeinern wir am darauffolgenden Tag, als Walter Dorman schon in Vollnarkose und mit geöffnetem Schädel auf dem OP-Tisch liegt. Jetzt stimulieren wir einzelne Punkte, die wir dem Motorikbereich zurechnen, direkt an der Gehirnoberfläche, indem wir sie mit einer Elektrode berühren, die in dem Moment einen schwachen Stromstoß abgibt. Dieser elektrische Impuls wird vom Gehirn über einen Nerv zu einem bestimmten Muskel geleitet. Dort angekommen, verursacht er – ich vereinfache es – eine Kontraktion, die von einer Nadelelektrode, die wie eine Akupunkturnadel im Muskel steckt, registriert und gemessen wird.

Ist das der Fall, haben wir uns einem relevanten Bereich genähert und müssen an der Stelle aufhören, um die Funktion zu erhalten. Wenn wir Glück haben, liegt der Tumorrand außerhalb. All diese sensiblen Bereiche werden von nun an mit dem Monitoring überwacht und auf diese Weise geschützt. Das Verfahren nennt sich Motorisch evozierte Potenziale, MEP.

Der Kopf des Patienten ist in Null-Grad-Position in der Mayfield-Klemme eingespannt, also ohne zu einer Seite geneigt zu sein. Die Nase zeigt nach oben, das Kinn zur Brust. Die Halswirbelsäule ist leicht eingeknickt, wie wenn man übertrieben nickt und in der unteren Position verharrt. Die Kinnspitze berührt fast den Hals. Die Kopfhaut ist entlang der Narbe von der letzten Operation aufgeschnitten. Wir haben auch die alte Schädelöffnung verwendet, diese jedoch ein Stück nach hinten erweitert. Die Öffnung, nun sechs Zentimeter im Durchmesser, liegt mittig auf dem Kopf, im vorderen Bereich, dort, wo der Stirn- zum Scheitellappen übergeht.

Die Hirnhaut wird im Halbkreis eingeschnitten, damit man sie zur Mitte hin, in Querrichtung, umschlagen und festspannen kann. Dabei ist der Sinus sagittalis superior die Grenze, weiter darf man nicht schneiden. Verletzt man ihn, käme es zu einer starken Blutung. Der Sinus sagittalis ist der größte Blutleiter im Gehirn. Hier wird das Blut aus dem Gehirn gesammelt, um es zurück zum Herzen zu transportieren. Er verläuft dort, wo die harte Hirnhaut von der Schädeldecke nach unten eine Ausstülpung bildet, die Hirnsichel, die in den Interhemisphärenspalt hineinragt, der das Großhirn in zwei Hälften teilt.

In den Sinus sagittalis münden mehrere oberflächliche Brückenvenen ein. Außerdem wird über ihn Nervenwasser abtransportiert. Das dürfte Erklärung genug sein, warum man dieses Gefäß mit höchster Vorsicht behandeln sollte. Mit derselben Vorsicht ist den Brückenvenen zu begegnen. Sie müssen heil bleiben, dürfen auch nicht abgedrückt werden, andernfalls riskiert man eine Blutung.

Ich löse eine der dickeren Venen aus der Spinnengewebshaut, von denen alle zwei, drei Zentimeter eine aus dem Hirn zum Sinus sagittalis führt. Damit verschafft man sich ein paar Millimeter mehr Raum. Dann wird die Hirnhaut beiseitegeklappt. Nun ist der Längsspalt zwischen den beiden Großhirnhälften zu erreichen, und man kann dort in die Tiefe gehen. Nach wenigen Zentimetern komme ich zu den beiden Gyrus cinguli, die ich trennen muss, um meinen Weg fortsetzen zu können.

So gelange ich zu der Zisterne am Balken, eröffne diese, sauge etwas Liquor, Nervenwasser, ab, um ein klein wenig mehr Platz zu gewinnen – *slack brain*. Dann geht es wieder ein Stück zurück, eine Etage höher, um einen Zugang zum linken Gyrus cinguli zu finden, damit ich an den Tumor herankomme.

Normalerweise würde ich einen anderen Pfad wählen, von der Gegenseite, um in einer Diagonalen noch schonender operieren zu können. So muss ich praktisch um die Ecke und das Hirn ziemlich stark ziehen, damit ich an den Tumor herankomme – was man eher ungern macht. Dass ich mich trotzdem für diesen Zugang entschieden habe, liegt einfach daran, dass es ihn schon gab, vom letzten Mal.

Auch dieser Eingriff findet navigiert statt. Der Jetpilot, der die Landebahn ansteuert. Übrigens ist der OP-Saal bei navigierten Eingriffen etwas abgedunkelt, damit man die Bilddaten, die in das Mikroskop eingespielt werden, besser erkennen kann. Und nicht zuletzt den Tumor. Da der keine richtige Kapsel hat, nicht klar abgegrenzt ist und sich sein Gewebe farblich nur unwesentlich vom gesunden unterscheidet – es ist etwas dunkler, gräulich –, hatten wir dem Patienten vor der Operation einen Fluoreszenzfarbstoff verabreicht.

Das OP-Mikroskop ist mit einer Fluoreszenzlichtquelle ausgestattet. Man kann jederzeit per Knopfdruck vom normalen Weißlicht auf Fluoreszenzlicht umswitchen und den Tumor dann deutlich erkennen. Dass all diese Technologien im rechten Moment funktionieren und ihren Dienst leisten, ist leider keine Selbstverständlichkeit. Es bedarf reichlicher Expertise, Liebe zum Detail und einer hohen Frustrationstoleranz, sicherzustellen, dass alles punktgenau funktioniert. Dafür sorgen in vielen Kliniken oft murrend Assistenzärzte und Pflegende, zusätzlich zu ihren eigentlichen Aufgaben. Wir können uns glücklich schätzen, jemanden zu haben, der an dieser Aufgabe Freude und Erfüllung gefunden hat und zu einem wichtigen Teammitglied geworden ist, Jan Schneider. Das amerikanische Gesundheitssystem sieht für diese nichtpflegerischen und nichtärztlichen Aufgaben im OP und auf Station sogenannte Physician Assistants (PAs) vor, ein vorwärtsgewandtes Konzept, um Aufgaben vor allem in hoch technologisierten Bereichen noch effizienter aufzuteilen. In diese Richtung wollen wir uns zukünftig weiterentwickeln.

Im Zentrum des Tumors angelangt, beginne ich, das befallene Gewebe abzusaugen, während ich gleichzeitig im Auge behalte, wo die wichtigen Nervenbahnen verlaufen, denen ich nicht zu nah kommen darf. Die zeigt mir das Navi im Mikroskop an. Sicherheitshalber arbeite ich mit dem Stimulationssauger. Der Assistent am Monitor überwacht, ob die Stromstöße etwas auslösen.

Ich war mit 15 Milliampere gestartet – keine Reaktion. Der Tumor wird Schritt für Schritt entfernt, dann das erste Signal. Vom Tumor ist noch reichlich zu sehen. Ich gehe auf zehn Milliampere. Wie weit werde ich es ausreizen können? Millimeter können über Jahre entscheiden – Lebensjahre für den Patienten.

Ich gehe herunter auf fünf Milliampere, schäle weiter das fluoreszierende Gewebe heraus, sauge es ab. So nähern wir uns dem Rand. Den erkennt man daran, dass dort die Farbe schwächer wird und einen anderen Ton annimmt. Das ist gut zu erkennen, auch dieser Bereich leuchtet, was das gesunde Gewebe nicht macht.

Bis auf drei Milliampere gehe ich, weiter darf ich nicht, sonst haben wir die Bahnen erreicht. Aber der Tumor ist dann auch entfernt, jedenfalls soweit ich das in dem Moment beurteilen kann.

Wir befinden uns diesmal im OP-Saal 12, den ich bislang noch nicht erwähnt habe. Auch dieser Saal verfügt über eine Sonderausstattung. In einem Nebenraum, hinter einer doppelt lärmgeschützten Tür, steht ein Kernspintomograf. In dem anderen OP-Saal ist es ein CT-Scanner. Man kann nicht oft genug betonen, wie nützlich es ist, das Operationsergebnis überprüfen zu können, bevor man den Schädel wieder zumacht. Die Bildgebung im OP mit MRT, PET und CT ist von großer Bedeutung und sicherlich die Zukunft neurochirurgischer Multifunktions-OPs.

Ehe wir den Patienten auf dem Transfertisch nach nebenan in das MRT fahren, füllen wir das entstandene Loch im Operationsfeld mit Kochsalzlösung auf. Bleibt dort nur Luft, würde das im MRT kaum einen Kontrast ergeben. Man klappt lediglich die Kopfhaut über die Öffnung und näht sie mit einigen Stichen provisorisch fest. Obendrauf kommt ein steriles Tuch, zum Schutz vor Bakterien, damit keine Infektion entsteht.

Mit dem Transfertisch kann man direkt ans MRT andocken, ohne dass der Patient angerührt werden muss. Allerdings ist vorher sicherzustellen, dass keine Metallteile mit in die Spule geraten, selbst die kleinste Nadel nicht. Das wird in einem standardisierten Ablauf unter höchster Konzentration geprüft. Bevor es aus dem OP-Saal hinausgeht, gibt es dafür ein kurzes Time-out, in dem sorgsam die Checklisten durchgegangen werden, und wenn das nach der Operation noch so schwerfallen mag, alle vom Team beteiligen sich.

Dann versammeln wir uns im Schaltraum – ein zweiter kleiner Nebenbereich, kaum größer als eine Kammer –, und wir schauen gespannt auf den Bildschirm, der die MRT-Aufnahmen zeigt. Haben wir alles erwischt? Bis ein Bild entstanden ist, vergehen fünf bis zehn Minuten. Die gesamte Untersuchung zieht sich etwa eine halbe Stunde hin.

In diesem Stadium ein MRT zu fahren, bringt neben der Überprüfung des OP-Ergebnisses einen zweiten Vorteil. Mit einem Tumor ist immer eine Raumforderung verbunden. Gesunde Hirnmasse wird komprimiert oder beiseitegedrängt. Wenn der Tumor dann entfernt wird, kann es zum Brain Shift kommen, das bedeutet, das Gehirn verschiebt sich in seiner Lage zur knöchernen Hülle. Oder man hat die Gehirnmasse auf dem Weg zum Tumor verschoben, weil man anders nicht hinkäme – wie ich das hier auch gemacht hatte. Infolgedessen wäre die Navigation nicht mehr exakt, da sie sich auf Aufnahmen stützt, die entstanden, als der Tumor noch seinen Platz forderte und ich noch nicht im Hirn unterwegs war. Mit dem frischen MRT können die Daten aktualisiert und korrigiert werden, und die Navigation stimmt wieder.

Und tatsächlich sollten wir die neuen Informationen noch brauchen. Auf den MRT-Bildern ist ein kleiner Resttumor zu erkennen. Also alle wieder zurück an ihre Plätze. Die Pflegenden Melissa Tükeler und Alice Pake bereiten die OP-Tische erneut vor und bringen alles, was steril bleiben soll, in Sicherheit, bevor Team und Patient auf dem Transfertisch wieder den OP-Saal bevölkern. Kein Gedanke daran, sich die Mühe vielleicht zu sparen. Bei einem Tumor, der derart aggressiv ist, kämpft man um jeden Millimeter, den man entfernen kann.

Mit dem nachjustierten Navi lässt sich die Stelle gut lokalisieren, zu der ich mich noch einmal vortasten muss. Das kleine Reststück, das sich so gut vor mir versteckt hat, gehört zum unteren Teil des abgesaugten Tumors. Es befindet sich an einer Stelle, die in Bezug auf die motorischen Funktionen nicht kritisch ist. Umso ärgerlicher wäre es gewesen, wir hätten die Kontrolle nicht gemacht, und das Stück wäre dringeblieben.

Wie immer kommt der Patient auf die Intensivstation, wo er kurze Zeit später, am frühen Nachmittag, aus der Narkose erwacht. Die Operation hatte inklusive MRT und Nachoperation knapp fünf Stunden gedauert. Und wie immer bangen wir diesem Moment entgegen.

Seine rechte Seite zeigt wieder eine Schwäche, was nicht anders zu erwarten war. Den Arm kann er einigermaßen bewegen, das Bein nur wenige Zentimeter, Brust und Schulter gar nicht. Ich gehe zwar davon aus, dass man das mit Physiotherapie, die möglichst schnell einsetzen muss, wieder hinbekommt. Erschrocken ist man zunächst trotzdem. Dennoch gibt es bei diesem Fall auch gute Gründe für Optimismus, und wir können Walter Dorman Hoffnung machen.

Wir hatten am Ende der Operation, bevor wir den Schädel zumachten, noch einmal die auf der Gehirnoberfläche markierten Punkte stimuliert, um zu prüfen, ob und wo die Signale durchgingen. Wenn unsere Messungen stimmten, woran ich nicht zweifelte, waren das primär-motorische System und die dazugehörigen Faserbahnen, die zum Rückenmark führten, die Telefone und Kabel sozusagen, intakt geblieben. Wäre das nicht der Fall gewesen, hätte man bleibende Schäden befürchten müssen. Dagegen sollten sich die Areale, die wir strapaziert hatten – das bereits erwähnte SMA –, wieder erholen. Sollten. Sicher sein kann man sich erst, wenn es tatsächlich so eintritt. So lange hat man die Angst an seiner Seite.

Walter Dorman machte schnell Fortschritte, erstaunlich schnell. Bereits am nächsten Morgen konnte er auf die Normalstation verlegt werden. Und am Tag darauf stand er das erste Mal wieder auf den Beinen, etwas wacklig und begleitet von einem Physiotherapeuten, doch immerhin schaffte er es, ein paar Meter über den Flur zu humpeln.

Nach fünf Tagen hatte er nur noch geringfügige feinmotorische Defizite. Andere brauchen drei Monate, bis sie so weit sind. Auf der rechten Seite fehlte es ihm zwar nach wie vor an Kraft, aber die konnte man trainieren. Acht Tage nach der Operation fuhr er nach Hause.

Walter Dorman begann eine ambulante Reha, Bestrahlung und Chemotherapie folgten. Nach den ersten beiden Operationen schien das nicht notwendig. Nun aber konnte man ihm diese Tortur nicht mehr ersparen. Die Untersuchung des von uns entfernten Gewebes hatte ergeben, dass er es jetzt mit dem schlimmsten aller Feinde zu tun hatte – sein Tumor war ein Glioblastom, Grad 4 nach WHO-Klassifikation, nicht heilbar.

Bemüht man die Statistik, findet man kaum Zahlen, die geeignet wären, Betroffenen Hoffnung zu schenken. Die Überlebenszeit wird ohne Behandlung mit wenigen Monaten angegeben, beginnend bei drei, bis maximal zwölf, je nachdem. Mit Behandlung, also operativer Entfernung von mindestens 90 Prozent und anschließender Strahlen- und Chemotherapie, wie es bei Walter

Dorman gemacht wurde, beträgt sie circa zwei Jahre. Etwa 25 Prozent überleben länger als vier Jahre, maximale Therapieanstrengungen vorausgesetzt. Dass jemand mehr als fünf Jahre schafft, ist selten, mehr als zehn eine Rarität.

Der Tumor meldet sich hier zunächst immer in Form eines Rezidivs zurück, oft schon ein Jahr nach beendeter Therapie oder sogar noch früher. Und doch muss man beim Überbringen dieser Nachricht immer auch Hoffnung machen. Der Neurochirurg Jacques Morcos formuliert das so: »Wenn ich versuche, einen Patienten und seine Familie zu trösten, raube ich ihnen nie jegliche Hoffnung. Noch bei den düstersten Prognosen gibt es den Schimmer eines Lichts am Horizont. Und das lasse ich sie auch wissen.«

Es gibt nämlich auch Fälle wie den des jungen Mannes, den ich im August 2009 als Notfall operierte. Der damals 19-Jährige, er hatte gerade sein Abitur gemacht, war mit seinen Eltern für einige Tage nach Berlin gekommen, um sich die Stadt anzuschauen. Schon bei der Abreise – sie waren geflogen – hatte er sich nicht gut gefühlt. Ihm war schlecht, und er hatte über Kopfschmerzen geklagt. In letzter Zeit hatte er häufiger welche, meist in Kombination mit Übelkeit. Auch waren seine Augen dann extrem lichtempfindlich, ob die Sonne schien oder nicht. Er dachte, es sei Migräne, vererbt vom Vater, der sich seit Jahren damit herumschlug.

Die Maschine war nachmittags in Tegel gelandet. Sie fuhren mit einem Taxi ins Hotel, bummelten zwei Stunden durch die Gegend, kehrten zum Abendessen ein. Als er sich schlafen legte, ging es ihm nicht prächtig, aber gut. Allerdings wachte er am Morgen gegen vier Uhr auf, weil es wieder trommelte in seinem Kopf, hinter der Stirn, auf beiden Seiten, wo auch vorher die Schmerzen waren. Er schluckte eine Tablette, es wurde besser.

Am Vormittag unternahm er mit den Eltern eine Stadtrundfahrt. Nach dem Mittag besuchten sie ein Museum unweit des Doms. Dort kamen die Kopfschmerzen zurück. Und er sah plötzlich Doppelbilder, das war neu. Wenn er geradeaus blickte, sah er das, was sich vor seinen Augen befand, zweimal. Die Motive waren seitlich verschoben, in der Mitte überlappten sie sich.

Diplopie nennt sich dieses Symptom. Verursacht wird es durch eine Störung des Binokularsehens, was nichts anderes beschreibt als das gleichzeitige Sehen mit rechtem und linkem Auge.

Auch wenn das Binokularsehen nicht gestört ist, entstehen zunächst zwei Bilder, die sich minimal unterscheiden, da jedes Auge das Objekt aus einem leicht anderen Blickwinkel erfasst. Die Daten dieser Bilder werden von den Sehzellen in der Netzhaut, die man sich als Leinwand in Miniformat vorstellen kann, in Form von Nervenimpulsen über den jeweiligen Sehnerv einmal längs durchs Gehirn zum Sehzentrum geschickt. Das befindet sich im hintersten Teil des Großhirns, im Hinterhauptlappen. Dort werden die beiden Bilder zu einem zusammengefügt, und zwar so, dass wir es räumlich sehen. All das geschieht mit einer Geschwindigkeit, dass wir die Zeitverzögerung, die auf dem Weg entsteht, nicht im Geringsten wahrnehmen. In jeder Sekunde, die wir unsere Augen offen haben, nehmen sie über zehn Millionen Informationen auf und leiten sie ans Gehirn weiter, wo sie verarbeitet werden.

Zu Doppelbildern wie bei dem jungen Mann kommt es, wenn sich die Augen nicht mehr konjugiert bewegen, das heißt nicht parallel und nicht mit identischer Drehung hinsichtlich Drehachse und Gradzahl, wie sie es im Normalzustand tun. Dadurch sind die beiden Bilder zu different, das Sehzentrum kann sie nicht zusammenfügen.

So etwas geschieht, wenn die Hirnnerven nicht richtig funktionieren, die die Augenmuskeln versorgen. Hauptsächlich erledigt das der dritte Hirnnerv, der Augenbewegungsnerv, der wie alle anderen in beiden Hälften des Gehirns jeweils einmal vertreten ist. Er beschickt vier der sechs äußeren Augenmuskeln und zwei innere mit Reizen, die dann entsprechende Bewegungen auslösen.

Jedenfalls brach die Familie ihr touristisches Programm ab,

fuhr zurück ins Hotel. Die Doppelbilder verschwanden nicht. Gegen 19 Uhr meldete sich der junge Mann in unserer Notaufnahme. Mit den Symptomen, die er schilderte, war er ein Fall für die Neurologie. Doch nachdem ein MRT gemacht worden war, kamen wir ins Spiel.

Die Bilder zeigten eine Raumforderung im Bereich des linken Thalamus, in der Mitte des Zwischenhirns, also recht tief im Gehirn. Diese Region gilt als äußerst schwierig zu operieren. Man muss mit schwersten Komplikationen rechnen.

Im Thalamus kommen sämtliche Sinnesreize an, und es wird entschieden, welche Informationen ans Großhirn weitergegeben werden, damit sie in unser Bewusstsein gelangen. Alles, was wir fühlen, sehen, hören, schmecken, geht durch diesen Filter. Dieser Mechanismus ist auch für unsere Konzentration und den Schlaf verantwortlich.

Der Thalamus grenzt an den dritten Hirnventrikel. Dort war das Problem entstanden, das die Doppelbilder verursachte. Ventrikel sind Hohlräume, die mit Nervenwasser gefüllt sind. In diesen Hirnkammern wird es auch gebildet, pro Minute entstehen 0,3 bis 0,4 Milliliter, an einem Tag zwischen 500 und 700 Milliliter. In unserem Schädel ist allerdings nur Platz für 120 bis 200 Milliliter, abhängig von der Körpergröße. Das heißt, ein Großteil der Flüssigkeit muss wieder abgeleitet werden, sonst würde der Druck im Hirn ständig steigen.

Es gibt vier Hirnventrikel, zwei Seitenkammern, in jeder Hemisphäre eine, den erwähnten dritten Ventrikel im Zwischenhirn und einen vierten zwischen Hirnstamm und Kleinhirn, wo es weitergeht zum Rückenmark. Die Kammern sind miteinander verbunden durch kleine Kanäle. Das Hirnwasser fließt aus beiden Seitenkammern zum dritten Ventrikel, von dort in den vierten, danach in den äußeren Liquorraum im Schädel und im Rückenmarkkanal. In diesem Verbund zirkuliert es ständig. Dabei wird die gleiche Menge wie die, die neu hinzukommt, an der Oberfläche des Gehirns resorbiert.

Die Raumforderung, von der sich später herausstellte, dass es ein bösartiger Tumor war, von der gleichen Art, wie Walter Dorman ihn hatte, musste seit Monaten gewuchert sein. Inzwischen war er so groß, dass er das Aquädukt vom dritten zum vierten Ventrikel seitlich eindrückte. Dadurch konnte das Hirnwasser nicht mehr richtig abfließen; es staute sich, Druck entstand, nicht nur in den Kammern, sondern im gesamten Schädelinneren.

Die Hirnnerven reagieren empfindlich auf Druck. Und besonders empfindlich ist der dritte Hirnnerv, der zwischen hinterer Hirnarterie und oberer Kleinhirnarterie verläuft. Die Kompression dieses Nervs führt zur Lähmung seiner Funktionen. Das bedeutet: Geminderte Signale an die Augenmuskeln. Daher die Doppelbilder und die erweiterte Pupille, die für die erhöhte Lichtempfindlichkeit verantwortlich war.

Bis die Bilder vorlagen, war es 23 Uhr, für einen so komplexen Eingriff war das zu spät. Wir mussten mit der Operation also bis zum nächsten Morgen warten. Damit jegliche Verschlechterung sofort erkannt würde, kam der Patient direkt auf die Intensivstation. Vor der Operation wurde noch die »Landkarte« erstellt, und während der OP erfolgte die kontinuierliche Überwachung von Bahnen und Funktionen, schon damals der übliche Standard. Der Tumor, das Glioblastom, war etwa viereinhalb mal vier Zentimeter groß. Typisch für diese so bösartige Kategorie waren die vielen neuen Gefäße – keines davon ausgereift, eine weich zerfallende gräuliche Masse.

Wenn es etwas Positives zu sagen gab, dann, dass die Grenze zum gesunden Hirngewebe einigermaßen gut zu identifizieren war. Das kann man nicht voraussagen, ebenso wenig, wie kompliziert es wird, den Tumor aus seiner Umgebung herauszulösen. Das ist abhängig davon, wie klar seine Grenze definiert ist, wie stark die Durchblutung ist und welche Konsistenz der Tumor hat.

Die Operation verlief gut. Wir hatten Glück, alle Variablen standen günstig. Und der junge Mann hatte hinterher weder Ausfälle noch Lähmungserscheinungen. Einen Tag nach dem Eingriff machten wir ein MRT. Damals stand uns die intraoperative Möglichkeit noch nicht zur Verfügung. Und wieder war das Glück auf unserer Seite: Vom Tumor war nichts mehr zu sehen.

Nach einer Woche reiste er mit seinen Eltern, die in Berlin geblieben waren, in die Heimat zurück, durchlief Strahlen- und Chemotherapie, absolvierte die gängigen Nachkontrollen, alle drei Monate am Anfang, dann alle sechs, später jährlich.

Auf den Tag genau ein Jahr, nachdem wir ihn operiert hatten, erhielt ich eine Mail von seiner Mutter. Sie dankte mir noch einmal und schilderte, wie gut ihr Sohn alles überstanden habe. Nach dem Sommer wolle er ein Studium beginnen. Ansonsten ginge er, sooft es seine Zeit erlaube, zum Wandern in die Berge. Er sei wieder genauso kräftig und lebensfroh wie vorher.

Im Jahr darauf, am gleichen Tag, meldete sich die Mutter erneut mit einer Nachricht, und wieder hatte sie nur Erfreuliches zu berichten. Die Familie würde den Tag wie einen zweiten Geburtstag ihres Sohnes feiern. Im dritten Jahr nach der Operation kam die nächste Mail, im vierten eine, auch im fünften, dann im sechsten, im siebten – nicht ein einziges Mal vergaß sie, sich an diesem Tag im August zu melden.

Und auch 2019 kam eine Mail, diesmal vom Junior selbst geschrieben: »Hallo, Herr Professor, heute feiere ich meinen besonderen zehnten Geburtstag. Ja, es ist mittlerweile zehn Jahre her, dass Sie ein Glioblastom aus meinem Kopf herausoperiert haben. Anlässlich dieses Jubiläums möchte ich mich bei Ihnen herzlich bedanken. Mir geht es bestens. Dank Ihnen genieße ich mein Leben in vollen Zügen …« Und als Beweis für seine enthusiastischen Worte schickte er zwei Fotos mit. Eins zeigte ihn mit drei Freunden auf einer Wiese voller Wildblumen. Sie schienen herumzualbern, schnitten Grimassen. Auf dem anderen hatte er sich selbst fotografiert, hinter sich verschneite Gipfel, so weit das Auge reichte. Er wirkte glücklich, strahlte mit einer Freude in die Kamera, dass ich selbst schmunzeln musste.

Zehn Jahre, inzwischen schon elf, denn auch 2020 wieder erreichte mich die gleiche schöne Botschaft, das ist das Ungewöhnliche an der Geschichte dieses Mannes; er passt in keine Statistik, denn die Prognose war damals trotz erfolgreicher Operation mehr als bescheiden. In so jungen Jahren den bösartigsten der Hirntumore zu haben – er galt als verloren. Die Ärzte in der Klinik, in der er die Bestrahlung und Chemotherapie bekam, hatten sich gewundert, dass wir ihn überhaupt operiert hatten. Übrigens lebt auch Walter Dorman noch, zwei Jahre nach dem Eingriff – und immer noch ohne neuen Tumor.

8
Alles auf eine Karte

Operieren bei schlechter Prognose

Es ist nicht lange her, da hatten wir es mit einem ähnlichen Fall zu tun wie dem jungen Mann im vorherigen Kapitel. Ein Mann Ende 40 mit einem Gliosarkom im Bereich des Thalamus, diesmal des rechten. Es war bereits ein Rezidiv. Gliosarkome sind eine Variante der Glioblastome. Sie haben neben den entarteten Astrozyten einen Bindegewebeanteil, dessen Zellen ebenfalls entartet sind. Diese Tumore sind ungeheuer aggressiv, WHO-Grad 4. Sie können sich innerhalb kurzer Zeit entwickeln, wachsen in rasantem Tempo, meist diffus. Wie Glioblastome haben sie keine Kapsel, sind wanderlustig, was sie noch unberechenbarer macht; sie brauchen wenig Sauerstoff und lassen sich mit Bestrahlung nur schwer bekämpfen. Kurz gesagt: eine düstere Prognose.

Das wirft die Frage auf, ob man einen Patienten mit dieser Diagnose überhaupt operieren sollte. Und falls man sich dafür entscheidet, warum man es macht. Aller Voraussicht nach blieben dem Patienten noch drei bis vier Monate zu leben, vielleicht fünf. Würde es uns bei der Operation gelingen, 90 Prozent der Tumormasse oder mehr zu entfernen, könnte man den Rest mit Strahlen- und Chemotherapie nachbehandeln. Dann könnte er vielleicht noch ein bis zwei Jahre leben, so ist laut Statistik die mittlere Überlebenszeit.

Aber will man sich in der so kurzen verbliebenen Lebenszeit noch mit einer so schweren Operation belasten, und war das Risiko, das ja nun auch immer damit einhergeht, in einem solchen Fall zu rechtfertigen? Ginge bei der Operation etwas schief, müsste der Patient den Rest seiner Tage womöglich gelähmt im Rollstuhl zubringen. Oder er könnte nicht mehr sprechen. Und schließlich: Was bedeutet dieser Gewinn an Lebenszeit für ihn? Wie schwer wiegt die Hoffnung, eine statistische Ausnahme in die positive Richtung zu sein? Hat er Kinder? Wie alt sind sie? Möchte er wenigstens noch den Schulabschluss seines Ältesten erleben? Oder die Hochzeit der Tochter? Oder die Geburt des ersten Enkelkindes? Und natürlich besteht auch die kleine Möglichkeit, dass sich der Tumor möglicherweise doch besser kontrollieren lässt als erwartet, wenn man sich mit allen Mitteln dagegenstemmt.

Josh Breker, so der Name des Mannes, war sieben Monate zuvor in einem Krankenhaus in seiner Heimatstadt operiert worden. Aufgrund der schwierigen Lage hatte man nur eine erweiterte Biopsie entnommen, um den Charakter des Tumors bestimmen zu können. Anders war es auch nicht geplant gewesen, wie ich dem Arztbrief entnehmen konnte.

Nachdem die behandelnden Ärzte dann erfahren hatten, dass es sich um ein Gliosarkom handelte, entschieden sie sich für eine Kombination aus Strahlen- und Chemotherapie. Doch die schien bisher nichts bewirkt zu haben. Bei der letzten Nachkontrolle hatte sich gezeigt, dass der Tumor weitergewachsen war. Noch war er etwas kleiner als bei dem jungen Mann im vorhergehenden Kapitel, der sämtliche Statistiken Lügen straft, aber er füllte den Thalamus schon fast komplett aus.

Brekers Ärzte hielten eine Operation für zu riskant. Eine Lähmung wäre vorprogrammiert, sie hätten ihn aufgegeben, schrieb er mir in einer Mail, der er den Arztbrief beigefügt hatte, und schilderte kurz seine Krankengeschichte. Einige Zeilen weiter erinnerte er mich an einen Zeitungsartikel, in dem unser Team mit einer recht kühnen Kampfansage gegen Gehirntumore zitiert worden war. Sinngemäß hatte ich gesagt, ohne es nach Schweregrad zu differenzieren, dass man heutzutage 90 Prozent davon operieren könne, ohne dass es zu größeren Komplikationen kommen müsse. Deshalb schreibe er mir – in der Hoffnung, dass ich ihm helfen könne.

Ich erinnere mich gut, wie zu meiner Zeit als Assistenzarzt an der Universitätsklinik in Mannheim diskutiert wurde, ob es sinnvoll sei, sich der Bestrahlungs- und Chemotherapie widersetzende Tumore zu operieren, wenn es letztlich nichts brachte. Dann könne man sich das Risiko doch sparen und den Patienten nur palliativ begleiten, um ihm die verbleibende Zeit so angenehm wie möglich zu gestalten. Dann fand man heraus, dass die Prognose maßgeblich davon beeinflusst wurde, wie viel man vom Tumor entfernte. Die 90 Prozent oder mehr, die nachweislich eine Lebensverlängerung ermöglichen. Als Hypothese hatte das schon länger im Raum gestanden. Es hatte nur keine belastbaren Daten gegeben, nicht genügend Fälle, die entsprechend ausgewertet worden waren und das belegten. Von da an ging die Tendenz zur Operation, natürlich immer unter dem Vorbehalt, dem Patienten keinen Schaden zuzufügen, seinen Zustand dadurch nicht zu verschlechtern.

Kontrovers besprochen wurde lange auch die Frage, ob man sich an einen Folgetumor, ein Rezidiv, heranwagen sollte, dessen Auftreten die Überlebensprognose noch einmal verschlechtert. Nahm man einem Patienten auf diese Weise nicht die letzten guten Monate? Niemand konnte – und kann – sicher vorhersagen, wie viel an zusätzlicher Lebenszeit man ihm damit schenkt. Noch vor zehn Jahren galt eine zweite Operation bei Glioblastomen als tabu. Mittlerweile wird sie in zahlreichen Kliniken routinemäßig durchgeführt, vor allem bei Patienten, die jüngeren Alters sind, längere Zeit ohne Tumorwachstum waren und bei denen das Rezidiv operativ gut erreichbar ist.

Was nicht heißt, dass alle Neurochirurginnen und Neurochirurgen das gut und richtig finden. Zumal die Datenlage zum Nutzen einer erneuten Operation bisher nicht eindeutig ist. Zum Beispiel ist nicht erwiesen, ob der Tumor sich danach besser kontrollieren lässt. Wichtig ist: Solche Entscheidungen trifft man nicht allein, sie werden immer in interdisziplinären Tumorkonferenzen besprochen und gemeinsam gefasst. Überhaupt gibt es verschiedene Philosophien. Jeder Neurochirurg hat eigene Erfahrungen und spezielle Neigungen, liest Studien auf seine Art. Und es ist kein Fall identisch mit einem zweiten. Selbst wenn sich Diagnosen gleichen, dass man eine Schablone darüberlegen könnte, so sind die Menschen, die sie betreffen, doch verschieden, stecken in anderen Lebenssituationen, haben eine andere Geschichte, andere Wünsche, gehen auf eine andere Art mit ihrem Schicksal um.

Josh Breker, verheiratet, zwei Söhne, 16 und 18 Jahre alt, hatte vor allem Angst. Und er war verzweifelt. Er versuchte auch nicht, das zu verbergen, obgleich beides nicht zu seinem äußeren Erscheinungsbild passen wollte. Als steckte er für die Lebenslage, in die er durch den Tumor geraten war, in einem falschen Körper. Er war stämmig gebaut, ein muskulöser Typ, kräftige Oberarme, beide tätowiert, die schwieligen Hände eines Handwerkers. Von Beruf war er Heizungsmonteur.

Er hatte auch deshalb Angst, weil er die ersten Beeinträchtigungen, die der Tumor verursachte, spürte. In seinem linken Arm schien sich eine Lähmung auszubreiten. Er schaffte es kaum mehr, mit der Hand eine Türklinke nach unten zu drücken.

Das sei noch nicht so gewesen, als er mir die Mail geschrieben habe, sagte er. 15 Tage waren seitdem vergangen. Als hätte sich der Teufel an seinem Arm festgekrallt, so drückte er es aus, um ihn mit aller Macht aus dem Leben zu zerren. Es war klar, was er damit sagen wollte. Er ist vielleicht noch nicht in der Lage, der Wahrheit ins Auge zu schauen, dafür ist der Gedanke an den Tod für viele zu abstrakt; doch im Grunde weiß er, wie es um ihn steht. Die Ärzte in seiner Heimat hatten Josh Breker nicht im Unklaren darüber gelassen, wie aggressiv der Tumor war und dass man ihn nicht heilen konnte. Und ich hatte ihm keine bessere Nachricht zu verkünden. Ich konnte nur aufzeigen, welche Möglichkeit ich sah, das Unausweichliche für eine gewisse Zeit hinauszuschieben.

Der Tumor befand sich in einem Bereich, in dem man mit schwersten Komplikationen rechnen muss, die irreparable Funktionsausfälle zur Folge hätten.

Ich sagte ihm nichts anderes als die Kollegen zuvor, außer dass ich bereit wäre, ihn zu operieren, da ich das Risiko, dass er bleibende Schäden davontragen könnte, geringer einschätzte, nämlich mit zehn bis 20 Prozent. Und dazu erklärte ich ihm das »Sicherheitsnetz«, das wir dafür aufspannen würden, angefangen bei der Lokalisierung der Strukturen, die man nicht verletzen durfte, vor der Operation, über die permanente Überwachung ihrer Funktionen während des Eingriffs und den Einsatz der Navigation, bis zum intraoperativen MRT, mit der Möglichkeit zur Nachkorrektur.

Ich sehe ihn noch, wie er hier im Büro vor mir saß und haderte, nachdem wir alles besprochen hatten.

»Sie müssen sich nicht sofort entscheiden«, sagte ich, »fahren Sie nach Hause, beraten Sie sich mit Ihrer Familie.«

Er rieb sich am Hals, fuhr mit der Hand übers Gesicht, über die Augen, die er dabei zukniff. Dann öffnete er sie, sah mich an, einen kurzen Moment – er sagte keinen Ton.

Irgendwann unterbrach ich das Schweigen, riet ihm noch einmal, sich erst mit jemandem zu beraten und eine Nacht darüber zu schlafen.

Er nickte, bedächtig, wie in Zeitlupe. Dann sah er zum Fenster hinter meinem Schreibtisch, dann wieder zu mir, ohne dass ich erraten konnte, was in seinem Kopf vorging. Er stand auf, nahm seine Tasche, die er neben sich auf den Boden gestellt hatte, bedankte sich und wandte sich zum Gehen. Bevor er die Tür erreichte, hielt er kurz inne, drehte sich um, suchte meinen Blick, als wollte er etwas sagen, sagte aber nichts. Dann verschwand er.

Am nächsten Abend schickte er eine Mail: »Vielen Dank für Ihre Bemühungen. Ich möchte Ihr Angebot gerne annehmen …«

Zehn Tage später die Operation.

Es ist ein heikles Thema, anders zu entscheiden, als die vorherigen Kliniken das vor einem getan haben, eine Operation anzubieten, von der die meisten abraten. Das kann leicht als vermessen oder gar waghalsig wahrgenommen werden. Die Ausrichtung und Ressourcen der Kliniken mögen bei der Beratung eine Rolle spielen. Wir haben dies bereits angesprochen. Und natürlich spielen auch unterschiedliche Philosophien und Persönlichkeiten, die das ärztliche Handeln bestimmen, eine Rolle. Und egal in welche Richtung man tendiert, man weiß im Vorhinein nie, ob es nicht doch die falsche Entscheidung war.

Der gesamte Thalamus misst lediglich 3 mal 1,5 mal 1,5 cm. Dennoch unterscheiden wir, ob der Tumor zum Beispiel am mittleren Rand, am seitlichen Rand, hinten oder vorne seinen Ursprung nimmt. Der Ursprung gibt den besten Zugangsweg mit der besten Trajektorie vor, mit dem man am schonendsten an den Tumor gelangt und wichtige Bahnen umschifft. Es ist schon beeindruckend, wie sich diese kleine Region in der Tiefe des Gehirns in den letzten Jahrzehnten von einer chirurgischen Tabuzone zu einer Region mit mindestens fünf verschiedenen Zugangsstrategien gemausert hat. Ein gutes Beispiel, wie auch heute noch in kurzer Zeit ein Paradigmenwechsel in der Mikrochirurgie stattfinden kann.

Bei Josh Breker liegt der Tumor hinten, oben und mittig im rechten Thalamus, sodass wir einen Zugang über den Hinterkopf, oberhalb des Sehzentrums im Hinterhauptlappen, an der Falx entlang wählen, von der gegenüberliegenden, linken Seite. Die Öffnung muss mittig sein, da ich zwischen den beiden Gehirnhälften entlangwill, die in dem Bereich durch die Falx cerebri, die Hirnsichel, voneinander ferngehalten werden. Die Falx entspringt der harten Hirnhaut und reicht von unterhalb des Schädeldachs bis kurz vorm Balken in den Spalt hinein. Durch sie muss ich hindurch, um auf schrägem Weg an die andere, rechte Seite zu gelangen. Ich schneide ein Fenster von drei mal drei Zentimetern aus und setze meinen Weg fort bis zu dem gegenüberliegenden Gyrus cinguli. An dem Punkt liegen ungefähr sieben, acht Zentimeter Strecke mit Koagulationspinzette und Stimulationssauger hinter uns, um den Faserbahnen, die den Weg säumen, nicht zu nah zu kommen. Der Kollege vom Monitoring achtet wie stets auf die Signale. Und das Navigationssystem hilft bei der Orientierung in dem schmalen Korridor.

Unter den Cinguli schließt sich der Balken an, die quer verlaufenden Faserbahnen, aber das ist nicht das Ziel. Stattdessen orientiere ich mich nach rechts, schaffe mir im dortigen Gyrus cinguli einen Durchgang, der mich zum Seitenventrikel bringt.

Um Zugang zu dem Ventrikel zu erhalten, wird die bipolare Pinzette eingesetzt; die winzig kleinen Gefäße an der Oberfläche werden verödet, damit es nicht blutet. Dann folgt ein kleiner Schnitt, die Haut wird auseinandergespreizt, schon sprudelt einem Nervenwasser entgegen, das der Sauger sogleich aufnimmt.

Das Gehirn ist durch den Aufstau des Nervenwassers geschwollen, da der Tumor den Abfluss behindert hat. Mit dem Absaugen des Liquors vermindert sich der Druck. Plötzlich ist mehr Platz, auch wenn es nicht viel ist, jeder Millimeter ist hilfreich.

In dem Ventrikel ist das Gliosarkom nicht zu übersehen. Der Thalamus liegt direkt darunter. Von dort wölbt sich der Tumor in die Kammer hinein. Auch dieser sieht, wie die meisten, eher gräulich aus. Er entpuppt sich als sehr hart und derb, wodurch ich ihn vom umliegenden Gewebe gut unterscheiden kann.

Die klare Abgrenzung zum gesunden Nachbargewebe war von Vorteil, seine Derbheit eher nicht. Derb sind diese Tumore, wenn sie viele Fasern haben. Das macht es schwieriger, sie herauszuholen. Absaugen funktioniert nur, wenn die Tumormasse weich und zerfließend ist. Ein Ultraschallaspirator, das Multitalent, das Gewebe zertrümmern und absaugen kann, hilft in so einem Fall auch nicht weiter, da er nicht durch die Fasern kommt.

In dem Fall muss man das Tumorgewebe Stück für Stück abtrennen und mit der Pinzette herausholen. Und dann mit der Pinzette wieder zurück und so weiter.

Dabei darf man sich den Schacht, der von der Schädelöffnung zum Tumor führt, nicht vorstellen wie einen Gang, durch den man problemlos hin und her kommt. Eher wie zwei schwere Vorhänge, die dicht hintereinander hängen und in Längsrichtung durch die OP-Instrumente auseinandergehalten werden – gerade so weit, dass ein schmaler Tunnel entsteht. Gehirnmasse lässt sich nicht beliebig zur Seite schieben. Schon ein bisschen zu weit kann zu Zerreißungen führen und Blutungen verursachen. Sobald man die Instrumente aus dem Tunnel herausnimmt, gehen die Vorhänge zu und schmiegen sich aneinander.

Zu allem Ungemach blutet der Tumor relativ stark, als ich mich an ihm zu schaffen mache. Solange man das Blut sieht und sofort absaugt, ist man einigermaßen auf der sicheren Seite. Kompliziert und vor allem gefährlich wird es, wenn das Blut unbemerkt versickert, sich irgendwo staut, oder wenn der Ventrikel damit vollläuft. Dann bahnt sich eine Schwellung an, bis nicht mehr genug Platz im Schädel ist. Und dann geht nichts mehr.

Ich arbeite mich geduldig voran, achte auf das Blut, sauge permanent ab, höhle den Tumor Stück für Stück aus, bis ich seine Oberfläche erreiche. Dort bin ich den Faserbahnen schon recht nah, die es zu verschonen gilt. Der Monitoring-Kollege achtet auf die Signale, die ich über die Sauger-Elektrode aussende, und die entsprechenden Reaktionen, ebenso auf die Potenziale. Die werden an einer Stelle mal schlechter, sind aber nie vollständig unterbrochen.

Da sich das Tumorgewebe so deutlich vom normalen abgrenzt, kann ich auch die letzten Millimeter ausreizen und den Tumor entfernen, bis nichts mehr von ihm zu sehen ist, weder durchs Operationsmikroskop noch beim intraoperativen MRT, das wir anschließend mit einem Kontrastmittel durchführen.

Die Operation, die wir mittags begonnen hatten, zog sich bis zum frühen Abend hin. Josh Breker wachte im Lauf der Nacht auf. Ich war nicht mehr in der Klinik, bitte die diensthabenden Ärzte aber immer, mir dann per SMS Bescheid zu geben. Wenn alles gut ist, bedeutet das eine große Entlastung vor dem Schlafengehen, wenn nicht, bereite ich mich darauf vor, nachts so schnell wie möglich in der Klinik sein zu können. Das linke Bein konnte Josh Breker voll bewegen, mit dem Arm war es schlechter geworden. Er schaffte es gerade so, ihn anzuheben, nicht aber, ihn in der Position zu halten.

Einen Tag blieb er auf der Intensivstation, dann erlaubte es sein

Zustand, ihn auf die normale Station zu verlegen. Er war natürlich geschwächt – das wäre jeder nach solch einer Operation –, aber es deutete nichts darauf hin, dass sich Unheil anbahnte.

Vier Tage nach der Operation verließ Josh Breker zum ersten Mal das Bett, nicht selbstständig, dafür war er noch zu unsicher auf den Beinen. Ein Pfleger und ein Physiotherapeut stützten ihn. Er schaffte die wenigen Schritte bis ins Bad und wieder zurück. Doch das Bein war noch immer zu schwach – er wurde eher getragen, als dass er selbst lief.

Am fünften Tag klagte er über Atemnot. Er bekam Sauerstoff zugeführt, und seine Lunge wurde geröntgt. Auf dem linken Flügel ein Schatten – Verdacht auf Lungenentzündung. Es konnte ebenso gut eine Lungenembolie vorliegen. Tumorpatienten neigen mehr als andere Patienten dazu, Thrombosen zu entwickeln, besonders in den Beinvenen. Deshalb wird versucht, sie nach einer OP möglichst schnell wieder mobil zu bekommen, damit sie nicht die ganze Zeit liegen. Zudem wird vorsorglich Heparin gespritzt. Heparin hemmt die Blutgerinnung und verhindert das Verkleben bestimmter Blutbestandteile. Bei vielen hilft das, doch manche entwickeln trotzdem eine Thrombose.

Josh Breker kam am selben Tag wieder auf die Intensivstation. Von der Lunge wurde ein CT gemacht und das Herz mit Ultraschall untersucht. Beim Ultraschall zeigte sich, dass die rechte Herzkammer überlastet war. Dort kommt das »verbrauchte« Blut an und wird über die Lungenschlagader in die Lunge gepumpt. Wenn da etwas verstopft ist, steigt der Druck, das Herz wird stärker beansprucht, muss kräftiger pumpen, überanstrengt sich.

Im CT konnte man es dann deutlich sehen: Josh Breker hatte eine fulminante Lungenembolie, die gefährlichste Version. Seine rechte Lunge wurde nicht mehr durchblutet, in einem der größeren Gefäße saß ein Thrombus, ein Blutgerinnsel, das vermutlich aus den Bein- oder Beckenvenen dorthin geschwemmt worden war.

Eins kam zum anderen. Die Lunge entzündete sich, eine Blutvergiftung entstand, die Medikamente, die ihm zugeführt wurden, belasteten das Herz noch mehr, als Nächstes versagten die

Nieren. Innerhalb kürzester Zeit verschlechterte sich sein Zustand rapide. Es wurde alles versucht, aber nichts half.

Nach einem Gespräch mit Brekers Frau, die ihn für die Operation nach Berlin begleitet hatte, wurden die Maschinen abgestellt. Nur wenige Stunden darauf verstarb er an Herzversagen. Das war am siebten Tag nach der Operation.

War es richtig, ihn zu operieren? Hätte man wissen können, dass es so ausgeht? Hat man ihm womöglich einen Gefallen getan, ihm Leid erspart, indem man alles auf eine Karte setzte? Ich weiß es nicht. Ich habe keine Antworten auf diese Fragen. Ohne die Lungenembolie würde man jetzt vermutlich anders über den Fall sprechen, zugleich ist es Teil des Entscheidungsprozesses, solche Komplikationen mitzubedenken. Sie gehören dazu, sind Teil meiner Verantwortung.

Dieser Verlauf war schlimm für mich. Wenn es so ausgeht, fühle ich mich schuldig, immer. Ein solcher Ausgang lässt sich nicht so einfach wegschieben. So großartige Momente man als Neurochirurg haben kann, in diesen fühlt man sich sehr klein – der Pakt zwischen dem Allerschönsten und dem Allerschrecklichsten. Ich bin frustriert, hadere mit mir, stelle mich infrage. So eine Geschichte treibt einen lange um – und im gedanklichen Gepäck bleibt sie für immer, wenn auch irgendwann vielleicht gut verstaut.

Doch sobald ein Patient mit einer ähnlich gelagerten Ausgangsposition kommt und man wieder abzuwägen beginnt, wie man den neuen Fall angeht, ob man ihn angeht, ist sie wieder präsent. Es ist wichtig, sich mit den Niederlagen, den Fehlern und Irrtümern auseinanderzusetzen und Schlüsse daraus zu ziehen. Nur so erhalten sie noch einen Sinn, denn beim nächsten Patienten hilft vielleicht genau diese Erfahrung, dass es anders ausgeht.

Der althergebrachte Weg, aus solchen Verläufen zu lernen, besteht darin, sich zurückzuziehen, eine Analyse anzustellen und seine Lektion aus dem Fall zu lernen. Im besten Fall trägt das dazu bei, diesen Fehler nicht zu wiederholen. Heutzutage hat sich die Fehlerkultur aber erfreulich weiterentwickelt. Dass man über Fehler nachdenkt und mit sich ins Gericht geht, ist geblieben. Zudem werden Fehler aber inzwischen im Team zur Diskussion gestellt. Jeder im Team ist aufgerufen, zu analysieren und sich dazu zu äußern, was der Fehler gewesen sein könnte und wie man ihn hätte vermeiden können. Dieses Format heißt Morbiditäts- und Mortalitätskonferenz und wird in allen Kliniken als Teil der Qualitätssicherung in der Regel im Abstand von zwei bis vier Wochen abgehalten. Diese Konferenz bietet einen geschützten Raum, um ohne Furcht vor Spott oder Strafe über Komplikationen und Fehler hinter verschlossenen Türen frei sprechen zu können und aus ihnen zu lernen. Das Wichtigste dabei ist, dass jedes Teammitglied von den Fehlern der anderen lernt. Die Lektion bleibt kein Individualgeheimnis.

Als junger Arzt ist einem in der Regel noch nicht so bewusst, wie wichtig Demut ist – und wie entscheidend Dankbarkeit –, um mit den Fehlschlägen, die einem in unserem Beruf so oft begegnen und die immer das Schicksal eines Menschen bedeuten, zurechtzukommen. Man ist erst einmal stolz auf das Erreichte, das man sich vor allem selbst zuschreibt; man hat das Studium geschafft, eine Stelle gefunden, und vielleicht hat man ein besonderes Talent auf einem bestimmten Gebiet an sich entdeckt. Das ist die Phase, in der die Arroganzfalle gern zuschnappt, die in unserem Fach besonders tückisch lockt. Denn man muss als Neurochirurgin oder Neurochirurg noch stärker als in anderen medizinischen Disziplinen unbedingtes Vertrauen in die eigenen Fähigkeiten mitbringen.

Das heißt freilich nicht, die eigenen Schwächen auszublenden – im Gegenteil, vieles lernt man erst in einem schmerzhaften Erkenntnisprozess. Und am besten hat man einen guten Lehrer, der einen davor bewahrt, in diese Falle zu tappen. Denn hier kommt die Demut ins Spiel. Sie hat mit Selbstvertrauen mehr zu tun, als man auf den ersten Blick annehmen mag. Demut heißt nicht, sich kleinzumachen. Der Medizinethiker Giovanni Maio von der Universität Freiburg hat das in seinem Buch *Werte für die Medizin* in einem eigenen mit »Behutsamkeit und Demut« überschriebenen Kapitel ausgeführt. Charakteristikum der Demut sei »die unbestechliche Klarheit des Blicks auf die Wirklichkeit des eigenen Selbst«. Tugend sei sie »gerade dadurch, dass sie die Wirklichkeit so anerkennt, wie sie ist, und dazu gehört auch die Wirklichkeit der eigenen Fähigkeiten«. Erst sie mache Demut möglich. Man sieht die eigenen Fähigkeiten realistisch, begreift aber zugleich, dass man immer auf zahlreiche Faktoren und Umstände angewiesen ist, die man selbst nicht steuern kann. Erfolg und Misserfolg hängen von so vielen Dingen ab und unterstehen niemals nur dem Willen oder Können eines Einzelnen. Schließlich lehren uns die Grenzen unseres Wissens und unseres Könnens, wie unsinnig es ist, sich allmächtig zu fühlen.

Dennoch bleibt es nicht leicht, die eigenen Fähigkeiten mit objektiver Distanz zu beurteilen – je nachdem kann auch das als Arroganz missinterpretiert werden. Sprich: Es ist noch nicht einmal so leicht, zu unterscheiden, wann sich jemand selbst überschätzt und wann er realistisch ist. Das ist es, was die besondere Tücke ausmacht. Der bereits mehrfach erwähnte Robert Spetzler hat dieses Dilemma einmal auf den Punkt gebracht und zugleich das auch mir so wichtige Team-Moment betont: »Der Neurochirurg muss volles Vertrauen in sich selbst und seine Fähigkeiten haben. Wenn er auch nur einen Moment lang Zweifel oder Zögern zeigt, wirkt sich das auf sein gesamtes Team aus. Vergessen Sie nicht, dass es sich um eine Teamleistung handelt, bei der das gesamte Team mit perfekter Präzision zusammenarbeiten muss. Und manchmal wird dieses Selbstvertrauen vielleicht mit Arroganz verwechselt.« Einschränkend muss man vielleicht dazusagen, dass Robert Spetzler einer Generation von Neurochirurgen angehört, in der die Hierarchien noch deutlich festgefügter waren, als sie es heute sind. Daran hat sich Gott sei Dank inzwischen einiges geändert. Ich würde mindestens genauso betonen, dass Selbstvertrauen einem ermöglicht, in jeder noch so komplexen Krisensituation ruhig bleiben zu können.

Um zu entscheiden, welche Operationen man angeht, wann man sich Hilfe holt, muss man selbstverständlich realistisch einschätzen können und die eigenen Grenzen kennen. Mit jeder solchen Entscheidung nimmt man Einfluss auf Schicksale von Menschen. Selbstüberschätzung kann Leben kosten, Selbstzweifel oder mangelndes Selbstvertrauen aber nicht minder. Auch deshalb ist das Team so immens wichtig. Im Team kann man der gefährlichen Arroganzfalle mit einer offensiven, offenen Fehlerkultur entgegenwirken.

Demut umfasst aber nicht nur eine möglichst objektive Selbstbeurteilung, wie Giovanni Maio in seinem Buch weiter ausführt, sondern auch die Fähigkeit, sich auf eine Sache zu fokussieren, ohne mit seinen Leistungen Eindruck schinden zu wollen oder sich großspurig in den Vordergrund zu spielen. Das Gegenteil von Selbstmarketing – ein unmoderner Zug in einer durchökonomisierten Welt, aber in der Medizin halte ich sie dennoch für wichtig. Allerdings ist auch hier eine Falle eingebaut, auf die auch Giovanni Maio hinweist: »Kriechmut« hat Kant sie genannt, die falsche und nur aus Eitelkeit gespielte Demut. Wenn uns als Ärzte jedoch nur noch die sensationslüsterne Gier nach dem spektakulären Erfolg antreibt – was nicht ungern gesehen wird, solange unsere Kliniken fast ausschließlich als Wirtschaftsunternehmen betrachtet werden und in diesem Sinn für sich werben müssen –, verlieren wir, da bin ich mit Giovanni Maio ganz einig, unsere eigentliche, sinnstiftende Motivation aus den Augen: den Nutzen für kranke Menschen.

Demut, Verantwortungsbewusstsein, Verlässlichkeit, Durchhaltevermögen, Disziplin, Ehrlichkeit sind deshalb nicht nur irgendwelche theoretischen Werte, ein Nice-to-have; sie sind vielmehr das Fundament, damit wir in unserem Beruf nachhaltigen Erfolg für unsere Patienten haben – und damit wir zugleich wirkliche Befriedigung aus unserem Beruf ziehen können.

Ich führe die Klinik wie eine Familie. Das habe ich meinem Lehrmeister in Mannheim abgeschaut, wobei wir dort eine vergleichsweise überschaubare Truppe waren. An den drei Neurochirurgie-Standorten der Charité, die heute zu meinem Zuständigkeitsbereich gehören, sind mehr als 30 Ober- und Assistenzärztinnen und -ärzte beschäftigt. Dazu die Pflegenden, die Bürokräfte und das Laborpersonal. Eine ganz schön große Familie.

Jede und jeden, die ich ins Team hole, schätze ich persönlich. Mich interessiert, wie und dass sie oder er sich entwickelt und sich im Umfeld, das wir bieten können, auch entwickeln kann. Ich versuche zu beflügeln, mit meiner Begeisterung anzustecken im gemeinsamen Ziel, das darin besteht, Menschen zu helfen und die Wissenschaft voranzubringen. Das hört sich groß an, besteht aber aus täglicher Kleinarbeit – Kopfarbeit, so oder so.

Man muss keine Eins im Examen haben, um ein guter Neurochirurg zu werden – sie ist für mich keine Bedingung, um als Arzt eingestellt zu werden. Eine Doktorarbeit, die überzeugt, sagt da schon mehr aus, und ob jemand ein bisschen in der Welt herumgekommen ist. Ich verhehle den Bewerbern nicht, dass die Neurochirurgie zuweilen ein schlimmer Ort ist. Für sechs, sieben Jahre – so lange dauert die Ausbildung zum Facharzt – muss sie höchste Priorität haben. Theoretisch sind es sechs, doch bei vielen kommt ein Extrajahr Forschung hinzu. Entscheidend aber ist letztlich mein Bauchgefühl. Passt die Bewerberin in unser Team? Scheint der Kandidat ein anständiger Mensch zu sein? Alles andere kann man lernen, das aber muss man in sich tragen.

Als Sohn ungarischer Eltern, die 1967 von einer Reise mit einem zweiwöchigen Visum nach München zu einem Onkel nicht zurückkehrten, ist einem sozusagen mit der Muttermilch mitgegeben, wie unwägbar das Leben ist und wie schnell sich sicher Geglaubtes ändern kann. Meine Eltern bezogen eine Wohnung in Englschalking, fünfter Stock, mit Balkon, auf dem ich später zu ihrem Schrecken so manche Nacht schlafwandeln sollte. Dort verbrachte ich die ersten zehn Jahre meines Lebens.

Mein Vater, Ákos, war in Ungarn ein bekannter Thoraxchirurg gewesen. Er hatte an der Medizinischen Universität Budapest gearbeitet. Meine Mutter Judith ebenfalls, sie als medizinisch-technische Assistentin und Krankenschwester. In München hätte er gern als Lungenarzt in einem Krankenhaus angefangen, aber die Stellen waren rar gesät, trotz seiner Qualifikation bekam er nirgends einen Job. Deshalb übernahm er gemeinsam mit meiner Mutter, die das Labor leitete und die Organisation regelte, eine Praxis als Allgemeinmediziner, nicht weit vom Olympiastadion, mit dessen Bau damals gerade begonnen wurde. Glasscherbenviertel wurde die Gegend genannt, wo die Praxis lag. Manche Fälle beschäftigten meinen Vater so sehr, dass er sich abends zu Hause noch lange den Kopf über die richtige Diagnose zerbrach und wie er helfen konnte. Und nie habe ich ihn fluchen gehört, wenn er nachts rausgeklingelt und zu einem Notfall gerufen wurde. Seine braune Arzttasche im Flur, die immer an der gleichen Stelle stand, sodass er sie im Schlaf hätte greifen können, symbolisierte das auf eindrückliche Weise.

Mit sechs Jahren fing ich an, Tennis zu spielen. Nebenbei ging ich zum Fußball, musste jedoch erkennen, dass mir dafür wohl das Talent fehlte. Mit dem kleinen Ball, dem Filzball, wusste ich geschickter umzugehen. Als mir das bewusst wurde, kniete ich mich richtig rein. Es verging kaum ein Tag, an dem ich nicht auf dem Platz stand. Drei Stunden waren das Minimum.

Beim Tennis, wie bei jeder Sportart, die man richtig ernst nimmt, lernt man Disziplin; man will top werden, und dafür ist man bereit, sich zu quälen, wenn es sein muss, täglich. Als hätte ich mich beim regulären Training nicht genug ausgepowert, legte ich freiwillig noch zusätzliche Laufeinheiten ein, zwei-, dreimal die Woche – allein.

Tennis ist kein Mannschaftssport, man ist auf sich allein gestellt. Man muss an den eigenen Erfolg glauben, selbst wenn ein Match verloren scheint. Da gibt es so manche Parallele zu dem, was ich heute mache. Neurochirurginnen und -chirurgen sind wie Sportler hochgetunte Spezialisten. Man spielt zwar im Team, fühlt sich oft genug aber doch als Einzelkämpfer, wenn man nur noch das OP-Feld wahrnimmt und die Führung der Instrumente.

Mit neun Jahren spielte ich meine ersten Turniere. Bis ich 13 war, wurde ich immer besser. Mein Weg schien für mich vorgezeichnet, damals wollte ich Tennisprofi werden.

Björn Borg war zwar mein großes Idol, doch auf dem Platz benahm ich mich eher wie John McEnroe. Lief es schlecht, knallte ich meinen Schläger schon mal wütend auf den Boden oder fluchte, ohne Rücksicht auf meine Erziehung. Doch im Alter von 15, 16 führte nichts mehr an der Erkenntnis vorbei, dass mich die meisten der Konkurrenten überholt hatten. Ausgeträumt! Nichts war es mit der Profikarriere. Heute sage ich, so etwas muss man halt einstecken. Damals war es für mich fast wie ein Weltuntergang.

In jedem Menschen sind innere Treiber angelegt, mit denen er sich herumschlagen muss. Die sind nicht ständig präsent, doch in Stresssituationen melden sie sich verlässlich. Fünf solcher Treiber gibt es: Sei perfekt, sei gefällig, streng dich an, sei stark, beeile dich. Nicht jeder davon ist in jedem gleich stark ausgeprägt. Man hat seine Favoriten, einen oder zwei, das sind dann die Primärtreiber, die man sich allerdings nicht selbst aussucht. Veranlagung, Erziehung und was dabei sonst noch alles eine Rolle spielt.

Vor einiger Zeit machte ich ein Coaching. Ich hatte das Gefühl, ich müsste einige berufliche Dinge mit mir klären und dabei etwas tiefer einsteigen, als es die knappe Zeit im Alltag erlaubte. Wie lässt sich das, was wir erreicht haben, weiterentwickeln? Was treibt mich an? Wo soll es in Zukunft hingehen, was sind die nächsten Ziele? Solche und ähnliche Fragen, die man sich nach zwölf Jahren als Klinikchef durchaus mal stellen kann, vielleicht auch sollte, um sich neu zu verorten und nicht in Routine zu verfallen.

Auf jeden Fall bestand ein Teil des Coachings darin, sich der inneren Treiber bewusst zu werden, die das eigene Leben dominieren. Sei perfekt und beeile dich, darauf lief es bei mir hinaus. Für die Patienten sicher gut, für einen selbst nicht immer. Weil damit auch die Angst verbunden ist, etwas in den Sand zu setzen, seine Grenzen aufgezeigt zu bekommen, nicht perfekt zu sein.

Und zur Angst gesellt sich Unzufriedenheit, das war ein anderer Punkt, der mich beschäftigte. Nie zufrieden zu sein, obwohl man es doch sein konnte, sein sollte. Aber wie, wenn es doch immer etwas zu bemängeln gab, man sich die Latte ständig höher legte, aber nicht aus Demut – die einen anspornt, nicht zu resignieren, sondern nach Lösungen zu suchen und in der Sache weiterzukommen –, sondern eher als Getriebener. Ist einem das erst einmal bewusst, ist ein großer Schritt getan. Ich arbeite daran.

9
Verantwortung riskieren

Wenn Bekannte zu Patienten werden

Auf einen Punkt möchte ich noch einmal zurückkommen: die Frage, ob es richtig ist, sich an bestimmte Operationen heranzuwagen. Da gibt es einen anderen Aspekt, der erst einmal nichts mit der medizinischen Indikation zu tun hat. Wie ist es, wenn bei Freunden, Bekannten oder gar Verwandten eine Krankheit diagnostiziert wird, die neurochirurgischer Behandlung bedarf? Sollte man so jemanden operieren? Oder verbietet sich das, weil man dieser Person emotional zu nah steht, bei der Abwägung von Risiken oder bei anderen Einschätzungen nicht objektiv sein könnte? Oder weil man, falls etwas schiefgeht, eine Freundschaft riskiert oder für ein Familienzerwürfnis verantwortlich wäre.

Es war im September vor zwei Jahren, als ich selbst mit dieser Frage konfrontiert wurde. Eine gute Freundin meiner Frau meldete sich, im Kopf ihrer Cousine Chiara war ein Kavernom entdeckt worden. Anscheinend lief sie damit schon länger durchs Leben, doch jetzt hatte es geblutet. Sie war einige Wochen zuvor mit Kopfschmerzen und einer schwachen Halbseitenlähmung, rechts, die sich vor allem in der Hand bemerkbar machte, in ein Krankenhaus gebracht worden. Verdacht auf Schlaganfall, was sich allerdings nicht bestätigte.

Der Regiestudent, der seine Wach-OP unbedingt filmen lassen wollte, hatte ebenfalls ein Kavernom. Seines lag allerdings günstiger, auf der anderen Seite und auf der Inselrinde, dem äußeren Mantel der Insel, wo es relativ sicher ist, und nicht so tief wie das bei Chiara, nicht so dicht an wichtigen Nervenbahnen. Das hier befand sich tief in der Insel, am hinteren Schenkel der inneren Kapsel, in der linken Gehirnhälfte. In den Kapseln verläuft jeweils ein ganzes Bündel sensibler und willkürmotorischer Nervenfasern, die zum Rückenmark hinuntergehen, dicht gedrängt auf engstem Raum, wodurch selbst geringe Blutungen, kleine Schlaganfälle oder Tumore aus der Nachbarschaft zu Ausfällen führen.

In diesen Bereich vorzudringen ist heikel, nicht nur wegen der Nähe zu den Nervenbahnen. Die Insel liegt tief im Gehirn, Stirnlappen und Schläfenlappen liegen darüber. Die beiden Lappen werden von einer Furche getrennt, der Sylvischen Fissur, die man unter dem Mikroskop bei hoher Vergrößerung öffnet. Auf dem Weg durch die Fissur zur Insel muss man an den Ästen der mittleren Hirnarterie vorbei, von denen die kleinen Perforatorgefäße abgehen, die man schonen muss. Verletzt man ein solches Gefäß, kann es zu einem kleinen Schlaganfall in dieser kritischen Region kommen. Man ist deshalb in der Regel sehr zurückhaltend damit, in diesem Bereich zu operieren. Auch Chiara war geraten worden, das Kavernom erst einmal zu beobachten.

Andererseits hatte es geblutet, wie es aussah, bereits mehrfach. Und die Wahrscheinlichkeit, dass das wieder passieren würde, war relativ hoch. Bei einem, das so tief liegt, geht man auf Basis der Daten großer Studien zu tief im Gehirn liegenden Kavernomen von 15 bis 20 Prozent pro Jahr aus. Und mit dem Risiko neuer Blutungen würde auch das Risiko steigen, dass es tatsächlich zu einem Schlaganfall oder einer nochmaligen schlaganfallähnlichen Symptomatik kommt wie die, die zur Diagnose geführt hatte. Chiara hatte eine leichte Schwäche auf der rechten Seite, der Hand und des Beins, die sich wieder zurückbildete.

Kavernome erinnern in ihrem Aussehen an Himbeeren. Sie sind rötlich und haben eine beerenartige Struktur, auch die Form ist häufig ähnlich. Sie bestehen aus missgebildeten Blutgefäßen, die sehr dünnwandig sind, deshalb die Blutungsgefahr. Wenn sie bluten, bluten sie meist in sich hinein. Dann ist das Kavernom wie ein Schwamm, der sich vollsaugt und dadurch größer wird.

Mit jeder Blutung plustert es sich mehr auf und verlangt nach Raum, der eigentlich für andere Strukturen reserviert ist. Manchmal kann sich ein Teil dieses Bluts aber auch direkt in das normale angrenzende Hirngewebe ergießen und irreversible Defekte bewirken.

Neueste Forschungsergebnisse zeigen, dass für die Bildung von Kavernomen eine Mutation eines bestimmten Gens verantwortlich ist. Dazu kommen weitere Aktivierungen in Genen, die für das Wachstum von Gefäßen zuständig sind. Man diskutiert sogar schon, ob es nicht möglich wäre, Kavernome mit Medikamenten zu stabilisieren – aber da steht die Forschung noch am Anfang.

Das waren also die Fakten, als Chiara zur Sprechstunde in die Klinik kam. Wir kannten uns nicht persönlich, aber ihre Cousine kannte ich seit Jahren. Daher wusste ich auch, was man ihr auf den ersten Blick ansah: Sport war ihr liebstes Hobby. In ihrer Freizeit saß sie entweder auf dem Rennrad, oder sie eroberte sich laufenden Schrittes die Joggingstrecken von Potsdam, wo sie wohnte.

Ich war überzeugt, richtig zu handeln, indem ich ihr zu einer Operation riet. Sie war einige Jahre jünger als ich. Sollte sie von nun an ständig mit dem Risiko einer erneuten Blutung leben müssen, die sie dann möglicherweise zu einem Pflegefall machte? Würde es mir gelingen, das Kavernom vollständig zu entfernen, wäre sie geheilt. Das war Punkt eins meiner Überlegungen.

Punkt zwei betraf die für Operationen recht hilfreiche äußere Struktur von Kavernomen, nämlich dass sie kapselartig vom umliegenden Gewebe abgetrennt sind. Es gibt eine klare Grenze zum gesunden Bereich. Daher lassen sie sich normalerweise gut herausschälen. Zu dem Punkt gehörte auch, dass ich mir es zutraute, es trotz seiner Nähe zu den Bahnen entfernen zu können. Und nicht zuletzt, dass ich das OP-Risiko geringer einschätzte als das einer neuerlichen Blutung.

Punkt drei schließlich bezog sich auf die Frage eingangs, Freunde oder Angehörige von Freunden operieren – ja oder nein? Die Antwort ist in meinen Augen nicht sonderlich schwer zu finden, man muss die Frage bloß umdrehen. Angenommen, man kann etwas gut. Und weiter angenommen, man könnte mit dem, was man beherrscht wie wenige, jemandem helfen – dürfte man dieser Person die Hilfe dann verwehren, weil man befreundet ist oder weil man sich auf andere Weise nahesteht? Abgesehen davon fühlt man sich auch in der Verantwortung, wenn man nichts unternommen hat und es kommt irgendwann zum Worst Case.

Eine andere Frage ist allerdings, ob all diese Fähigkeiten abrufbar bleiben, wenn jemand auf dem OP-Tisch liegt, den man kennt oder zu dem man irgendwelche Verbindungen hat. Ist man unruhiger, weniger professionell, weil die Gefahr besteht, dass man von der Routine abweicht, um es besonders gut zu machen? In diesem Fall kannte ich die Patientin selbst noch nicht einmal. Aber es bestand eine Verbindung zu meiner Familie, und im Falle einer Komplikation wäre auch sie indirekt davon betroffen. Mit zunehmender persönlicher Nähe stellt sich die Frage sicher dringlicher und ist dann wohl individuell zu beantworten. Sicherlich aber kommt hier das spezielle Training in unserem Fach ins Spiel, die besonders ausgebildete Konzentrationsfähigkeit – das Thema »Flow« hatten wir bereits – und der tausendfach geübte professionelle Umgang mit Stresssituationen, die wir bereits als Parallele zum Beruf des Piloten in einem früheren Kapitel gezogen haben. Man hat es absolut verinnerlicht, immer und unter allen Umständen routiniert sein Bestes abzurufen. Genau deshalb haben sich die Freunde oder Bekannten einen ja als ihren Arzt ausgesucht. Und schließlich geht es hier nicht um die Konsequenzen, die es für mich hat – sondern um die Konsequenzen für die Person, die in diesem Moment meine Hilfe braucht.

Zugleich operieren wir in der Neurochirurgie so gut wie nie einen abstrakten, unpersönlichen »Fall«, denn die Phase der Entscheidung für eine Operation geschieht immer in intensiver Auseinandersetzung mit den Patientinnen und Patienten. Man kommt den Betroffenen und ihren Angehörigen immer auf gewisse Weise nah und baut eine menschliche Beziehung auf. Jeder Mensch, der in der Neurochirurgie auf dem OP-Tisch liegt, bringt sein Schicksal mit. Ich bin mir sicher, hier erkennen sich alle chirurgischen Disziplinen wieder. Im Moment des eigentlichen Eingriffs aber ist man dennoch absolut fokussiert auf das, was man durch das OP-Mikroskop sieht, und alles andere kann ausgeblendet werden. Wie sonst sollte man etwa ein Kind am Gehirn operieren können, wenn man selbst Kinder hat?

Ich war bereit, die Operation zu übernehmen, und gemeinsam entschieden wir, den Eingriff mit allem, was wir für solche Fälle aufzubieten hatten, zu wagen. MRT vor der Operation, um die frischesten Daten zu haben, Magnetstimulation für die Landkarte, Elektrophysiologisches Monitoring während des Eingriffs, Navigation, Augmented Reality …

Den Schädel öffnen wir etwa sechs Zentimeter über dem linken Ohr. Von dort steuere ich die Sylvische Fissur an. Ich sitze wie üblich oberhalb des Kopfes, aus meiner Perspektive liegt links der Schläfenlappen, rechts der Stirnlappen. Dazwischen die verdickte Spinnengewebshaut und die Sylvische Vene, eine ziemlich dicke, die das Blut aus großen Teilen des Gehirns drainiert. Eine Art Hauptabflussrohr, in ihr fließen zahlreiche Gefäße zusammen. Sie war das erste Hindernis, das es zu umschiffen galt. Würde man diese Vene zumachen, käme es zum Rückstau von Blut, das Gehirn würde anschwellen, im Weg sein und den ohnehin schon engen Korridor weiter einengen und möglicherweise einbluten.

Ein entspanntes Gehirn, das *slack brain*, ist wie gesagt ungeheuer wichtig, es kann über Erfolg und Niederlage entscheiden. Deswegen bekommen Patienten kurz vor dem Hautschnitt Infusionen, die dem Gehirn Wasser entziehen. Mannitol, ein Zuckeralkohol, ist hierfür ein bewährtes Mittel. Zusätzlich schafft man sich Platz, indem man Nervenwasser absaugt, das einem entgegensprudelt, wenn man die Sylvische Fissur oberflächlich eröffnet.

Das geschieht über ihre gesamte Länge, etwa sechs Zentimeter. Sylvische Fissuren können sehr unterschiedlich angelegt sein. Bei älteren Patienten können sie weit offen stehen, auch wegen der

Hirnatrophie; bei jungen Patienten kann die Sylvische Fissur sehr eng und verklebt sein. So wie hier. Es erfordert geduldige Präparation bei hoher Vergrößerung, die Oberflächen der Opercula nicht zu verletzen und die richtige Schicht zu finden, die einen zur Insel bringt.

Als ich junger Oberarzt war, hatte Andreas Raabe mit Bernhard Meyer, Direktor der Neurochirurgie der Technischen Universität München, Peter Winkler, bis 2021 Direktor der Neurochirurgischen Klinik Salzburg, und mir einen heute legendären Operationskurs für junge Assistenzärzte ins Leben gerufen. Später kam Karl Schaller aus Genf dazu. Mittlerweile ist aus dem Kurs ein Buch entstanden, das gerade ins Chinesische übersetzt wurde. In diesem Kurs ist es jedes Jahr an Bernhard Meyer, den Vortrag über die schrittweise Technik zur Öffnung der Sylvischen Fissur zu halten; er macht das mit anatomischen Zeichnungen und OP-Videos. Wie damals 2004, ist es heute noch ein Höhepunkt des Kurses, sich an der anschließenden Diskussion über Nuancen und Variationen und die bisherigen Erfahrungen der Kursteilnehmer mit diesem klassischen, aber auch anspruchsvollen Manöver beteiligen zu können.

Ziel ist es also, die beiden Hirnlappen auseinanderzubekommen, und zwar möglichst, ohne ihre Oberflächen zu verletzen, quasi als Low-touch-Eröffnung. Ich versuche, selbst die Venen nicht anzutasten, bei denen es keine Konsequenzen hätte, da man sie einfach veröden könnte.

Nachdem es mir endlich gelungen ist, kann ich weiter in die Tiefe gehen, Richtung Insel. Die gehört entwicklungsgeschichtlich zum ältesten Teil des Gehirns, ist kaum größer als ein Zwei-Euro-Stück und besteht aus grauer Hirnsubstanz mit mehreren Schichten Nervenzellen.

Ein spannendes Areal, was die Funktionen betrifft, wobei es noch keineswegs im Detail erforscht ist. Ohne die Insel würden wir zum Beispiel nicht riechen und schmecken können, da die Reize aus den Sinnesorganen hier verarbeitet werden. Und wir wären nicht in der Lage, das auf diese Weise Wahrgenommene einzuordnen, ob wir es mögen oder ob es eher Abscheu, Widerwillen, Ekel hervorruft. Die Insel dient zudem als Übermittlungsstelle für Signale der inneren Organe, die über sie weitergeleitet werden, zum Beispiel für die Magenfunktion. Außerdem hat sie Einfluss auf unser Bewusstsein und unsere Emotionalität, darauf, wie wir bestimmte Situationen gefühlsmäßig wahrnehmen und bewerten, bis hin zum Schmerzempfinden – bei sich selbst und bei anderen –, also was es in einem auslöst, jemanden Schmerzen erleiden zu sehen. Dabei steuert sie nicht nur die Gefühle selbst, sondern auch deren Intensität.

Jetzt liegt die Insel vor uns. An ihrer Oberfläche verlaufen Blutgefäße, die wir freilegen müssen, um an ihnen vorbei- beziehungsweise zwischen ihnen hindurchzukommen. Das größte ist die mittlere Hirnarterie, die Hauptpipeline zur Versorgung des Gehirns. Sie verzweigt sich am Anfang der Insel in zwei Äste, von denen sich jeder wiederum in mehrere Äste teilt. Sind diese Gefäße einmal freigelegt, müssen sie kontinuierlich mit Papaverinlösung gespült werden, da sie empfindlich reagieren, wenn sie offen liegen und zum Spasmus neigen, also sich zusammenziehen. Würde der Blutfluss in der mittleren Hirnarterie unterbrochen, käme es zum klassischen Schlaganfall.

Ich musste in die Insel hinein. Mithilfe des Navigationssystems suchte ich den besten Eintrittspunkt, um den Weg zum Kavernom so kurz wie möglich zu halten. Die Zwei-Punkt-Methode, der direkte Abstand zwischen A und B. An der Stelle verödet man die Oberfläche, damit es keine Blutung gibt, dann schneidet man ins Gewebe. In Millimeterschritten ging es tiefer. Nach vier Millimetern ein erster Hinweis, dass wir richtig waren. Das ansonsten fast weiße Gewebe war gelblich gefärbt, was auf altes Blut hindeutete, das sich in dem Bereich dahinter ausgebreitet hatte. Kein Fehler ist manchmal schon ein Erfolg.

Zwei Millimeter weiter stoßen wir auf das alte Blut, saugen es ab, damit Platz wird und ich weiterkann. Da sehen wir die »Himbeere« auch schon. Ich nähere mich und beginne, sie aus dem Hirngewebe herauszulösen. Manchmal sind Kavernome hart wie

Stein und mit dem Nachbargewebe vernarbt. Das bleibt mir hier erspart. Wie Trauben kann ich Blase für Blase herauszupfen.

Kein Alarm vom Monitoring-Assistenten, er löst in kurzen Abständen die motorisch evozierten Potenziale aus, die Aufschluss über die Intaktheit der motorischen Bahnen geben. Die Nervenbahnen liegen von mir aus gesehen hinter dem Kavernom, weit genug entfernt. Auch an den Seiten keine Probleme. Doch dann muss ich in den hinteren Bereich.

Dort taucht überraschend ein Hindernis auf, eine Perforator-Arterie, vielleicht 0,3 Millimeter im Durchmesser. So winzig klein diese Gefäße sind, man darf sie nie unterschätzen. Oft sind sie die letzten und einzigen Versorgungsäste eines Bereichs und daher unersetzbar.

Ich sehe das Gefäß. Ich kann es heute noch vor mir sehen. Ich weiß auch, dass es auf keinen Fall verletzt werden darf. Das Kavernom ist inzwischen von allen Seiten präpariert. Ich brauche nur noch dieses eine Gefäß von ihm zu trennen, dann kann ich es herausnehmen. Das scheint mir nicht unmöglich. Also mache ich weiter, wie ich es zuvor geplant hatte.

Die Alternative wäre, ein Stück vom Kavernom am Gefäß dran zu lassen. Aber dann wäre die Operation nicht erfolgreich. Wenn man Kavernome nicht vollständig entfernt, können sie nachwachsen und später das gleiche Übel anrichten.

Plötzlich fängt es an zu bluten. Da ich nur an diesem einen Gefäß dran bin, kann es auch nur diese eine Quelle geben. Es ist, als bliebe mir das Herz stehen. Gleichzeitig muss ich ohne irgendwelche Gefühlswallungen weitermachen.

Ich sauge das Blut ab, sehe, dass das Perforatorgefäß einen Riss hat. Der Sauger läuft weiter. Ich versuche, das Gefäß zu erhalten. Es gelingt mir nicht.

Als es endlich nicht mehr blutet, eine Alarmmeldung vom Monitoring-Assistenten. Er empfängt keine Signale mehr aus den stimulierten Muskeln in Arm und Bein. Latenz und Amplitude waren von einer Sekunde auf die nächste weg, als hätte jemand das Gerät ausgestellt.

Alle im Raum wissen, was das heißt. Plötzlich Stille. Ohne vom Mikroskop aufzusehen, bilde ich mir ein, die Mitarbeiterinnen meiden den Blickkontakt. Andere suchen in meinem Mienenspiel nach Antworten. Ich denke daran, wer da vor mir liegt. Kann man sich einsamer fühlen als in solch einem Moment?

Vielleicht – und nichts hoffe ich in diesem Augenblick mehr – handelt es sich bloß um einen Messfehler. Es kann sich ein Kontakt gelöst haben oder irgendein anderes technisches Problem aufgetreten sein. Ein Totalverlust der Signale tritt ein, wenn sich ein Blutgefäß verschließt oder es zu einem Schlaganfall kommt. Nähert man sich zu sehr den Bahnen und verletzt ein Faserbündel immer stärker, werden sie allmählich schwächer, nicht auf einen Schlag. Dennoch hoffe ich auf einen Fehler bei der Messung.

Meine Hoffnung sollte sich nicht erfüllen. Nachdem ich die Operation zu Ende gebracht hatte, das Kavernom war komplett entfernt, lasse ich mir vom Monitoring-Kollegen sämtliche Werte zeigen. Und die sind eindeutig: Es hatte keinen technischen Fehler gegeben. Folglich muss es durch die Blutung doch zu einem kleinen Schlaganfall gekommen sein.

Mit welchen Worten ließe sich beschreiben, wie ich mich fühle? Elend. Hundsmiserabel. Schuldig.

Hätte ich Chiara doch nicht zu der Operation raten sollen? Natürlich hatten wir sie wie jeden anderen Patienten über die Risiken aufgeklärt. Doch was spielt das jetzt für eine Rolle? Bei zehn Prozent hatte ich das Risiko angesetzt. Nun liegt es bei 100 Prozent. Der Schaden ist da, auch wenn wir noch nicht wissen, wie groß er ist, wie sehr er ihr Leben verändern wird.

Aus meiner Sicht gibt es bei Operationen drei Arten von Komplikationen. Die erste entsteht, weil man sich für eine Operation entscheidet, die man besser hätte nicht durchführen sollen. Als junger, unerfahrener Neurochirurg neigt man eher dazu, weil einen die Herausforderung reizt. Man kann das Risiko nicht richtig einordnen und die Konsequenzen nicht überblicken, die sich ergeben, falls etwas schiefgeht, wenn man das bisher nicht am eigenen Leib erfahren hat. Doch selbst mit einem großen Erfahrungsschatz ist man davor nicht gefeit, wenn auch aus anderen Gründen, etwa weil man das Erfolgspotenzial einer neuen Operationstechnik überschätzt, vielleicht aber auch, weil eine Patientin zu krank war oder Nebenerkrankungen hatte, die sich als problematisch erweisen.

Die zweite Art betrifft die Biologie, die uns einen Strich durch die Rechnung macht, wie es bei Josh Breker der Fall war. Offenbar ist alles gut gelaufen, doch dann treten postoperativ Komplikationen auf. Gefäßverschlüsse, Schlaganfälle, Nachblutungen, Infektionen – die Liste ist lang. Am Ende stehen der Operateur und sein Team vor dem Scherbenhaufen ihrer Bemühungen. Alles gegeben, dennoch verloren.

Zur dritten Art von Komplikationen kommt es durch Fehler bei der Operation selbst. Fehler, die dem Operateur unterlaufen. Keine Neurochirurgin, kein Neurochirurg, die sich an Operationen heranwagen, werden davon verschont, und wenn sie noch so gut sind. Dabei spreche ich nicht von Fehlern, die nicht passieren dürfen, sondern von Fehlern, die passieren, weil Menschen am Werk sind, denen nun einmal Fehler unterlaufen. Das sind für uns die schlimmsten, die schmerzhaftesten Komplikationen. Bei der ersten Art hat man nach gründlicher Abwägung gemeinsam mit dem Patienten die Entscheidung getroffen. Bei der zweiten, der Biologie, ist manches zwar vorhersehbar, als mögliches Risiko miteinzubeziehen, aber es liegt eben nicht mehr in der eigenen Hand. Bei der dritten jedoch ist man ganz und gar selbst verantwortlich. Niemand sonst, weder der Patient noch die anderen aus dem OP-Team.

Das sind auch die Komplikationen, mit denen ich mich am längsten und intensivsten herumschlage, die mich belasten. Die erste Zeit gehe ich den Operationsverlauf immer wieder in Gedanken durch, speziell den Moment, in dem ich die falsche Entscheidung getroffen und das Falsche dann schließlich getan habe. Hier ist es hilfreich, wenn die Operationen routinemäßig über das

Mikroskop als Video aufgezeichnet werden. So hat man die Möglichkeit, sich das Ganze noch einmal anzuschauen, um den eigenen Fehler besser zu verstehen, vielleicht noch welche zu finden, die einem bisher nicht bewusst waren und keine Folgen hatten.

Und das Allerwichtigste – und für manche vermutlich auch Schwierigste – ist, das nicht nur im stillen Kämmerlein mit sich allein auszumachen, sondern darüber zu sprechen, anderen den Fehler zu zeigen, ihn gemeinsam zu analysieren, in den erwähnten Morbiditäts- und Mortalitätskonferenzen. Nur so lassen sich Wiederholungen vermeiden und Operationstechniken verbessern, verfeinern.

Seit Jahren wird zum Beispiel über den besten Zugangsweg zu tief liegenden Hirnstrukturen diskutiert, was zu dem Fall passt. Soll man auf dem Weg zur Inselregion Gefäße, die nicht verletzt werden dürfen, mobilisieren, wie ich das gemacht hatte, damit man sie sieht und umgehen kann? Oder empfiehlt es sich, von vornherein eine andere Route zu wählen, durch das Gehirn, durch die Opercula, die Sylvische Fissur unberührt zu lassen, dafür möglicherweise aber gesundes Hirngewebe zu schädigen und Sprachschäden zu provozieren? Meine Kollegen Karl Schaller und Bernhard Meyer haben sich bereits 2002, als sie noch als Assistenten in Bonn arbeiteten, dieser Frage in einer Studie gestellt und den Zugang durch die Sylvische Fissur als zwar minimalinvasiv, nicht aber »atraumatisch« bezeichnet und zur Erforschung alternativer Möglichkeiten aufgerufen. Der bereits erwähnte Gazi Yaşargil dagegen wäre niemals durch das Gehirn gegangen. Die einen sagen so, die anderen so. Gibt es hierbei überhaupt ein Richtig oder Falsch?

Das Gute in solchen Situationen ist, dass man trotz allem funktionieren muss. Es bleibt gar keine Zeit, ins Grübeln zu verfallen. Die gewohnte Routine hilft fürs Erste, lenkt ab, schützt. Schließlich heißt es erst einmal noch warten. Noch weiß man nicht, ob es überhaupt Funktionsstörungen gibt, und wenn ja, wie schlimm sie ausfallen. Oft wird man ja auch positiv überrascht.

Ich war sehr niedergeschlagen, als ich den OP-Saal verließ. Vor der Tür nahm ich mein Diktiergerät aus der Kitteltasche und fing noch auf dem Gang an, den Operationsbericht aufzusprechen. Das mache ich immer so. Da ich meistens mehrere Operationen an einem Tag habe, wäre es schwierig, sich diese Aufgabe für den Abend oder das Wochenende aufzusparen. Anschließend sah ich in den anderen OP-Sälen, in denen parallel operiert wurde, nach dem Rechten und führte zwei, drei Telefonate, die erledigt werden mussten.

Alles zusammen nahm das etwa eine Viertelstunde in Anspruch. Dann ging ich zurück in meinen OP-Saal. Chiara lag noch da. Erst wenn der Beatmungsschlauch entfernt wurde, werden die Patienten auf die Station gebracht. Chiara sollte ursprünglich gleich auf die Normalstation kommen. Das ging jetzt natürlich nicht mehr. Nach dem Zwischenfall musste sie überwacht werden, also Intensivstation. Falls sie an Wachheit verlor, wegdämmerte oder wieder beatmet werden musste. Vor allem durfte ihr Blutdruck nicht abfallen, das ist entscheidend nach einem Schlaganfall.

Mir wäre am liebsten gewesen, sie wäre sofort aufgewacht. Dann hätten wir überprüfen können, wie ausgeprägt der Schaden war. Doch wie immer musste ich mich gedulden. Außerdem stand die nächste Operation auf dem Plan. Jetzt war nur eines wichtig: den Kopf für den nächsten Patienten, der meine Hilfe braucht, wieder freizubekommen. Niemand darf und wird darunter leiden, dass eine Operation, die zuvor stattgefunden hat, nicht bestmöglich verlaufen ist. Auch das ist Teil professioneller Arbeit im OP: Strategien zu entwickeln, solche Situationen zu beherrschen, um sich ganz auf die nächste Aufgabe konzentrieren zu können, zu hundert Prozent beim neuen Patienten zu sein – ob das nun ein vermeintlich unspektakulärer Bandscheibenvorfall oder eine komplexe Hirntumoroperation ist. Um in solchen Situationen handlungs- und konzentrationsfähig zu bleiben, hilft es, sich bewusst auf seine Ressourcen zu besinnen. Auch im Team stützt und vergewissert man sich gegenseitig, ein Misserfolg macht keineswegs die zahlreichen Erfolge zunichte. Und vor allem weiß man, dass man sich diesem Fehlschlag stellen wird, ihn detailliert analysieren wird, um sich ständig weiterzuentwickeln. Auch das hilft, das Problem für den Moment beiseitelegen zu können.

Damit eine Operation erfolgreich sein kann, muss man selbstbewusst und souverän an sie herangehen. Nichts und niemand kann einem etwas anhaben – ungefähr dieses Selbstvertrauen braucht man. Das Vertrauen in sich selbst, die Aufgabe meistern zu können und auch mit Komplikationen fertigzuwerden, ist beim Operieren die wichtigste Form von Vertrauen.

Der Neurochirurg Jacques Morcos hat noch weitere Aspekte zu diesem Thema beizutragen. Er schreibt:

Unabhängig von dem Prozess der Selbstprüfung, die ich nach einer von mir verursachten Komplikation vornehme, muss sie im Ergebnis zu innerem Frieden führen. Doch so ähnlich wie »Freiheit nicht frei ist«, ist das Erzielen von Frieden kein friedlicher Prozess. Die innerlichen »Gerichtsverhandlungen«, die sich fieberhaft im Geist abspielen, akzeptieren keine falschen Rechtfertigungen und nehmen niemanden in Haft. Man muss sich mit der Wahrheit auseinandersetzen, oder zumindest mit dem, was man nach bestem Wissen und Gewissen dafür hält; denn wenn man das Fundament der eigenen inneren Stärke auf Lügen baut, wird es bald wie ein Kartenhaus einstürzen. Kein Chirurg überlebt das.

Ein wesentlicher Teil des Umgangs mit Komplikationen ist die Kunst der Kommunikation. Allzu oft besteht ein menschlicher Reflex darin, sich unangenehmen Situationen zu entziehen, wie die Schildkröte, die ihren Kopf in den sicheren Panzer zurückzieht, oder der Strauß, der seinen Kopf in den Sand steckt. Gerade nach einer chirurgischen Komplikation braucht ein Patient uns am meisten. Es ist absolut nicht der richtige Zeitpunkt, ihn seltener zu besuchen, weil es einem wehtut, ihn zu sehen, weil unser Ego verletzt ist, weil wir unsere chirurgische Trophäe nicht bekommen haben, weil wir daran erinnert wer-

den, dass wir menschlich und fehlbar sind. Unser Beruf ist kein Sport, sondern Berufung, unsere Trophäen sind nicht aus Gold gemacht, sondern aus einem Lächeln, und es wäre ein grausamer Ausdruck unerträglicher Arroganz und eklatantem Egoismus, sich seinen Pflichten gegenüber dem geschädigten Patienten zu entziehen. Es geht nicht um uns, es geht um sie. Wir sollten unsere Zeit beim Patienten nicht damit verbringen, uns zu verteidigen und ein ausgeklügeltes Szenario zu konstruieren, um die Schuld von uns abzulenken. Patienten und Angehörige erkennen Unaufrichtigkeit; sie erkennen es an den Augen, an der Unnahbarkeit, an der Körpersprache. Wenn es den richtigen Moment dafür gibt, dann dieser, dass wir tröstend neben unseren Patienten am Bett sitzen, ihre Hand zu nehmen und echtes Mitgefühl zu zeigen. Sie haben uns erlaubt, ihr Gehirn aufzuschneiden, so werden sie uns nun auch erlauben, zu ihrem Herzen zu sprechen. Was Patienten und Angehörige jetzt brauchen, ist altmodische Ehrlichkeit, Klarheit und Mitgefühl. Neben den Säulen unserer Qualifikation und unserer Fähigkeiten sollte Empathie nicht weniger Existenzberechtigung unseres beruflichen Daseins sein. Warum sonst sollte man Arzt werden?

Noch eine Niederlage erlitt ich an diesem Tag nicht. Mit der einen hatte ich auch mehr als genug. Chiara war in der Zwischenzeit aufgewacht. Ihr rechter Mundwinkel hing nach unten, die rechte Gesichtshälfte war ebenso gelähmt wie der Rest, Arm und Bein auf der rechten Seite konnte sie nicht bewegen.

Ich hatte gehofft, ihr Zustand würde sich in den ersten Stunden nach der Operation bessern. Das wäre ein gutes Zeichen gewesen. Wie es umgekehrt ein schlechtes war, wenn sich nichts tat. Dann musste man davon ausgehen, dass die Einschränkungen nur langsam zurückgehen – oder gar nicht mehr. Bei ihr hatte sich nicht das Geringste gebessert.

Es war ein schwerer Gang und ist genauso, wie Jacques Morcos es beschrieben hat. Im ersten Reflex möchte man sich das nicht antun. Sich bloß nicht das eigene Versagen noch einmal vor Augen führen, das Leid, das man angerichtet hat. Doch gerade um solche Patienten muss man sich besonders kümmern. Um ihnen zu erklären, was geschehen ist. Um sie nicht allein zu lassen. Um ihnen vielleicht auch Hoffnung zu geben. Das ist auch für die spätere Akzeptanz wesentlich. Dabei spielt es keine Rolle, ob da ein bekannter, befreundeter oder fremder Mensch liegt. Bei Freunden fällt es einem womöglich eher noch schwerer.

Spätabends fahre ich nach Hause. Die Bilder im Kopf, die ich lieber nicht gesehen hätte. Das entstellte Gesicht von Chiara. Und das von Birgit, der Freundin meiner Frau, wie sie an ihrem Bett saß, sich umdrehte, mich fragend ansah und mit den Tränen kämpfte. Ich steuerte das Auto mechanisch, die gewohnte Route. Hannoversche Straße, Invalidenstraße, Hamburger Bahnhof, durch den Tunnel Richtung Tiergarten, vorbei an den Botschaften, dann Lützowplatz, weiter stadtauswärts. Als könnte Distanz das Unglück lindern, die Enttäuschung oder irgendeins von den anderen Gefühlen. So war es nicht. Es ist nie so.

Neben der Empathie schmerzt auch, dass man das Gefühl hat, versagt zu haben. Der Perfektionismus hilft, Bestleistungen abzuliefern, doch wenn man sein Ziel nicht erreicht hat, was dann? Die Kränkung, es nicht geschafft zu haben, ist ein zusätzlicher harter, bitterer Schlag. Man hat nicht nur nicht geholfen, man hat eine Verschlechterung verursacht. Und je erfahrener man wird, umso weniger Fehler gesteht man sich zu – man wird in dieser Hinsicht mit der Erfahrung nicht etwa gelassener. Im Gegenteil, je mehr Fehler man zu vermeiden gelernt hat, umso unbarmherziger reagiert man sich selbst gegenüber, wenn einem doch einer passiert. Früher hatte ich gehofft, dass das im Alter, mit der Erfahrung, besser werden würde – dass man gelassener wäre. Ein Irrtum, das Gegenteil ist der Fall.

Am Morgen auf dem gleichen Weg zurück, mit den gleichen Gedanken, den gleichen Bildern. Die Nacht war kurz. Ich hatte lange mit meiner Frau über die Sache gesprochen. Sie ist in solchen Phasen die beste Psychotherapeutin, die man sich wünschen kann. Obwohl sie an meiner Stimmung sofort erkennt, wenn in der Klinik etwas schiefgelaufen war, überfällt sie mich nicht mit Fragen, sondern wartet, bis ich bereit bin, mir den Frust von der Seele zu reden. Für gewöhnlich beginne ich mit dem Satz: »Heute lief's nicht so toll …« Und wenn der Tag ein ganz übler war: »Heute ist mir nach hinschmeißen.«

Man kann sich vielleicht denken, für welche Version ich mich an dem Abend entschieden hatte. Mit großer Geduld hört sie mir dann zu, lässt sich einzelne Schritte der Operation schildern, mitunter bis ins kleinste Detail, und erkundigt sich nach den Angehörigen des Patienten, ob die ihm eine Stütze sein werden. Danach ist sie an der Reihe. Wir haben in unserer Zeit in Mannheim, wo sie als Anästhesistin tätig war, viele Operationen gemeinsam gemacht. Mit ihrem Fachverstand analysiert sie den Fehler und rückt einiges gerade, zum Beispiel, indem sie mich daran erinnert, dass Fehler nun einmal passieren, die meisten unserer Operationen aber erfolgreich verlaufen, was man in der Verfassung, in der ich war, schnell mal aus dem Blick verliert. Nur so kommt man dem Perfektionismus bei, mit Demut und dem Sich-Vergegenwärtigen der Tatsache, dass Fehler dazugehören, dass es aber in der Regel gut geht, und wie viel Positives man schon bewirken konnte. Man muss bereit sein, zu scheitern, auch wenn es geglückt ist.

In der Klinik angekommen, erkundigte ich mich am nächsten Morgen als Erstes nach Chiaras Zustand. Der diensthabende Arzt hatte nichts Neues zu berichten. Es ging ihr nicht schlechter, aber leider auch keinen Deut besser. Später machten wir ein MRT von ihrem Kopf, da war der Infarkt zu sehen. Der betroffene Bereich war relativ klein, 18 mal sieben Millimeter, lag allerdings strategisch ungünstig, inmitten der motorischen Bahnen, die ins Rückenmark führten, deswegen diese verheerende Wirkung. Schon war es wieder da, das Gefühl, versagt zu haben. Und die Enttäuschung darüber, einen Patienten enttäuscht zu haben.

Wir führten in den folgenden Tagen noch einige Untersuchungen durch, und vor jeder hoffte und bangte ich, wir würden einen Hinweis darauf erhalten, dass sich Besserung einstellte, und wenn sie noch so geringfügig wäre. Ein winziges Zeichen, dass sich etwas tat. Bei komplexen Eingriffen kommt es nicht selten vor, dass unmittelbar nach der Operation Defizite auftreten, die sich nach Tagen, Wochen oder auch Monaten nahezu vollständig zurückbilden. Doch in diesem Fall waren meine Stoßgebete vergebens, es tat sich nichts, absolut nichts.

Chiara war verständlicherweise frustriert, und mehr als das. Sie hatte sich das auch anders vorgestellt. Sie hatte mir vertraut. Aber wie sie mit der Situation umging, rang mir großen Respekt ab. Ich schaute täglich bei ihr vorbei, nicht nur im Rahmen der Visiten. Stets war sie freundlich und versuchte, die eigene Enttäuschung zu überspielen, sich kämpferisch zu geben. Kein einziges Mal hörte ich einen Vorwurf aus ihrem Mund. Auch von ihrer Cousine nicht. Eher hatte ich das Gefühl, dass sie meinte, sie müsse sich um mich kümmern, was die Welt nun wirklich auf den Kopf stellte.

Zehn Tage nach der Operation wurde sie in eine Rehaklinik verlegt, wo sie keine Zeit verschwendete, wieder laufen zu lernen. Man merkte, sie hat das Herz eines Sportlers. Aufgeben kommt nicht infrage. Dann schon eher eine Trainingseinheit zusätzlich, so mühsam es auch sein mag.

Bereits nach fünf Wochen hatte sie gute Fortschritte gemacht. Und ich durfte daran teilhaben. Sie schickte mir regelmäßig kurze Videos, die sie beim Laufen zeigten. Erst mit Krücken auf einem Flur, dann ohne, dann beim Treppensteigen. Als sie nach einem halben Jahr zur Nachkontrolle kam, schrieben wir in den Ambulanzbrief: »Patientin selbstständig mobil … Gesichtslähmung ebenfalls rückbildend.«

Als diese Operation stattfand, blieben uns lediglich Physiotherapie und dann Rehaklinik. Mittlerweile hat unser Team um Thomas Picht mit Kollegen an der Neurochirurgie der Technischen Universität München das Konzept der therapeutischen transkraniellen Magnetstimulation entwickelt, und wir testen es in Studien. Es ist das gleiche Verfahren wie bei der präoperativen Kartierung.

Unsere Hypothese ist, dass wir nach operationsbedingten motorischen Ausfällen durch die Stimulation die Erholung anregen können. Das Gehirn hat nur begrenzte Möglichkeiten, sich nach einem Schlaganfall zu regenerieren. Neue Nervenzellen, die dann auch noch wie die alten verschaltet werden, können nur in geringer Menge gebildet werden. Die Rehabilitation baut vielmehr auf die Fähigkeit des Gehirns, dass bestehende andere, benachbarte Zellen und Bahnen durch Ausbildung neuer Vernetzung zusätzliche Aufgaben mitübernehmen können, unter Umständen auch die andere Seite – die sogenannte neuronale Plastizität. Um sie anzuregen, stimuliert man täglich beide Seiten. Die ersten Ergebnisse unserer Arbeitsgruppen sind vielversprechend. Ich halte die Restauration solcher selbst verursachten Ausfälle für ein wichtiges künftiges Betätigungs- und Forschungsfeld für künftige Neurochirurginnen und Neurochirurgen.

10

Zwischen OP-Saal und Labor

Neue Lösungen finden

Manchmal sind es gar nicht die Behandlung und die Operation selbst, die spektakulär sind, sondern der Weg zur Diagnose gestaltet sich als Krimi. So war es bei Luis Bohelo. Schon das erste Geräusch, das morgens an sein Ohr drang, weckte ihn. Da er und seine Frau mit offenem Fenster schliefen und in einer ruhigen, für eine Stadt wie Berlin fast dörflichen Gegend wohnten, war es meist das Gezwitscher von Vögeln, selbst im Winter. Autos fuhren um diese Zeit für gewöhnlich nicht, Durchgangsverkehr gab es keinen, und die Nachbarn schliefen noch. Selbst für die Fahrzeuge der Müllabfuhr, die zweimal die Woche über das Kopfsteinpflaster vor dem Haus zuckelten und mit der zischenden Hydraulik und dem Poltern beim Leeren der Tonnen die morgendliche Idylle störten, war es zu früh.

Luis Bohelo hätte sich umdrehen und noch eine Mütze Schlaf nehmen können, doch er war sofort hellwach, und es drängte ihn, sich zu bewegen. Er stieg aus dem Bett, so schwungvoll, als hätte er nur darauf gewartet. Seine Frau ließ er schlafen. Im Keller schlüpfte er in seine Joggingkleidung, verließ das Haus und schlug die übliche Route ein, die er jeden Morgen lief. Nach eineinhalb Stunden kehrte er zurück. Er hätte noch ein paar Runden drehen können, von Erschöpfung keine Spur, doch es war an der Zeit, sich fürs Büro fertig zu machen.

Luis Bohelo ist Jurist, spezialisiert auf Wirtschaftsrecht. Zu der Zeit arbeitete der heute 43-Jährige für ein großes Logistikunternehmen. Dessen Firmensitz befand sich in einem Industriepark jenseits der Stadtgrenze. Bis dorthin waren es etwas mehr als

20 Kilometer, die er mit dem Fahrrad zurücklegte, außer das Wetter ließ es nicht zu, wobei nur Schneefall ihn abhalten konnte oder stürmischer Wind, Regen nicht. Am späten Nachmittag strampelte er die Strecke in die andere Richtung – und hatte, zu Hause angekommen, noch immer nicht genug. Also ging er am Abend ein zweites Mal joggen, wieder eineinhalb Stunden, auch das so gut wie jeden Tag. Seine Energie schien so unerschöpflich, dass seine Frau sich fragte, ob er sportsüchtig sei. Irgendwo hatte sie gelesen, dass es Menschen gibt, die kaum mehr an etwas anderes denken können als an ihr nächstes Training.

Der passionierte Läufer fühlte sich nicht krank, weder psychisch noch körperlich. Manchmal scherzte er, dass er für senile Bettflucht zu jung sei, er hatte damals gerade die Dreißigermitte überschritten. Tatsächlich aber freute er sich, ein solches Energiebündel zu sein. Er mochte es, vor dem Hähnekrähen auf den Beinen zu sein, die frische Luft zu genießen. Und es gab ihm mehr Zeit zum Trainieren.

Niemals wäre ihm der Gedanke gekommen, deswegen zu einem Arzt zu gehen. Was hätte er ihm sagen sollen? Dass er sich blendend fühlte, dass er neuerdings keinen Heuschnupfen mehr hatte, dass seine Haut rosig aussah wie zuletzt wahrscheinlich als Baby. Ihm sprossen keine Pickel mehr, und abgenommen hatte er auch, fast 20 Kilo in einem halben Jahr. Bevor ihn dieser unbändige Bewegungsdrang gepackt hatte, wog er 90 Kilo, phasenweise sogar mehr.

Etwa anderthalb Jahre war er kaum zu bremsen, dann machten ihm seine Gelenke zu schaffen. Auch seine Knochen taten immer häufiger weh. Vielleicht war es schon früher mit den Beschwerden losgegangen, und er hatte sie in seiner Euphorie nur ignoriert. Er reduzierte das Training, lief kürzere Strecken, und die bald nicht mehr jeden Tag. Für den Arbeitsweg benutzte er nun meist das Auto.

Über den Zeitraum eines Jahres schraubte er sein Pensum weiter herunter. Je weniger er machte, desto mehr legte er wieder an Gewicht zu. Dadurch fiel ihm das Laufen schwerer, schon bei geringen Anstrengungen geriet er ins Schwitzen. Am Ende hörte er ganz auf.

Damit einher ging eine berufliche Veränderung, die ihn und seine Familie, inzwischen waren zwei Söhne geboren, nach England verschlug, in die Nähe von Liverpool. Dort steckte er seine ganze Energie in die Arbeit, zum Sporttreiben nahm er sich keine Zeit mehr, obwohl es ihn weiterhin früh aus dem Bett trieb. Auf seinen Hüften sammelten sich noch mehr Pfunde, was er hauptsächlich auf seine Ernährung schob: reichlich Mayonnaise, viel Weizenbrot; mittags verdrückte er oft auf die Schnelle eine Tüte Chips. Die Heißhungerattacken, die ihn neuerdings überkamen und denen er allzu häufig nachgab, wurden ihm selbst erst bewusst, nachdem seine Frau ihn auf sein ungewöhnliches Essverhalten hinwies.

Als sie nach drei Jahren zurückkehrten, war er kaum wiederzuerkennen. Sein Körperstamm, speziell Bauch und Hüfte, war kräftig gepolstert, im Vergleich dazu wirkten seine Arme und Beine fast unterernährt, obwohl sie ihr normales Aussehen behalten hatten. Für sein Gesicht jedoch traf dies nicht zu. In der Medizin gibt es dafür den Begriff *Facies lunata*, Vollmondgesicht. Hatte es normalerweise eine eher längliche Form, war es nun rundlich aufgedunsen, besonders im Bereich der Wangen, die eine rötliche Farbe angenommen hatten, als würde er sich ständig übermäßig anstrengen und außer Puste sein. Dazu war ihm ein ausgeprägtes Doppelkinn gewachsen, dass man denken konnte, sein Hals wäre extrem geschwollen, und zwar rundherum, denn auch der Nacken war auffallend stark mit Fettgewebe unterpolstert. Und das waren nur die Veränderungen, die man ihm äußerlich ansah.

Er kannte keinen in seiner Familie, der ihm diese unkontrollierten Gesichtszüge und die ausladenden Körperproportionen vererbt haben konnte. Sein Vater war hochgewachsen und schlaksig, sein Großvater, etwas kräftiger, muskulöser, aber keineswegs fettleibig. Auch unter den Vorfahren mütterlicherseits hatte es seines Wissens niemanden mit einer Konstitution gegeben, die seiner ähnlich gewesen wäre.

Es kam die Zeit, da mochte er sich nicht mehr im Spiegel anschauen. Allein die morgendliche Rasur entlang der mächtigen Kinnfalte konnte ihm die Laune verhageln. Die gut gemeinten wie warnenden Worte seiner Mutter: »Iss nicht so viel, du weißt doch, wie gefährlich Bauchfett sein kann«, stimmten ihn auch nicht fröhlicher.

Noch in England hatte er verschiedene Diäten ausprobiert. Jedes Mal war er mühsam einige Pfunde losgeworden, aber mindestens genauso schnell waren sie hinterher wieder drauf. Zurück in Deutschland, ging er das Problem intensiver an. Eine neue Diät, Komplettverzicht auf Kohlenhydrate, flankiert von einem Schwimmtraining, jeden zweiten Tag, das es in sich hatte. Er schwamm stundenlang, kilometerweit, doch der Effekt war so bescheiden, dass es ihn deprimierte. Nach Wochen hatte er endlich sechs oder sieben Kilo verloren, nur sah man davon weder am Bauch noch im Gesicht etwas. Und weiter runter ging es mit seinem Gewicht dann auch nicht.

In den Phasen zwischen den Diäten verfiel er in alte Muster. Frittiertes Schnitzel mit Bratkartoffeln, das hätte er jeden Tag verputzen können. Und als Nachspeise Schokolade in irgendeiner Variante. Und hinterher, nach einer kurzen Pause, gleich noch eine Tüte Erdnussflips. Und abends am besten noch einmal Schokolade, davon konnte er nicht genug kriegen. Warum also nicht gleich zwei Tafeln? Selbst nachts trieb ihn der Heißhunger aus dem Bett, und falls sich das Entsprechende nicht finden ließ, auch aus dem Haus, zur nächsten Tankstelle.

Nicht das Aufstehen fiel ihm schwer, es bleiben zu lassen wäre die größere Anstrengung gewesen. Dann stand er in der Tankstelle, kaufte gleich auf Vorrat, um sich die nächste nächtliche Fahrt zu ersparen. War er wieder zu Hause, verdrückte er erst die eine Portion und danach gleich die andere, vorher konnte er nicht aufhören.

Es gab nur einen Trick, der dagegen half: nicht aufzustehen, nichts zu kaufen. Aber das musste man erst einmal schaffen, wenn der Körper ständig schrie: mehr, mehr, mehr!

Ein kleines Missgeschick änderte alles. Eines Abends vergaß Luis Bohelo beim Zubettgehen, ein Glas Wasser auf seinen Nachttisch zu stellen, wie er das sonst immer tat, da er manchmal aufwachte und Durst verspürte oder vom Schnarchen einen trockenen Mund hatte. Das Schnarchen hatte angefangen, seit er gewichtsmäßig so zugelegt hatte. Irgendwann in der Nacht wachte er auf, wollte das Glas nehmen, griff ins Leere. Ihm fiel ein, dass er es auf dem Wohnzimmertisch abgestellt hatte, als er noch einmal kurz auf den Balkon gegangen war, um frische Luft zu schnappen.

Er stand auf, peilte das Wohnzimmer an, schlaftrunken, wie er war, die Augen gerade weit genug geöffnet, um den Weg zu finden. Er erreichte den Tisch, beugte sich nach vorn, um das Glas zu greifen. Doch bevor seine Hand dort ankam, wurde ihm plötzlich schwindlig, er verlor das Gleichgewicht. Im Fallen versuchte er noch, sich an der Tischkante festzuhalten, rutschte jedoch ab und plumpste auf den Boden.

An sich kein dramatischer Sturz, schon gar nicht für jemanden seines Alters. Eine Prellung, ein Hämatom, viel mehr hätten die meisten vermutlich nicht davongetragen. Er aber brach sich einen Lendenwirbel, genauer gesagt, einen Wirbelkörper, den dritten, im Lendenbereich gibt es fünf davon. Der Schmerz, der ihm in den Rücken schoss, muss sich angefühlt haben wie ein Messerstich.

Es war keine komplizierte Fraktur. Er wurde operiert, der betreffende Bereich der Lendenwirbelsäule mit zwei Stangen und sechs Schrauben stabilisiert, die ein Jahr drinbleiben mussten. Auch die Heilung verlief gut. Allerdings fiel der Chirurgin, die ihn behandelte, etwas Ungewöhnliches auf, ungewöhnlich für einen knapp Vierzigjährigen.

Sowohl auf dem Röntgenbild als auch bei der Operation sah es aus, als hätte er Osteoporose. Damit wäre zu erklären gewesen, warum der Wirbelkörper den verhältnismäßig leichten Sturz nicht unbeschadet überstanden hatte. Da ihr Patient für Osteoporose aber eigentlich zu jung war, vermutete sie, dass möglicherweise mit seinem Hormonhaushalt etwas nicht stimmte. Bei

Männern ist es häufig ein chronischer Mangel an Testosteron, der zu frühzeitiger Osteoporose führt.

So landete er bei den Endokrinologen, den Hormon- und Stoffwechselexperten, erst bei einem niedergelassenen Kollegen, dann bei Christian Strasburger in der Charité. Wie sich herausstellte, war sein Testosteronspiegel tatsächlich zu niedrig. Das erklärte einiges, etwa die verringerte, ja fast erloschene Libido, die er auf sein hohes Arbeitspensum zurückgeführt hatte und auf die Tatsache, dass zwei aufgeweckte kleine Kinder seine Frau und ihn gehörig beanspruchten, doch es erklärte längst nicht alles. Zum Beispiel nicht sein Mondgesicht und das Doppelkinn, auch nicht seinen gepolsterten Rumpf, für den es die Bezeichnung Stammfettsucht gibt, da diese nur den Bereich zwischen Brustkorb und Becken betrifft, nicht die Schultern und nicht die Extremitäten.

Christian Strasburger fielen die markanten Körpermerkmale gleich bei der ersten Begegnung auf. Er äußerte etwas in dem Sinne, dass der voluminöse Bauch nicht so recht zu seinem eher schlaksigen Typus passe. Außerdem fragte er nach seinen Essgewohnheiten. Und er wollte wissen, ob er kürzlich im Urlaub gewesen sei, wegen seiner geröteten Gesichtshaut. Später rückte er mit seinem Verdacht heraus. »Es gibt Erkrankungen«, sagte er, »die solche körperlichen Veränderungen mit sich bringen. Wir sollten uns das genauer anschauen.«

Sie machten verschiedene Untersuchungen, unter anderem einen sogenannten Supressionstest, um herauszufinden, wie es um seinen Cortisolhaushalt bestellt war. Dafür wird dem Patienten ein synthetisch hergestelltes Cortisolderivat verabreicht, bei ihm waren es Tabletten. Sobald das künstliche Hormon in den Blutkreislauf gelangt, erhält das Organ, das die körpereigene Hormonproduktion reguliert, ein Signal, dass weniger benötigt wird. Also drosselt es die Produktion, damit der Haushalt wieder stimmt. Das Steuerungsorgan wird sozusagen ausgetrickst. Was zur Folge hat, dass nach einer gewissen Zeit der Cortisolgehalt im Blut sinkt, da weniger nachproduziert wird. So läuft es in einem gesunden Organismus ab. Verringert sich der Cortisolgehalt nicht, konnte die Ursache eine bestimmte Krankheit sein, nämlich jene, die der Endokrinologe bei Luis Bohelo vermutete: Morbus Cushing.

Die Bezeichnung dieser Krankheit geht auf den bereits zitierten 1869 geborenen Harvey Williams Cushing zurück, der sie Anfang der 1930er-Jahre als Erster beschrieb. Der US-Amerikaner war einer unserer Vorväter, vielleicht sogar der bedeutendste; schon deshalb sollte er nicht unerwähnt bleiben. Cushing gilt als Begründer der modernen Neurochirurgie. Er verfeinerte die seinerzeit brachialen Operationsmethoden, führte die Messung und Dokumentation von Vitalparametern zur Überwachung der Narkose ein und entwickelte neue OP-Instrumente. Das Prinzip der bipolaren Koagulationspinzette basiert auf einer seiner Erfindungen. Außerdem beschrieb und klassifizierte er eine Vielzahl von Hirntumoren. Und er senkte die Mortalitätsrate bei Gehirnoperationen von 90 Prozent auf sechs oder sieben Prozent – bei denen, die er selbst durchführte. Aber damit bewies er, was möglich war, damals schon.

Doch wie gesagt: Noch war es nur eine Vermutung. Ein Überschuss an Cortisol konnte ebenso auf eine Erkrankung der Nebennieren zurückzuführen sein. Es mussten weitere Untersuchungen angestellt werden, die sich recht knifflig gestalteten – eine Spur finden und dieser dann bis in den letzten Winkel folgen.

Einige der Symptome, die Morbus Cushing vermuten lassen, weisen auch Patienten auf, die am metabolischen Syndrom leiden, einer Kombination verschiedener Symptome wie Bluthochdruck, Adipositas, gestörter Zucker- und Fettstoffwechsel, die zusammen als größter Risikofaktor für Herz-Kreislauf-Erkrankungen gesehen werden. Während Morbus Cushing eher selten vorkommt – die Statistik spricht von jährlich zwei Neuerkrankungen auf eine Million Einwohner –, tritt das *deadly quartet*, wie es im Englischen heißt, in der westlichen Welt als Wohlstandsmassenerscheinung auf, vermehrt auch bei Kindern.

Zwei, drei Tage später, als die nächsten Ergebnisse vorlagen, meldete sich der Arzt per Telefon: »Wir müssen uns dringend sehen!« Er schickte Luis Bohelo zum MRT, um auch die letzten Zweifel auszuräumen. Und da war es dann zu sehen, seine Vermutung bestätigte sich: Der Patient hatte einen Tumor im Kopf, ein Mikroadenom – in der Hypophyse, sieben mal sechs mal fünf Millimeter groß beziehungsweise klein. Wobei es noch kleinere gibt, manche sieht man kaum, und trotzdem stellen sie alles auf den Kopf. Jedenfalls sind es Tumore wie dieser, die Morbus Cushing auslösen und zugleich selbst Teil der Krankheit sind.

Mit der Diagnose erklärte sich so ziemlich alles, was Luis Bohelo in den zurückliegenden Jahren körperlich zu schaffen gemacht hatte. Fangen wir bei der Hypophyse an, auf Deutsch: Hirnanhangsdrüse. Obwohl kaum größer als ein Kirschkern und ein ausgesprochenes Leichtgewicht von etwa einem Gramm, ist es ein Organ, das viele Vorgänge in unserem Körper beeinflusst, ohne die wir nicht existieren könnten. Das Wort »Hypophyse« ist aus dem Griechischen abgeleitet, bedeutet so viel wie »das unten anhängende Gewächs« – was ihre Lage treffend beschreibt; ihr Platz ist an der Schädelbasis, an der Unterseite des Gehirns. Dort hängt sie, umschlossen von festem Bindegewebe, wie ein Tropfen gut geschützt in einer Knochenmulde, die zur sogenannten Sella gehört. Die teilt die mittlere Schädelgrube in zwei Hälften. Von außen gesehen ist das auf Höhe der Nasenwurzel.

Zur Hypophyse gehören ein Vorder- und ein Hinterlappen, zwei Geschwister, die ungleicher kaum sein könnten. Im Vorderlappen, der dreimal so groß ist wie sein Widerpart, werden fleißig Hormone produziert. Der hintere indes dient als Speicher, aber nur für zwei Hormone, die überdies aus dem benachbarten Hypothalamus stammen, einem Teil des Zwischenhirns. Hypophyse und Hypothalamus sind über einen Stiel aus Fasern miteinander verbunden.

Der Hypothalamus wiegt nicht mehr als 15 Gramm, bildet aber die oberste Regulierungsbehörde für so ziemlich alle vegetativen und hormonellen Vorgänge im Körper. Die Hypophyse leitet ihre Befehle weiter. So steuern sie teamworkmäßig unter anderem

Atmung, Blutdruck, Verdauung, Stoffwechsel, Körpertemperatur, den Wach-Schlaf-Rhythmus, auch den Schlaf selbst, die Nahrungsaufnahme, einschließlich des Trinkens, und das Sexualverhalten.

Für die Diagnose bei Luis Bohelo war eins von den Hormonen, die im Hypophysen-Vorderlappen gebildet werden, von besonderer Bedeutung: das adrenocorticotrope Hormon, abgekürzt ACTH. Immer dann, wenn man stark gefordert ist, physisch oder psychisch oder beides, wird im Vorderlappen vermehrt ACTH produziert und ausgeschüttet. Deswegen spricht man auch von einem Stresshormon. Dass eine entsprechende Stresssituation vorliegt, erkennt der Hypothalamus, der permanent die im Blut vorhandene Menge ACTH misst, ebenso den Gehalt von anderen Hormonen, von denen für diesen Fall Cortison bedeutsam ist.

Wird von beidem mehr benötigt, erhält der Hypothalamus ein Signal, das ihn veranlasst, der Hypophyse einen bestimmten Botenstoff zu senden, der ihr genau das mitteilt und somit dafür sorgt, dass die Produktion angekurbelt und mehr ACTH ins Blut geschickt wird. Transportiert vom Blut, macht es sich auf die Reise zu den Nebennierenrinden, um ihnen die Nachricht zu überbringen, für einen größeren Nachschub an Cortison beziehungsweise Cortisol zu sorgen. Beides wird in den Nebennierenrinden, wie alle Hormone, die dort entstehen, über mehrere Schritte aus Cholesterin umgewandelt.

Cortisol ist eines unserer wichtigsten Antistresshormone. Es mobilisiert Energiereserven, die uns in die Lage versetzen, solche Situationen zu bewältigen. Doch auch im Normalzustand wären wir ohne Cortisol schlichtweg nicht lebensfähig, da es auf so ziemlich alle Stoffwechselvorgänge im Körper Einfluss nimmt und nicht zuletzt sicherstellt, dass unser Herz-Kreislauf-System überhaupt funktioniert. Bereits ein Mangel an diesem Superhormon kann lebensbedrohliche Auswirkungen haben.

Hat man zu viel davon, ist es aber auch nicht gut. Für eine gewisse Zeit kann ein gesunder Organismus das verkraften. Nicht aber, wenn es zu einem Dauerzustand wird. Dann ist Bluthochdruck eine Folge, Diabetes mellitus eine andere. Weiterhin kommt es zu Osteoporose, Immunschwäche, Stammfettsucht, Muskelabbau und Libidomangel – zu all dem, womit Luis Bohelo zu kämpfen hatte.

Und schuld daran war das Mikroadenom, das sich in der Hypophyse, im Vorderlappen, aus Drüsenzellen gebildet hatte. Zwar gelten solche Adenome als gutartige Tumore, doch was sie anrichten, kann man nicht mit dem gleichen Wort beschreiben. Ihre Haupttätigkeit besteht darin, ein bestimmtes Protein abzusondern, aus dem unter anderem ACTH abgespalten wird. Das allein wäre vielleicht kein Problem, ließe sich die Produktion des Hormons im gleichen Maße steuern wie die des ACTH, das regulär entsteht, direkt nebenan, im gesunden Drüsengewebe. Dem ist aber nicht so. Der Tumor hält sich nicht an Regeln.

Dadurch, dass zu viel ACTH in den Blutkreislauf geschickt wird, empfängt der Hypothalamus das Signal, die Produktion herunterzufahren. Also gibt er an die Hypophyse weiter: Stopp, es ist genug vorhanden, bloß nicht noch mehr schicken! Die Hypophyse reagiert, legt sich schlafen, was dieses eine Hormon betrifft. Den Tumor aber interessiert das nicht, bei ihm kommt die Botschaft gar nicht an; er produziert unablässig weiter und beschickt das Blut damit. Das Zielobjekt, die Nebennierenrinde, wird regelrecht bombardiert und läuft ebenfalls auf Hochtouren, schüttet weit mehr Cortisol aus, als der Organismus benötigt.

So kommt es zum Hypercortisolismus. Durch die permanente tumorgesteuerte ACTH-Ausschüttung wird quasi eine Dauerstress-Situation simuliert. Die Nebennieren arbeiten ununterbrochen im Nothelfermodus – und das ist sprichwörtlich zu viel des Guten. Durch die Übermenge an Cortisol wird zu viel Fett freigesetzt, der Überschuss in Leber und Bauch gebunkert, zu viel Zucker abgebaut und ins Blut geschickt, zu viel Protein den Muskeln und Knochen entzogen. Und da der Tumor selbst nachts keine Pause einlegt, ist der Cortisolspiegel auch dann zu hoch. Und am Morgen noch höher, deswegen das frühe Aufwachen. Und anfangs der unstillbare Drang, Sport zu treiben, den Energieüberschuss umzusetzen, zu »verbrennen«. Was in der exzessiven Form, wie Luis Bohelo sie betrieb, nur zu noch mehr Cortisolausschüttung führte, da der Organismus die Belastung als zusätzlichen Stress registrierte. Ein Teufelskreis.

Wird Morbus Cushing nicht behandelt, überleben die Betroffenen in der Regel kaum fünf Jahre. Die meisten sterben an den Folgen einer Infektion, denn durch die Cortisolschwemme wird das Immunsystem ausgebootet. Oder an einer Erkrankung des Herz-Kreislauf-Systems. Verhängnisvoll ist in vielen Fällen, dass die Krankheit erst sehr spät diagnostiziert wird, sodass der Organismus bereits nachhaltig geschädigt ist. Von daher hatte Luis Bohelo Glück im Unglück. Wer weiß, was ohne den nächtlichen Sturz und die aufmerksame Chirurgin geschehen wäre. Von allein, das sagte er selbst, wäre er so bald nicht zu einem Arzt gegangen.

Das Treiben des Tumors musste also gestoppt werden. An dem Punkt kamen wir ins Spiel. Christian Strasburger, mit dem ich sehr eng und vertrauensvoll zusammenarbeite – gemeinsam haben wir ein interdisziplinäres Zentrum für Hypophysentumorerkrankungen aufgebaut –, meldete sich und schilderte mir den Fall. Da es keine verlässliche medikamentöse Therapie gibt, besteht die einzige Chance, eine Heilung herbeizuführen, darin, das Adenom operativ zu entfernen.

Es gibt zwei Möglichkeiten, zur Hypophyse vorzudringen. Einmal durch den Schädel. Dafür öffnet man das Stirnbein über dem Auge, geht unter den Stirnlappen und dann entlang der vorderen Schädelbasis dorthin. Dieser Weg wird allerdings nur bei sehr großen Tumoren gewählt, die unkontrolliert ins Schädelinnere vorgedrungen sind.

In unserem Fall, wie in den allermeisten Fällen, genügte die minimalinvasive Operationsvariante, durch die Nase. Wobei es hier zwei Philosophien gibt. Manche Kollegen sagen, es sei besser, den Eingriff mit einem Endoskop vorzunehmen, um schlecht einzusehende Regionen sichtbar machen und so letzte Tumorreste finden und entfernen zu können. Andere bevorzugen das OP-Mikroskop. Der Operationserfolg ist laut Studien bei beiden Varianten gleich, er liegt bei 90 Prozent. Die restlichen zehn Prozent betreffen im Wesentlichen Tumore, die ausdehnend wachsen, vor allem zu den Seiten hin, sodass man sie nicht oder nicht vollständig entfernen kann.

Man könnte annehmen, dass ein Eingriff mit dem Endoskop einen kleineren Zugang erfordert. Aber so ist es nicht. Für das Endoskop muss extra Platz geschaffen werden, zusätzlich zu dem für die OP-Instrumente, zwei sind es in der Regel. Während man bei der Mikroskopvariante beide Hände für das eigentliche Operieren zur Verfügung hat, braucht man zum Halten des Endoskops eine dritte Hand. Somit werden zwei Personen benötigt, die auf engstem Raum agieren müssen.

Und noch eine Sache macht es aus meiner Sicht eher komplizierter: Wenn es im Operationsfeld blutet, was sich nicht vermeiden lässt, kann die Sicht beim Endoskop schlechter werden, weil die Optik vom Blut verschmutzt wird. Dann muss man sie zwischendurch reinigen. Das ist nicht der einzige, aber auch ein Grund, warum es mit dem Mikroskop insgesamt effizienter ist.

Deshalb favorisiere ich persönlich diese Variante und reserviere den Einsatz des Endoskops für Fälle, bei denen seine Stärken sinnvoll zur Entfaltung gebracht werden können. So auch bei Luis Bohelo. Der Zugang durch die Nase zur Hypophyse ist keine neue Erfindung, schon Harvey Cushing hat ihn beschrieben. Wobei unsere Vorgänger anfangs nicht durch die Nase, sondern durch den Oberkiefer gingen, die Lippe anhoben und dort einen Schnitt setzten, um in die Keilbeinhöhle vorzudringen. Das ist eine kleinere Nasennebenhöhle.

Bevor ich in den OP-Saal musste, um Luis Bohelo zu operieren, war noch ein Labormeeting angesetzt, das turnusmäßig alle 14 Tage stattfand. Hier informierte ich mich eine Stunde über den neuesten Stand unserer Forschungsprojekte, an denen ich beteiligt bin. Offenbar ging es bei den einzelnen Teams, in denen Postdocs, Doktoranden, medizinisch-technische Assistenten, Assistenz- und Oberärzte zusammenarbeiten, bestens voran. Zumindest suggerierten das ihre Präsentationen. So war es bei den Meetings inzwischen meistens, und das machte mich zunehmend stutzig. Wieso gab es keine Probleme? Oder gab es womöglich welche, die mir nur verschwiegen wurden? Und warum kam es bei den Treffen kaum noch zu Diskussionen? Vertraten neuerdings alle dieselbe Meinung? Ohne dass ich es jemandem anvertraute, beschloss ich, in Zukunft genauer darauf zu achten. Vielleicht war ich einfach nur zu kritisch.

Doch ich täuschte mich nicht. In den folgenden Monaten sollte es sich bestätigen. Manche Sachverhalte wurden bei den Präsentationen tatsächlich geschönt dargestellt, und irgendwie schien das Feuer verloren gegangen, die Bereitschaft, auch mal einen unbequemen Weg einzuschlagen, kontrovers zu diskutieren oder sich von mir aus richtig in die Haare zu kriegen – im Dienst der Aufgabe, konstruktiv. Forschung braucht diese Reibung, dieses Infragestellen und Nicht-Aufgeben bei der Suche nach einer Lösung – genauso wie bei dem Diagnosekrimi bei Luis Bohelo. Hätte man da nicht immer weiter kritisch nachgefragt, wäre der Befund möglicherweise zu spät gekommen. Ich musste also etwas ändern. Ich strich die Meetings in der großen Runde und setzte mich stattdessen mit jeder Forschungsgruppe einzeln zusammen. So machen wir es seitdem, wöchentlich, Mittwochmorgen um 6 Uhr, und es läuft besser. Im kleineren Kreis gehen die Fragen nun viel mehr in die Tiefe; die Herangehensweise wird auch einmal grundlegend auf den Prüfstand gestellt, und die Motivation in den Forschungsteams hat neue Fahrt bekommen.

Wie bedeutend Wissenschaft und Forschung für mich neben der Arbeit am Operationstisch sind, dürfte in den vorangegangenen Kapiteln schon mehr als deutlich geworden sein. Ich kann es nicht genug betonen, wie wichtig es mir ist, als Chirurg zugleich ein engagierter Wissenschaftler zu sein und die Ergebnisse möglichst rasch den Patienten zugutekommen zu lassen. Umgekehrt werfen die Beobachtungen bei meiner täglichen Arbeit Fragen auf, die wissenschaftlich geklärt werden sollen. Diese Haltung kommenden Chirurgengenerationen weiterzugeben, empfinde ich als einen unerlässlichen Teil meiner Aufgabe. Die Skepsis, ob in den Forschungsteams noch der richtige Geist herrschte, beschäftigte mich daher sehr. An dem Morgen, als die Operation anstand, schob ich allerdings meine Zweifel erst einmal beiseite.

Unser Patient wird im OP auf dem Rücken gelagert, den Kopf in Null-Grad-Position leicht nach hinten gekippt, sodass eine gedachte Linie zwischen äußerem Augenwinkel und äußerem Gehörkanal senkrecht zum Fußboden verläuft. In die Mayfield-Klemme muss sein Kopf nicht gespannt werden; es genügt, ihn in eine Kopfschale zu betten. Damit er dort seine Position hält, wird er mit Klebeband an der Schale festgetaped. Zu diesem Zeitpunkt schläft er bereits.

Als Erstes führe ich ein Spekulum, einen Spreizer, ins rechte Nasenloch ein. Rechts, weil ich Rechtshänder bin. Ist ein Linkshänder am Werk, wird er sich womöglich für die andere Seite entscheiden. Dabei verwende ich gleich das Mikroskop, um mehr sehen, mich besser orientieren zu können. Seitlich liegt die mittlere Nasenmuschel, rechts aus meiner Perspektive, ich blicke senkrecht in die Nase hinein.

Die mittlere Nasenmuschel wölbt sich ein Stück vor und ist mit einer dicken Schicht Schleimhaut bedeckt. Um tiefer zu gelangen, spreize ich das Spekulum, wodurch sie zusammen- und zur Seite gedrückt wird, um mehr Platz zu schaffen. Weiter unten sucht man nach dem Ostium sphenoidale, das ist ein kleines Loch in der Vorderwand der Keilbeinhöhle – die Schleuse für das Sekret, das von dort in die Nase läuft. Dabei muss man wie bei jedem Schritt, der folgen wird, darauf achten, in der Mittellinie zu bleiben. Verliert man den Kurs und gerät zu weit seitlich, nach außen, kann es rasch passieren, dass man zu dicht an die innere Halsschlagader herankommt.

Beim nächsten Schritt knackt es, aber das ist beabsichtigt. Man bricht die Basis der knöchernen Nasenscheidewand. Der vordere

Teil der Nasenscheidewand besteht aus Knorpel. Um einen freien Weg zur Mitte hin zu schaffen, werden Knorpel und Knochen nach links verschoben.

Damit ist der Mittellinienzugang geschaffen. Nun tausche ich das Handspekulum gegen ein Modell, das arretierbar ist, und spanne es fest.

Als Nächstes kommt eine Stanze zum Einsatz, mit der man den knöchernen Boden der Keilbeinhöhle entfernt. Im rechten Bereich erwartet mich eine Arterie, die der äußeren Halsschlagader entspringt und mit ihren Endästen die Rachenmuskulatur und Abschnitte der hinteren harten Hirnhaut versorgt. Obwohl sie nicht groß ist, kann sie relativ stark bluten. Dennoch kann ich sie nicht verschonen, wenn ich ausreichend Platz und Sicht schaffen möchte.

Auf die kommende Blutung bin ich also vorbereitet und kann sie rasch unterbinden, indem ich das Gefäß mit der bipolaren Pinzette veröde. Dabei muss man größte Sorgfalt walten lassen, damit der Patient nicht einige Tage nach der Operation plötzlich mit starkem Nasenbluten als Notfall in die Klinik gebracht wird, weil die Arterie durch den Druck wieder aufgegangen ist.

Wichtig ist, nicht nur ein kleines Loch in den Boden der Höhle zu stanzen, sondern ihn vollständig abzutragen, damit man den kompletten Innenraum sehen kann. Der ist mit einer Schleimhaut überzogen, die ich auf der dem Zugang gegenüberliegenden Seite vom Knochen entferne. Dieser Knochen bildet die Unterseite der Sella. Beim Entfernen der Schleimhaut lassen sich Blutungen, sowohl aus der Haut als auch aus dem Knochengewebe, nicht vermeiden. Diese bekommt man aber problemlos kontrolliert, indem man Nasentropfen in die Höhle gibt und einige Minuten wartet. Der Wirkstoff verengt die Gefäße, es hört auf zu bluten. Blutungen aus dem Knochen werden kontrolliert, indem man Wachs in die Knochenkanten mit einem feinen Instrument oder einer Hirnwatte einmassiert.

Nun befinde ich mich nur noch eine Wand von der Hypophyse entfernt, vom Tumor – und damit auch vom Gehirn, von den

Sehnerven, der Halsschlagader und der inneren Halsschlagader. Die beiden großen Blutgefäße verlaufen seitlich neben dem Boden der Sella, also in nächster Nähe. Der Knochen ist dort nach innen gewölbt, man blickt auf zwei Buckel. Die innere Schlagader kommt direkt neben der Hypophyse heraus. Deswegen macht es Sinn, sich noch einmal genau zu orientieren, um in der Mittellinie zu bleiben, sie ist sozusagen die Kompassnadel.

Die Keilbeinhöhle ist nun komplett eröffnet. Ich habe freie Sicht auf den Boden der Sella. Handelt es sich um einen größeren Tumor, der langsam gewachsen ist, kann man das schon daran erkennen, dass sich der Knochen deutlich vorwölbt. Er ist an dieser Stelle dann zumeist auch dünner und lässt sich dadurch leichter aufbrechen. Bei dem kleinen Adenom, das wir vor uns haben, ist die Wölbung sichtbar, aber nur schwach ausgeprägt und der Knochen nicht dünner.

Mit der Stanze können wir ihn nicht bezwingen. Ich öffne den Boden mit einer Fräse, die drei Millimeter schmal ist und einen gebogenen Schaft hat, wie alle Instrumente, die wir benutzen. Man operiert sozusagen um die Ecke. Sonst würde man das Blickfeld fürs Mikroskop mit den Händen verdecken.

Nachdem wir das Loch gefräst haben, machen wir mit der Stanze weiter, tragen den Knochen auf einer Breite von etwa einem Zentimeter ab. Mehr Platz ist nicht. Auf beiden Seiten kommen die venösen Blutleiter zum Vorschein, die zum Sinus cavernosus führen, einem der größeren Gefäße, über die das Blut aus dem Gehirn abfließt. Wobei man sich das nicht als Röhre vorstellen darf. Der Sinus cavernosus ist vielmehr ein Hohlraumsystem, und es gibt ihn in beiden Schädelhälften, er liegt rechts und links der Hypophyse, dazwischen ist nur Hirnhaut. An der seitlichen Wand des Sinus verlaufen drei der zwölf Hirnnerven. Ein vierter zieht sich mitten durch das Gefäß, ebenso die innere Halsschlagader. Damit will ich nur sagen, dass man mit der Stanze und überhaupt sehr vorsichtig agieren muss, da die Gegend überaus empfindlich ist.

Dann ist der Knochen abgetragen, und wir blicken auf die

Hirnhaut, die letzte Grenze. Ich tausche die Stanze gegen eine bipolare Pinzette und veröde damit das Gewebe in zwei kurzen Linien, sodass es aussieht wie ein Kreuz auf einem Lottoschein. Entlang der beiden Linien schneidet man die Haut mit einer Schere auf. Anschließend nimmt man noch einmal die Pinzette, führt sie an den Hauträndern entlang, während man Strom draufgibt, bis sie zusammenschrumpfen.

Damit haben wir die Hypophyse erreicht, konkret ihren Vorderlappen. Sie sieht gelblich aus, erinnert in ihrer Farbe und Konsistenz an Grieß, die Oberfläche ist glatt. Das Adenom sehe ich noch nicht.

Bevor ich weitermache, tauche ich kurz aus der Mikroskopwelt auf, um mir auf dem OP-Bildschirm noch einmal die MRT-Aufnahmen anzusehen, die mir zeigen, auf welcher Seite der Tumor sitzt. Es ist die rechte. Ein kleiner Schnitt mit der Schere, und wir sind am Ziel. Einen Millimeter, tiefer braucht man dafür nicht zu gehen.

Das Adenom ist leicht zu identifizieren. Es ist nicht strahlend weiß, aber weißlich und weicher als das Hypophysengewebe, zerfließlich. Es gibt Fälle, da lässt es sich nicht so gut von der gesunden Substanz unterscheiden. Wird es gar zu kompliziert, nimmt man im Zweifel einen Teil der Hypophyse mit heraus, um sicherzugehen, dass der Tumor auf jeden Fall entfernt ist. Auf 70 bis 80 Prozent der Hypophyse könnte man verzichten, ohne dass es zu hormonellen Problemen käme.

Inzwischen gibt es Versuche, den Tumor, ähnlich wie bei Hirntumoren, mit Fluoreszenzfarbstoff anzufärben, um ihn besser entfernen zu können. Da die Hypophyse keine Blut-Hirn-Schranke aufweist, nimmt sie den Farbstoff auch auf, und der Tumor kontrastiert sich nicht so gut – in vielen Fällen aber mit unterschiedlicher Dynamik, sodass das Verfahren doch hilfreich ist. Es ist eines der wissenschaftlichen Ergebnisse, die sich aus der Zusammenarbeit mit Christian Strasburger bereits ergeben haben.

In dem Fall ist es der leichteste Teil der Operation. Ich muss nur das Tumorgewebe mit einer Kürette herausschälen beziehungsweise herauskratzen. Bei der Größe dauert das nicht lange. Selbst die kleinen Blutungen, die hierbei zwangsläufig entstehen, sind unproblematisch und hören bald auf, sobald wir Kochsalzlösung in den Bereich geben.

Danach rekonstruieren wir den durchbrochenen Boden der Sella mit Dura-Ersatz aus Zellulose und machen uns auf den Rückweg. Ich lockere das Spekulum, nehme es heraus und schiebe die Nasenscheidewand mit dem Handspekulum zurück in ihre ursprüngliche Position. So kann sie an der gebrochenen Stelle wieder zusammenwachsen. Zuletzt sauge ich das Blut ab, das sich im Nasen-Rachen-Raum gesammelt hat, damit der Patient es nicht beim Aufwachen verschluckt oder in die Luftröhre einatmet, und versehe beide Nasenlöcher mit blutstillenden Tamponaden, die am nächsten Tag entfernt werden.

Luis Bohelo kommt auf die Überwachungsstation. Sein Organismus hat sich an den Cortisol-Überschuss gewöhnt. Deswegen muss beobachtet werden, wie er mit der neuen Situation zurechtkommt. Überhaupt muss man ein Auge darauf haben, wie sich der Eingriff auf die Hormonproduktion in der Hypophyse und im Hypothalamus auswirkt. Wenn da etwas nicht richtig funktioniert, kann das schnell zu ernsthaften Komplikationen führen. Zum Beispiel gibt es ein antidiuretisches Hormon (ADH), das maßgeblich den Wasser- und Elektrolythaushalt im Körper reguliert. Es wird im Hypothalamus gebildet, im Hypophysen-Hinterlappen gespeichert und von dort bei Bedarf in den Blutkreislauf gespeist. Wird zu wenig davon bereitgestellt, kann es zu massivem Flüssigkeitsverlust kommen, und umgekehrt – bei einem Übermaß – zu einer schweren Störung des Elektrolythaushalts. Beides wird dem Patienten erspart bleiben, das kann man vorher aber nicht wissen.

Da die Hypophyse von Luis Bohelo die ACTH-Produktion infolge des Tumors nahezu komplett eingestellt hatte, bekam er Cortison in Tablettenform als Ersatz. Die musste er noch eineinhalb Jahre nehmen. Die Dosis wurde so angepasst, dass er einen latenten

Mangel hatte, damit die körpereigene Produktion wieder in Schwung kam. Bis es so weit war, fühlte er sich ständig müde und schlapp. Morgens kam er schwer aus dem Bett. Sein Blutdruck, der vorher weit über dem gesunden Limit lag, pendelte sich in einem niedrigen Bereich ein. Schokolade und andere Zuckerbomben lachten ihn nicht mehr an, wie er überhaupt keinen Appetit mehr hatte. Ohne viel Sport zu treiben, verlor er 20 Kilo Gewicht. Der Diabetes heilte. Seine Libido kehrte zurück. Mittlerweile geht es ihm wieder richtig gut.

11
Zu Besuch in Japan

Auf den Spuren einer seltenen Erkrankung

Gleißende Lichtstrahlen fielen in die Flugzeugkabine, als ich aufwachte. Offenbar waren die Verblendungen vor den Fenstern entfernt worden. Auf meinem Schoß lag mein Laptop, über dem ich eingeschlafen war. Ich hatte letzte Änderungen an meinem Vortrag vorgenommen und die neuesten Daten nachgetragen. Neben mir stand eine lächelnde Stewardess und fragte, ob sie mir ein Continental oder ein japanisches Frühstück bringen dürfte. Ich wählte die Continental-Variante. In einer Stunde, so informierte sie mich, würden wir in Tokio-Haneda landen. Es war März 2019, und ich sollte auf dem japanischen Neurochirurgen-Kongress in Yokohama einen Vortrag über unsere Erfahrungen mit einer höchst seltenen Erkrankung halten, über deren Ursachen wir noch wenig wissen. Sie trägt den japanischen Namen Moyamoya, da sie im asiatischen Raum, insbesondere Japan, Korea und China, deutlich häufiger vorkommt als in Europa und zum ersten Mal von japanischen Forschern Ende der 1950er-Jahre beschrieben wurde.

Eine Stunde später packte ich meine Sachen zusammen und stieg aus dem Flugzeug. Als ich den Zollbereich verließ, wartete dort ein Herr im schwarzen Anzug mit weißen Handschuhen. Die sprichwörtliche Gastfreundschaft der Japaner ist alles andere als ein Gerücht. Schon bei früheren Reisen nach Japan hatte ich die zuvorkommende Fürsorge der Japaner kennengelernt. Der Herr war ein Fahrer, der mich nach Yokohama bringen sollte. In der Limousine, deren Tür er mir diensteifrig öffnete, lagen gehäkelte Decken auf den Sitzen, und eine gehäkelte Decke trennte den Fahrgast- vom Fahrerraum.

Auf der Fahrt nach Yokohama schweiften meine Gedanken zurück zu einer meiner ersten Japanreisen, sie lag 14 Jahre zurück. Damals war ich als junger Oberarzt zu einem Vortrag eingeladen worden. Der Neurochirurg Akira Ogawa von der Iwate University hatte damals einen Schlaganfall-Kongress in Morioka im Norden des Landes ausgerichtet. Meine Frau, die zu der Zeit im sechsten Monat schwanger war, hatte mich begleitet. Als wir in Tokio gelandet waren, empfingen uns eine Assistenzärztin und ein Assistenzarzt von Akira Ogawa, die er extra nach Tokio geschickt hatte, nur um uns zu empfangen. Sie kümmerten sich rührend um uns, brachten uns erst einmal ins Hotel und gingen mit uns essen. Voller Ehrerbietung blieben sie immer zwei Schritte hinter uns. Selbst zur Toilette wurden wir dezent begleitet, damit wir uns auf dem Rückweg nicht verliefen. Am nächsten Tag fuhren wir gemeinsam mit dem berühmten Shinkansen, dem japanischen Hochgeschwindigkeitszug, gen Norden. Landschaften in voller Kirschblüte zogen an uns vorbei, für meine Frau und mich ein unvergessliches Erlebnis. Die folgenden drei Tage wurden wir als Ehrengäste behandelt. Mein Vortrag beschäftigte sich mit der Diagnostik und Therapie von Vasospasmus nach Subarachnoidalblutung. Eingeladen hatte der Neurochirurg Hidetoshi Kasuya aus Tokio, mit dem ich gemeinsam eine Studie durchgeführt hatte, um Vasospasmus zu verhindern. Bis heute verbindet uns eine tiefe Freundschaft.

Abends fand in einem großen Saal in Morioka mit ungefähr 250 Gästen ein sogenanntes Presidential Dinner statt. Wir saßen an Achtertischen. Die ausländischen Gäste wurden auf die verschiedenen Tische verteilt und einzeln aufgerufen, um sich vorzustellen und ihrer Freude Ausdruck verleihen zu können, hier Gast sein zu dürfen. Der Älteste unter den ausländischen Gästen fungierte als unser Sprecher, was nichts anderes bedeutete, als dass er etwas längere Dankesworte sprach. Es waren alle ehemaligen Präsidenten der Fachgesellschaft und die wichtigsten

Oberärzte anwesend. Bei dem achtgängigen Menü bestand ein Gang aus rohem Seeigel, eine große Delikatesse, wenn auch für westlich sozialisierte Menschen geschmacklich gewöhnungsbedürftig. Meine Frau durfte der Schwangerschaft wegen aber keinen rohen Fisch essen. Das Menü freilich ging nur weiter, wenn der Seeigel verspeist war. Es blieb mir also nichts anderes übrig, als beide Seeigel zu essen. Ich musste lächeln, als ich nun daran zurückdachte.

Diesmal hatte mein Flug Verspätung gehabt, und so kamen wir auch verspätet in Yokohama an. Ich hechtete in mein Zimmer, zog meinen schwarzen Anzug an und begab mich als einer der Letzten zu dem mir inzwischen wohlbekannten Presidential Dinner.

Am nächsten Tag sollte ich meinen Vortrag halten. In der großen Kongresshalle fand die übliche Industrieausstellung statt – alles natürlich mit japanischen Schriftzeichen beschildert. In Japan gilt die Neurochirurgie als die höchste Disziplin in der Medizin, und Neurochirurgen sind hoch angesehen. Die höchste Disziplin innerhalb der Neurochirurgie wiederum ist die Gefäßchirurgie. Entsprechend fanden sich hier in großer Detailverliebtheit die schönsten und besten Instrumente, die präzisestes Schneiden und Operieren erlauben. Feinste Mikroinstrumente und Pinzetten, die mehrfach geschliffen sind und das Flair eines Samuraischwertes ausstrahlen.

In meinem Vortrag berichtete ich über unsere Erfahrungen mit Moyamoya in Europa. Etwa ob wir bei Schwangeren, die bereits einen Bypass haben, die Blutgerinnungsverdünner absetzen, oder wie wir mit Patientinnen umgehen, die erst im Rahmen der Schwangerschaft symptomatisch geworden sind. Thema waren aber auch unsere wissenschaftlichen Experimente, die erste Hinweise auf die Rolle eines bestimmten Wachstumsfaktors bei der Erkrankung lieferten, Angiopoetin-2. Bis heute arbeiten wir daran zu beweisen, dass Angiopoetin-2 möglicherweise für das typische Krankheitsbild verantwortlich ist. Diese Studien sind eine große, höchst aufregende Sache für uns, denn es wäre das erste Mal, dass eine molekulare Erklärung für diese bislang nicht verstandene Erkrankung gefunden wäre.

Am nächsten Tag traf ich Hidetoshi Kasuya wieder und wurde von ihm zum Mittagessen in eine Spelunke geführt, die sich als japanisches Insider-Sushi- und Sashimi-Lokal entpuppte. Wir unterhielten uns in all dem wuseligen Trubel über alte Zeiten und künftige gemeinsame Projekte, bei denen wir weiter Strategien gegen den Schlaganfall testen wollten.

Auf dem Kongress zurück, traf ich den Neurochirurgen Satoshi Kuroda von der University of Toyama. Er ist einer der Meinungsführer in Sachen Moyamoya-Erkrankung in Japan, und es ist immer bereichernd, sein Feedback zu unseren Arbeiten einzuholen. Mit seinem Team hatten wir jüngst eine gemeinsame Studie veröffentlicht, die die Unterschiede zwischen europäischen und japanischen Moyamoya-Gefäßnetzwerken untersuchte. Als ich ihn jetzt im Rahmen der Arbeit an diesem Buch um ein paar Worte über die Bedeutung bat, die die Moyamoya-Erkrankung für ihn hat, antwortete Satoshi Kuroda in herrlicher japanischer Weise mit dem folgenden Statement:

Bei Moyamoya liegt der Durchmesser der Oberflächenarterien im Gehirn, die als Empfängergefäße infrage kommen, oft nur bei einem halben bis einem Millimeter, vor allem bei Kindern. Hinzu kommt, dass die Gefäßwände dieser Arterien bei Moyamoya um einiges dünner sind als gewöhnlich. Daher erfordert die Bypass-Operation bei der Moyamoya-Erkrankung ein besonders hohes Maß an Können. Ich selbst brauche zwölf bis 16 Stiche, um einen Bypass zu legen, und ich darf dabei nicht einen einzigen Fehler machen, sonst ist der Bypass nach der Operation verschlossen. Die Bypass-Operation bei der Moyamoya-Erkrankung ist daher das Nonplusultra der Kunst, und es ist keineswegs übertrieben zu sagen, dass diese Operation zu den »Top Guns« der Hirngefäßchirurgie zählt, um einen Film zum Vergleich heranzuziehen.

Die Zahl der Patienten mit der Moyamoya-Erkrankung ist selbst in Japan nicht sehr hoch. Dennoch befeuert diese mysteriöse Krankheit unseren Forschergeist. In Japan gibt es noch viele Nachfahren der Samurai, und die schwierige Bypass-Operation bei der Moyamoya-Erkrankung ist eine Aufgabe, die unseren Samurai-Geist mit echter Leidenschaft erfüllt. Das ist wahrscheinlich auch in anderen Ländern so. Ich hoffe, dass Sie, die Leserinnen und Leser, die Mission und den täglichen Kampf der Neurochirurgen, diese mysteriöse Krankheit zu bekämpfen, verstehen werden.

Der Fall des zehnjährigen Matyas illustriert wohl ganz gut, was Satoshi Kuroda damit gemeint hat. Die Eltern des Jungen hatten uns auf Empfehlung eines Kardiologen aus den USA kontaktiert. Seine komplexe und schwer zu behandelnde Gefäßerkrankung war lange nicht erkannt worden.

Angefangen hatte es mit krampfartigen Schmerzen in den Beinen, hauptsächlich in den Waden, die ganz plötzlich beim Gehen auftraten und so heftig waren, dass er nicht mehr weiterlaufen konnte. Sobald er stehen blieb, ließen sie rasch nach. Diese Symptome kennt man von der sogenannten Schaufensterkrankheit. Patienten, die davon geplagt werden, retten sich von einem Schaufenster zum nächsten. Und vor jedem tun sie, als würden sie interessiert die Auslagen studieren, um vor den anderen Leuten zu verbergen, dass es in Wahrheit böse Schmerzen sind, die sie ständig zum Anhalten zwingen. Manche schaffen kaum 100 Schritte, ohne eine Notpause einzulegen.

Die Ursache bei dem Jungen waren Durchblutungsstörungen, die durch fortschreitende Gefäßverengungen entstanden waren. Betroffen davon waren die Beckenarterien. Es gibt pro Seite eine innere und eine äußere. Sie sind die Fortsetzung der Darmbeinarterien, die wiederum der Bauchaorta entstammen. In ihrer Verlängerung versorgen sie als Oberschenkelarterien die Beine mit Blut. Deshalb die Probleme beim Laufen, wenn zu wenig oder kurzzeitig gar keines durchgeht.

Matyas' Eltern hatten in ihrer Heimat keinen Arzt gefunden, der ihrem Sohn helfen konnte. Die, mit denen sie sprachen, machten ihnen wenig Hoffnung, dass er mit der Krankheit lange leben würde. Mit Gefäßverengungen auf dem Boden einer Arteriosklerose waren sie wohl vertraut, aber bei Matyas war der Mechanismus für die Erkrankung und deren Behandlung für sie unklar. Daraufhin sammelten sie Geld, über die Kirche und übers Internet, um ihren Sohn von einem Arzt in den USA behandeln zu lassen, der seit vielen Jahren die Kardiologie einer Universitätsklinik im Mittleren Westen leitet.

Zum Zeitpunkt der ersten Behandlung war Matyas sieben Jahre alt. Über die Leiste wurde nacheinander ein Ballonkatheter zu der verengten Stelle auf jeder Seite geführt, diese mit Druckluft gedehnt und anschließend mit einem Stent stabilisiert. Verwendet wurden dafür Drug-eluting-Stents. Diese Stents sind mit Medikamenten beschichtet, die sie an die Innenwand des Gefäßes abgeben, um zu verhindern, dass die Gefäßwandzellen aktiviert werden, sich zu vermehren und zu einem erneuten Verschluss der Stents führen, sodass man wieder am Ausgangspunkt stünde. Nach einem gewissen Zeitraum lösen sie sich dann selbst auf. Seit Jahren wird nach neuen Stentvarianten geforscht. Schon länger gibt es Modelle aus Milchsäuremolekülen, die sich in Kohlendioxid und Wasser zerlegen.

Aktuell wird in Deutschland unter anderem Zink als Basismaterial getestet. Dauerhafte, also nicht resorbierbare Stents sind für den Einsatz bei Kindern nicht geeignet, da die Blutgefäße in dem Alter noch wachsen.

Der Eingriff verlief ohne Komplikationen, doch nach etwa einem Dreivierteljahr kehrten die Beschwerden zurück, die Gefäße hatten sich erneut verengt. Die Familie reiste ein zweites Mal nach Amerika, zum selben Arzt, der noch einmal das Gleiche versuchte, mit einer anderen Sorte Stents. Wieder ging es eine Zeit lang gut, fast ein Jahr, dann stellten sich die alten Symptome ein. Es folgte eine dritte Behandlung in derselben Klinik. Das war im vorvergangenen Sommer.

Patienten, die Stents eingesetzt bekommen, müssen für eine bestimmte Zeit blutverdünnende Medikamente nehmen, die das Blut nicht wirklich verdünnen, sondern seine Gerinnungsfähigkeit vermindern. Das war auch bei diesem Jungen nicht anders. Als Nebenwirkung dieser Medikamente, das ist allgemein bekannt, können Blutungen auftreten. Und genau das passierte. Fünf Monate nachdem Matyas die neuen Stents eingesetzt bekommen hatte, erlitt er eine Hirnblutung, zum Glück ohne gravierende Folgen.

Um die Lage und Größe der Blutung bestimmen und entscheiden zu können, wie sie behandelt werden sollte, wurde ein MRT gemacht. Dabei sah man, dass sich in seinem Kopf offenbar viele kleine Blutgefäße gebildet hatten, die es normalerweise so nicht gibt. Aus einem dieser zarten Gefäße musste es geblutet haben.

Mit dieser Diagnose kamen die Eltern mit Matyas zu uns. Der Kardiologe in den USA, der uns empfohlen hatte, wusste, dass wir uns mit der Krankheit, für die solche ungewöhnlichen Gefäßneubildungen charakteristisch sind, seit Längerem beschäftigen und auf diesem Gebiet auch Forschung betreiben. Es war Moyamoya. Während man in Europa von einer Neuerkrankung auf eine Million Menschen pro Jahr ausgeht, liegt die Quote in Japan bei eins zu 100000. Warum das so ist, weiß niemand. Vielleicht ist die Krankheit auch in unseren Breiten häufiger und wird nur nicht richtig erkannt. Der Name Moyamoya bedeutet im Japanischen »Rauchschwaden« oder »nebelig« und beschreibt, wie dieses Knäuel aus vielen kleinen Gefäßen aussieht, wenn es in der Angiografie mit Kontrastmittel dargestellt wird.

Die Ursache der Krankheit ist, wie gesagt, noch nicht wirklich ergründet, auch wenn wir der Ursache jetzt womöglich auf der Spur sind. Vermutet wird für die asiatische Bevölkerung, dass sie durch spezielle genetische Veränderungen entsteht und vererbt werden kann. Betroffen sind wichtige Arterien im Gehirn, in den meisten Fällen die inneren Halsschlagadern oder deren Äste, und fast immer auf beiden Seiten, zumindest nach einer gewissen

Krankheitszeit. Durch Entzündungen in der Gefäßwand kommt es an bestimmten Stellen zu einer pathologischen Vermehrung von Bindegewebe in den Wänden der hirnversorgenden Blutgefäße. Die Gefäße vernarben. Das Lumen der Gefäße, der innere Hohlraum, wächst allmählich zu. Im Verlauf dieses Prozesses erleiden Betroffene wiederholt Durchblutungsstörungen, die neurologische Ausfälle verursachen, wobei diese meist nur kurzzeitig auftreten. Es fließt immer weniger Blut durch das Gefäß, bis es komplett verschlossen ist, was zu einem Schlaganfall führen würde.

Bevor es jedoch so weit kommt, registriert das Gehirn auf irgendeine Weise die bedrohliche Entwicklung, schaltet auf Alarmmodus und initiiert die Bildung neuer Gefäße. Diese spalten sich aus den bestehenden ab oder werden durch Sprossung gebildet, wie man das von Ästen an Bäumen kennt. Es entstehen Umgehungskreisläufe aus Kollateralgefäßen, die die Blutversorgung jener Bereiche übernehmen sollen, die durch den zunehmenden Arterienverschluss vernachlässigt werden.

So gut dies von der Biologie als Hilfsmaßnahme gedacht sein mag, beschert es dem Betroffenen vor allem ein neues Problem, denn bei der Gefäßbildung wird geschludert. Vermutlich weil es schnell gehen soll und sich ständig etwas verändert, werden die Gefäße nur schlampig ausgebildet. Ihre Wände sind dünn und nicht so elastisch wie normale, instabil und brüchig. Wir nennen diesen Zustand plastisch, dauernd im Umbruch, nicht wirklich fertig, nicht ausgereift wie gesunde Gefäße.

Unter normalen Umständen ist das Gefäßsystem des Gehirns nicht in der Lage, eine solche Eigendynamik zu entwickeln und neue Blutgefäße zu bilden, die eine Mangelversorgung mit Blut kompensieren könnten. Hunderttausende von Patienten mit Arteriosklerose erleiden aus diesem Grund Schlaganfälle. Wenn die großen Gefäße durch zunehmende Kalk- und Fettablagerung zugehen, können keine Umgehungskreisläufe gebildet werden, und die entsprechenden Hirnareale werden nicht mehr ausreichend durchblutet.

Im Rahmen eines unserer Forschungsprojekte konnten wir den bereits erwähnten Botenstoff Angiopoetin-2 als möglichen Mitverantwortlichen für die Moyamoya-Erkrankung identifizieren. Dabei handelt es sich um ein bestimmtes Protein, das als Signal von einer Zelle auf die andere übertragen wird und dabei Informationen weiterleitet. Dieses Protein lässt sich auch in Tumoren finden, die dadurch wuchern, dass viele Gefäße neu entstehen, die in ihrer Struktur alles andere als ausgereift sind. Bei den Moyamoya-Gefäßen nimmt das Protein konkret Einfluss auf die Verbindung zwischen den Endothelzellen, die die innerste Schicht einer Gefäßwand bilden. Diese Zellen müssen aktiviert werden, damit neue Gefäße entstehen. Bei dieser Aktivierung lösen sie sich aber aus ihrem festen Korsett – normalerweise stehen sie eng an eng und werden von Stützstellen ummantelt –, so bilden sie die dichte Blut-Hirn-Schranke. Das Protein sorgt dafür, dass diese gesamte Struktur gelockert wird, und die Endothelzellen erhalten so Raum, um sich zu vermehren. Gleichzeitig büßen die Blutgefäße jedoch auch ihre Festigkeit und Dichte ein.

Die neuen Gefäße stehen unter maximalem Stress. Es wird viel Blut durch sie hindurchgepumpt, dabei haben sie im Vergleich zu den Ursprungsgefäßen einen sehr kleinen Durchmesser. Die labilen Gefäßwände sind also dauernd einem gehörigen Druck ausgesetzt. Das kann schon bei gesunden Arterien zu Schädigungen und kleinen Einrissen führen, nur dass sie dort durch eine Art Selbstheilungsmechanismus repariert werden. Ein solcher kommt bei diesen fragilen Miniadern nicht zur Wirkung. Vermutlich war es eine Kombination aus Gefäßdefekt und gestörter Wandbiologie, die bei dem Jungen zu der Blutung geführt hatte, zusätzlich begünstigt durch das gerinnungshemmende Medikament, das er einnehmen musste.

Und noch etwas dürfte hinzugekommen sein: Bei Kindern fließt das Blut schneller durch den Körper als bei Erwachsenen. Somit wird der Druck noch einmal größer, wenn es irgendwo eine Engstelle gibt. Das könnte auch ein Grund dafür sein, dass sich bei ihnen die Symptome in der Regel schneller einstellen und häufig schwerwiegender sind. Ungeklärt hingegen ist, wieso die Moyamoya-Erkrankung hauptsächlich in zwei Altersgruppen auftritt. Einmal bei Kindern unter 18 Jahren, wobei die Spitze bei den Zwei- bis Zehnjährigen liegt. Die andere Gruppe sind Erwachsene im Alter von 30 bis 50 Jahren.

Man unterscheidet zwischen Moyamoya-Erkrankung und Moyamoya-Syndrom. Während bei der Erkrankung Arterienverengungen beziehungsweise -verschlüsse und die Gefäßneubildungen ohne erkennbare Ursache entstehen, sind sie beim Syndrom an eine andere Krankheit gekoppelt, die als Auslöser vermutet wird. Beispiele hierfür sind: Arteriosklerose, Blutgerinnungsstörungen, Gefäßentzündungen, Down-Syndrom, Neurofibromatose, Folgen von Schädelbestrahlungen.

So selten Moyamoya als Krankheit auftritt, so interessant ist sie doch für die Forschung, denn sie erschließt uns neue Erkenntnisse über die Biologie des Gefäßsystems im Gehirn. Im Gegensatz zur Arteriosklerose sind die Gefäße sehr viel plastischer, sozusagen im Dauerreparaturmodus. Wenn man die Krankheit und die Mechanismen dieser Gefäßplastizität besser verstehen würde, hätte man unter Umständen einen neuen Therapieansatz für die vielen Patienten, die unter Arteriosklerose leiden. Vor allem eine Sache würden wir gern verstehen: Was versetzt die Gehirne der Betroffenen in die Lage, neue Gefäße zu bilden? Wie kommt die Initialzündung dafür zustande? Welche Prozesse laufen dabei ab, und welche Strukturen des Gehirns sind beteiligt? Wenn man wüsste, wie das funktioniert, könnte man vielleicht Patienten helfen, deren Gefäße verkalken, ohne dass Ersatzgefäße gebildet werden. Das geschieht so nämlich nur bei der Moyamoya-Erkrankung.

Ein anderes Motiv, sich intensiver mit dieser Krankheit zu beschäftigen, besteht darin, dass die Chance, sie zu heilen, in vielen Fällen relativ groß ist – vorausgesetzt, sie wird früh genug erkannt. Wobei nach heutigem Stand die einzige effektive Therapie eine Bypass-Operation ist. Und die stand uns nun bevor.

Wir führten in unserem Hybrid-OP-Saal eine Sechs-Gefäß-Angiografie durch, da direkt im Anschluss daran operiert werden sollte. Das Gehirn hat zwei Schlagadern, die sich auf jeder Seite in jeweils eine innere und eine äußere Schlagader verzweigen. Das sind vier Gefäße. Dazu die beiden Wirbelarterien, die den Schlüsselbeinarterien entspringen, sie befinden sich im hinteren Teil des Kopfes. Also insgesamt sechs.

Kinder sind immer besondere Patienten. Auf Matyas traf dies aber noch in anderer Hinsicht zu, denn in den Tagen zuvor hatten wir eine schwierige Entscheidung treffen müssen, da er wieder Probleme mit den Beinen hatte. Er schaffte es kaum, zehn Meter ohne Hilfe zu laufen. Eine seiner Beckenarterien war inzwischen fast vollständig verschlossen. Es ging nur noch sehr wenig Blut durch. Die Eltern fürchteten zu Recht, er könnte das Bein verlieren, wenn nicht schnell etwas unternommen wurde. Ich verstand ihre Angst. Andererseits: Hätte man sich zuerst um das Bein gekümmert, hätte der Junge wieder Blutverdünner bekommen müssen. Und dann wäre es womöglich zu einer neuen Blutung oder zu einem Schlaganfall gekommen. Welches Risiko war nun das größere?

Wir entschieden uns für den Kopf und bereiteten alles vor. Bypass-Operationen an Kinder-Gehirnen sind nicht gerade etwas Alltägliches. Zu individuell sind die Probleme der Gefäße, und man muss immer maßgeschneiderte Lösungen parat haben. Wir entwarfen einen ausgefeilten Plan, gingen ihn ein ums andere Mal durch, änderten Details, bis er uns ausgereift erschien. Da bei Moyamoya üblicherweise die inneren Halsschlagadern vom Gefäßverschluss betroffen sind, sah unser Plan vor, zunächst die Schläfenarterie einer Seite frei zu präparieren, damit wir sie als Spendergefäß verwenden konnten. Sie zweigt von der äußeren Halsschlagader ab, verläuft vor dem Ohr hinauf zur Schläfe und versorgt die obere Kopfhälfte. Auf Höhe des Ohres, etwa in seiner Mitte, kann man an ihr den Puls fühlen. Danach wollten wir den Schädel öffnen, um die Schläfenarterie mit der mittleren Gehirnschlagader zu verbinden, die als Endast der inneren Halsschlagader die größte Hirnversorgungspipeline ist und wichtige Steuerareale mit Blut und den darin enthaltenen Nährstoffen beschickt, darunter Teile des Thalamus, der inneren Kapsel und der Inselrinde.

Im ersten Schritt wollte ich den Bypass auf der rechten Seite legen. Sechs Wochen später würde ich dann den zweiten in Angriff nehmen können, den auf der linken Seite.

Wir stehen in dem kleinen Technikraum, der zum OP-Saal 1 gehört, und verfolgen durch eine Glasscheibe, wie der Neuroradiologe mit der Angiografie beginnt. Sie fragen sich vielleicht, warum wir das nicht schon Tage zuvor gemacht haben, um anhand der Bilder in Ruhe planen zu können? Leider ist das bei Kindern nicht ganz so einfach. Denn Kinder muss man für eine Angiografie in Narkose legen, damit sie während der Untersuchung ruhig liegen. Es wären damit also zwei Narkosen nötig, was man natürlich vermeiden möchte. Es ist schonender, alles in einer Narkose durchzuführen. Unser Hyprid-OP-Saal, in dem wir angiografieren und operieren können, ermöglicht uns dieses Vorgehen, und hinterher können wir das Ergebnis der Operation sogar noch direkt kontrollieren.

Unser kleiner Patient liegt bereits auf dem OP-Tisch, und der Neuroradiologe beobachtet auf einem Bildschirm, wie sich das Kontrastmittel in den Gefäßen des Jungen ausbreitet. Das gleiche Bild sehen auch wir auf dem Monitor vor uns. Im Raum sind außer mir Ulf Schneider, einer unserer Oberärzte, Shigeki Nakano, ein junger Gastarzt aus Japan, und unser technischer Assistent Max Münch für das Monitoring. Er überwacht die Hirnfunktion, damit es während des Eingriffs durch die Blutdruckschwankungen nicht zu einem unbemerkten Schlaganfall kommt.

Der Radiologe beginnt mit den vorderen Arterien. Ich erwarte, dass gleich das typische Moyamoya-Gemälde vor unseren Augen entsteht: ein Geflecht aus feinsten geschwungenen Arterien, die Rauchschwade. Das Kontrastmittel sucht sich seinen Weg, erst durch die dickeren Gefäßbereiche, dann weiter durch die Abzweigungen mit geringerem Durchmesser, bis hin zu den Spitzen der Endäste.

»Mmh, das ist ungewöhnlich«, sage ich nach einer Weile halblaut wie zu mir selbst, »die Gefäße sehen ziemlich normal aus.«

Ulf Schneider geht es ähnlich: »Ich kann keins erkennen, das verschlossen ist oder irgendwo eine Engstelle hat. Und richtige Wölkchengefäße sehe ich auch nicht.«

Mit gerunzelter Stirn schauen wir uns noch einmal die Gefäßabbildungen auf dem Monitor an, von Anfang an gehen wir die Bilder wie Daumenkino noch einmal durch, um auszuschließen, dass wir etwas übersehen haben. Dann drücke ich den Sprechknopf und bitte den Radiologen, uns einen Blick auf die hinteren Gefäße zu ermöglichen.

Er sondiert die Gefäße und gibt erneut Kontrastmittel ein, und wir warten wieder, diesmal noch gespannter als davor. Sollten bei dem Jungen wirklich die hinteren Arterien betroffen sein? Das kommt höchst selten vor. Seit ich das erste Mal mit der Krankheit in Berührung kam, das war noch in der Mannheimer Zeit, habe ich an die 400 Patienten operiert, viele aus dem Ausland, aus Osteuropa, Italien, Skandinavien, aus Israel. Nur 15 Prozent von ihnen hatten Verengungen in den hinteren Arterien beziehungsweise in den Gefäßen, die aus ihnen entspringen.

Im ersten Moment glaube ich gar nicht, was wir in den nächsten Minuten zu sehen bekommen. Nicht nur, dass tatsächlich eines der hinteren Blutgefäße betroffen ist, dieses Gefäß ist auch noch komplett zu, nicht bloß verengt. Es geht keinerlei Kontrastmittel durch, also auch kein Blut. Einen solchen Verschluss hat es noch bei keinem anderen Patienten gegeben.

»Puuuh!«, entfährt es mir. »Und jetzt?«

Die Frage ist an Ulf Schneider gerichtet. Er bleibt mir die Antwort schuldig, wir blicken uns fragend an.

»Unseren Plan können wir vergessen«, sage ich. »Wie wollen wir vorgehen?«

»Ein Standard-Bypass bringt uns hier jedenfalls nicht weiter.« Das ist wahr. Dafür hätten wir eine Schläfenarterie verwenden müssen. Die sind aber nicht lang genug, um sie an eines der hinteren Gefäße nähen zu können.

Was wir da vor uns haben, kann es so eigentlich gar nicht geben. Denn vom Verschluss betroffen ist die Arteria basilaris, ein zentrales Gefäß für Herz- und Kreislauffunktionen, zumal für die Versorgung des Gehirns mit sauerstoffreichem Blut. Sie entsteht durch die Vereinigung der beiden Wirbelarterien, ein kurzes Segment, das sich bei einem Durchmesser von drei bis vier Millimetern in die zwei hinteren Hirnarterien aufteilt. Ein Verschluss ist lebensbedrohlich. Er kann einen Hirnstamminfarkt auslösen, einen Schlaganfall mit besonders schwerwiegenden Folgen. Die schwerste Form ist das Wachkoma, aber wohl die schlimmste ist das bereits beschriebene Locked-in-Syndrom, bei dem Betroffene zwar bei Bewusstsein sind, aber nahezu vollständig gelähmt. Sie können sich sprachlich nicht artikulieren, obwohl ihr Hörvermögen intakt ist. Einzig vertikale Augenbewegungen und der Lidschlag sind möglich.

Dass es nicht zu solch dramatischen Folgen gekommen war, heißt, im Gehirn des Jungen ist eine Vielzahl von Umgehungskreisläufen entstanden, die es übernommen haben, die hinteren Hirnarterien mit Blut zu versorgen. Und das bereits, bevor die Basilaris keins mehr durchgelassen hat.

Der gesamte Hirnstamm ist von neu gebildeten Gefäßen regelrecht umwuchert. Die Darstellung auf dem Monitor erinnert mich weniger an eine Wolke oder Rauchschwaden als an dichtes Gestrüpp. Aus einem dieser neuen Gefäße hatte es geblutet, auch das können wir nun sehen.

Unser Patient hat nicht nur eine spezielle Krankheit, er ist zugleich ein Spezialfall dieser Krankheit. Mit einem vergleichbaren Erscheinungsbild waren wir nie zuvor konfrontiert worden. Dass wir überrascht sind, beschreibt die Situation nur unzureichend. 400 operierte Moyamoya-Patienten bedeutet, bei allen individuellen Unterschieden, eine gewisse Routine und überdurchschnittliche Übung bei diesem sehr speziellen Eingriff. Doch nun geht es darum, flexibel auf das Unerwartete zu reagieren. Jede Patientin, jeder Patient ist ein Einzelfall, der sich nicht in bekannte Schubladen quetschen lässt. Nun wird uns unsere Erfahrung mit dieser Krankheit als Fundament für Flexibilität dienen müssen. Denn die vielen Fälle, die wir bereits gesehen haben, helfen uns jetzt, das Besondere zu erkennen und entsprechend umzudenken.

Die Angiografie ist inzwischen beendet. Eine halbe Stunde später soll die Operation beginnen. In der Zeit muss ich meinen Plan komplett ändern. Als würde man dem Tänzer auf dem Weg zur Bühne eine andere Choreografie in die Hand drücken, die für diese Vorstellung so nicht vorgesehen war.

Wir sitzen im Technikraum, sehen uns die Bilder an, das Gestrüpp und die regulären Gefäße, und brüten über die richtige Strategie. Es ist klar, dass Matyas einen Bypass braucht. Ziel ist es, mit einer Verbesserung des Blutzuflusses den Druck von dem Gefäßgestrüpp zu nehmen, da diese Gefäße unreif sind und dem Blutdruck auf Dauer nicht standhalten. Ohne Bypass droht eine erneute Blutung in dieser heiklen Region. Mit Bypass können diese Gefäße entlastet werden und sich zum Teil sogar zurückbilden. Wir brauchen aber ein neues Spendergefäß, und ich muss mich entscheiden, auf welche Arterie ich es aufnähe. Außerdem ist der Patient auf den Bauch umzulagern, da wir seinen Schädel nicht wie ursprünglich vorgesehen seitlich über dem Ohr, sondern am Hinterkopf öffnen. Jemanden in Bauchlage zu operieren, macht es nie einfacher. Es entsteht Druck auf den Bauch, das Blut kann schlechter ablaufen, zirkuliert nicht wie normal, was die Gefahr in sich birgt, dass es sich im Kopf staut und eine Gehirnschwellung verursacht.

Als das OP-Team bereit ist, unser kleiner Patient in der richtigen Position auf dem OP-Tisch liegt und Mareike Körber, die Anästhesistin, grünes Licht gibt, bin auch ich bereit – bereit für eine Operation, für die wir eine neue, individuelle chirurgische Lösung finden müssen. Was mein neuer Plan vorsieht, haben wir so noch nicht gemacht, weder bei einem Kind noch bei einem Erwachsenen.

Da dieses Krankheitsbild so selten ist, fehlen noch Studien zu den verschiedenen chirurgischen Wegen. Derzeit beruhen die Empfehlungen auf Expertenmeinungen und unterliegen den Vorlieben der Operierenden für bestimmte Techniken. Vor Kurzem haben wir daher eine Art OP-Fibel für diesen Eingriff veröffentlicht. Autoren aus Europa, Asien und den USA stellen ihre Methoden und Lösungen für spezielle Fälle vor und präsentieren nicht nur die Stärken und Schwächen der verschiedenen Techniken, sondern auch eine Art Schritt-für-Schritt-Anleitung zum Nachoperieren.

Für diesen aktuellen Fall bietet sich ein Bypass an, wie ihn Mario Theo und Gary Steinberg von der Stanford University Palo Alto in den USA beschreiben. Steinberg hat mit seinen Ideen und Innovationen die Neurochirurgie auf dem Gebiet der Moyamoya-Erkrankung geprägt und deutlich vorangetrieben.

Das erste Ziel ist die Arteria occipitalis, die Hinterhauptschlagader. Sie habe ich als Spendergefäß auserkoren. Nicht, dass wir eine große Wahl hätten. Ich brauche ein Gefäß mit einer bestimmten Länge, und es muss möglichst viel Blut transportieren, gleichzeitig aber auch für die Region, die sie üblicherweise versorgt, verzichtbar sein. Die Occipitalis ist ein Ast der äußeren Halsschlagader, der seinen Ursprung hinter dem Ohr nimmt. Von dort verläuft sie, eingebettet in Muskelgewebe, hinauf zum Hinterkopf, wo sie wie eine Serpentine geschlängelt verläuft. Sie versorgt die Hinterhauptregion und einige Halsmuskeln. Da es in diesem Bereich relativ viele Gefäße gibt, die es ihr gleichtun, was die Versorgung betrifft, darf man sie als Bypass verwenden, ohne Ausfälle befürchten zu müssen.

Von außen kann man die Occipitalis, anders, als es bei der Schläfenarterie wäre, weder sehen noch ertasten. Um sie ausfindig zu machen, benutzen wir das Navigationssystem, das mit den Aufnahmen der CT-Angiografie gespeist ist. In der virtuellen Darstellung lässt sich das gesuchte Gefäß farblich hervorheben und mit der aktuellen Lage des Kopfes mithilfe des Referenzsterns in Übereinstimmung bringen. So wird es mir dann ins OP-Mikroskop eingespielt. Per Knopfdruck kann ich den Gefäßverlauf als Overlay über das reale Bild vom Operationsfeld legen. Ich sehe also durchs Mikroskop den rasierten Hinterkopf des Jungen und gleichzeitig virtuell dargestellt die Occipitalis, die in dem Abschnitt, den ich freilegen will, erst eine rote Schlängellinie beschreibt, dann gerader wird. Und so zeichne ich es mit einem schwarzen Faserstift auf der Kopfhaut nach.

Nachdem wir die Operationsfläche desinfiziert haben, schneide ich die Haut mittig über dem Gefäß und seinen Windungen auf einer Länge von gut zehn Zentimetern von oben nach unten auf – also Richtung Hals, von mir weg. Ich sitze am Kopfende. Zunächst die oberste Schicht, die ich beiseiteschiebe und an beiden Seiten festklammere, damit sie auseinandergehalten wird, bevor ich zum zweiten Schnitt ansetze, mit dem ich ins Unterhautgewebe eindringe. Zwei, drei Millimeter unter der Hautoberfläche stößt man auf das Gefäß, zumindest im oberen Bereich des Kopfes. Je näher ich dem Hals komme, umso tiefer muss ich schneiden, um es freizulegen.

Blutgefäße sind generell äußerst empfindlich und bei Kindern erst recht, denn sie sind kleiner, noch zarter und haben dünnere Wände. Die Occipitalis des Jungen hat einen Durchmesser von etwa einem Millimeter. Ihre Gefäßwand ist hauchdünn; ich kann sehen, wie sie im Rhythmus des Pulses vibriert. Bei Kindern geht der Puls schneller. Damit sie nicht spastisch reagiert und sich zusammenkrampft, belasse ich rundherum eine dünne Gewebeschicht, die sie wie eine Manschette umschließt.

Nach eineinhalb Stunden haben wir uns bis zum Halsansatz vorgearbeitet und 15 Zentimeter der Occipitalis freipräpariert. Dafür muss ich auch die Äste, die auf der Strecke von ihr abgehen, kappen und veröden. Zuletzt verschließt man das obere Ende, das freigelegt ist, mit einem Clip und trennt die Arterie dahinter durch, damit man den Teil, den man als Bypass verwenden will, nach unten umschlagen kann, als wäre es ein dünner Zopf.

Bis dahin läuft Musik, weil es, vor allem fürs OP-Team, doch eine recht eintönige Angelegenheit ist. Heute hat das OP-Team

Café del Mar als musikalische Begleitung ausgesucht. Ich habe in solchen Phasen, die sich in die Länge ziehen, ohne dass viel passiert, auch gern Musik im Hintergrund. Sobald es kritischer wird, das Konzentrationslevel hochgefahren werden muss, wird sie abgestellt.

Kurz Luft holen, vom Mikroskop aufschauen, schon geht es weiter. Die Schädeleröffnung. Wir beginnen mit drei Bohrungen. Zwei Löcher untereinander, rechts der gedachten Mittellinie des Kopfes, in einem Abstand von etwa vier Zentimetern. Das dritte Loch bohre ich neben dem unteren, rechts davon, gleicher Abstand, sodass man die drei Punkte zu einem L verbinden könnte oder zu einem gleichschenkligen Dreieck. Die unteren beiden Löcher liegen direkt über der Sehrinde, die nicht verletzt werden darf, da der Junge sonst sein Gesichtsfeld auf der linken Seite verlieren könnte.

Die Löcher benutze ich, um die Säge einzusetzen, mit der ich ein Quadrat von vier mal vier Zentimetern aus der Schädelkalotte säge. Währenddessen spült der assistierende Oberarzt Ulf Schneider unablässig das Arbeitsfeld, damit das Sägeblatt nicht heiß wird. Danach nehmen wir den Knochendeckel heraus. Nun liegt die Hirnhaut frei. Entlang der vorgesehenen Schnittlinien veröde ich die Haut und schneide sie anschließend so ein, dass die Fläche in zwei Dreiecke geteilt wird, die sich umschlagen lassen.

Jetzt blicken wir auf das zarte Kinderhirn. An der Oberfläche schlängeln sich die neu gebildeten Gefäße in alle möglichen Richtungen. Sie sind feuerrot und so zierlich, dass es aussieht, als wären sie in feinen Strichen auf die weißliche Gehirnmasse gezeichnet.

Nun beginnt die Suche nach einem Empfängergefäß. Ich habe eine Vorstellung, welche Arterie sich eignen könnte. Doch bevor man ein Gefäß nicht gesehen hat, weiß man nicht, ob es tatsächlich die richtige Wahl ist. Es muss ungefähr den gleichen Durchmesser wie das Bypass-Gefäß haben, und es darf nicht zu weit davon entfernt sein. Dass es sich in einem guten Zustand befindet und gesund ist, setze ich voraus. Außerdem soll es einen möglichst nahen Zugang zur hinteren Hirnarterie haben, je näher, desto besser. Wenn das Blut dort ankommt, wäre die Umgehung erreicht. Es muss also ziemlich viel passen, um den Eingriff am Ende als Erfolg verbuchen und dem kleinen Matyas helfen zu können.

Ich suche mir unterhalb der Sehrinde, dem hintersten Teil des Großhirns, wo das Sehzentrum liegt, einen Pfad, und dort werde ich nach einiger Zeit fündig.

Das Zielobjekt ist ein peripherer Ast der hinteren Hirnarterie, also einer, der nicht tief im Gehirn liegt. Er kommt aus dem Interhemisphärenspalt, dem Raum zwischen den beiden Hirnhälften, an die Oberfläche, wo er relativ gut zugänglich ist.

Um den Weg dorthin offen zu halten, werden zwei zusammengerollte Wattestücke zwischen Sehrinde und Falx gesteckt. Der Spalt, den ich dadurch schaffe, ist eineinhalb Zentimeter breit. Das Gefäß liegt ungefähr zwei Zentimeter tiefer.

Erst einmal gilt meine Aufmerksamkeit wieder dem Bypass-Gefäß, in dem die ganze Zeit das Blut pulsiert. Ich nehme es vorsichtig hoch und halte es über den Bereich, in dem ich die beiden Gefäße zusammennähen will. Ich muss es etwas kürzen, aber das ist die bessere Variante. Das Ende schneide ich wie üblich fischmaulartig an, um einen möglichst großen Durchmesser für den Zufluss zum anderen Gefäß zu schaffen.

Dann wende ich mich dem Arterienast unterhalb der Sehrinde zu, den ich an der entsprechenden Stelle freipräpariert und mit zwei Clips versehen habe, vor und hinter dem Nähbereich, um diesen trockenzulegen. Ich schiebe eine dieser kleinen blauen Gummilaschen unter das Gefäß, damit ich es besser erkennen kann und vom Gehirngewebe dahinter abschirme, und schlitze die vordere Seite der Wand zwei Millimeter ein. In der Zwischenzeit hat die OP-Pflegefachkraft die Nähutensilien vorbereitet. Fadenstärke 10–0, in Millimetern: 0,02.

Da ich oberhalb des Kopfes sitze, muss ich quasi kopfüber nähen. Ich mache Einzelnähte. Nichts darf jetzt schiefgehen. Wir haben nur dieses eine Gefäß zur Verfügung. Dabei darf man nicht vergessen, dass es das erste Mal war, dass ich diese Arterie bei einem Patienten als Empfängergefäß verwendete. Eine weitere Besonderheit der Moyamoya-Erkrankung ist, dass die Wände der Blutgefäße sehr viel dünner und feiner sind als bei Patienten mit Arteriosklerose. Das führt dazu, dass die Gefäßwände kollabieren, man die Wände sehr viel schlechter sieht und die Nähte leichter ausreißen, sobald das Blut ausgelaufen ist. Das liegt am Fehlen der Muskelschicht, es sind einfach unreife Gefäße.

Oft werde ich gefragt, wie es möglich ist, so winzige Gefäße zu nähen, und wie man an solche Mikrogefäßnähte – Anastomosen im Fachjargon – herangeführt wird, bis man zum ersten Mal an einem realen Patienten arbeitet. Bevor ich in Mannheim meine ersten Bypässe nähen durfte, musste ich einen Kurs bei Rosmarie Frick, der damaligen technischen Assistentin von Gazi Yaşargil, belegen. Sie hatte ein kleines Labor am Universitätsspital in Zürich, wo sie für ein bis vier Neurochirurgen Wochenkurse anbot, um ihnen die Nahttechniken bei kleinsten Gefäßen beizubringen. Neurochirurgen aus aller Welt kamen zu ihr, an die viertausend bis heute. Sie war und ist ein Superstar auf diesem Gebiet. Der Schweizerische Rundfunk porträtierte vor einigen Jahren das einstige Bauernmädchen aus Büren in der Schweiz unter dem Titel »Rosmarie zeigt's den Chirurgen«. Sie begann als Schwesternhilfe auf der Neurologie vor mehr als 60 Jahren und begeisterte sich rasch für die Forschung und die Mikrochirurgie. Mit unermüdlichem Fleiß und Disziplin erlernte und perfektionierte sie autodidaktisch die damals innovativen mikrochirurgischen Methoden im Labor. Während meines Kurses verfolgte sie streng die Videoübertragung der vier Operationsmikroskope von ihrem erhöhten Laborstuhl aus. Erst führte sie die Übungen vor, dann waren die Schüler dran. Bei ihr sah das so leicht und elegant aus, doch es wurde allen rasch klar, dass es deutlich schwerer war und es nur an ihrer unglaublichen Erfahrung und Geschicklichkeit lag, dass es beim Zusehen so einfach wirkte.

Zunächst wurde an dünnen Plastikröhrchen geübt, dann mit Blutgefäßpräparaten. Am Anfang haben wir alle die feine Nadel verbogen, den Faden abgerissen, die Gefäßwand zu grob angefasst oder ausgerissen und die Fäden falsch gesetzt, sodass wir die gegenüberliegende Seite mit einnähten. Der Kurs war eine einmalige Erfahrung für mich, und es entwickelte sich eine von sehr viel Respekt geprägte Freundschaft mit Rosmarie Frick.

Im Mannheimer Labor übte ich fleißig weiter, die Vorgabe waren 50 Anastomosen, bis mein Chef mich zum ersten Mal an einen Patienten ließ. Natürlich macht man dann nicht gleich den gesamten Bypass allein, sondern wird auch da langsam herangeführt. Zu Beginn durfte ich das letzte Viertel nähen. Die anderen drei Viertel hatte der Chef schon genäht, sodass ich meine ersten Nähte ohne viel Gefahr setzen konnte. So assistiert man jahrelang und macht immer mehr Fortschritte. Der schwierigste Teil der Anastomose ist das hier beschriebene Anbringen der Haltnähte, wenn die Gefäßenden alle lose sind und zueinander in Position gebracht werden müssen.

Eines Tages sollte ich die Anastomose von Anfang bis Ende machen. Ich setzte die erste Haltenaht bei sechs Uhr, die zweite bei zwölf Uhr. Als ich den Faden an die Pflegefachkraft abgeben wollte, blieb ich mit der blutig klebrigen Pinzette am Faden und Bypass-Gefäß hängen – es war ein Wimpernschlag, eine winzige unbedachte Bewegung, und ich hatte das Empfängergefäß zusammen mit dem Bypass-Gefäß ausgerissen. Es blutete, die Naht und das Gefäß waren verloren. Dieser Fehler hat sich derart in mein Gehirn eingebrannt, dass ich bei jeder – wirklich bei jeder – Operation an diesem Punkt an die damalige Situation denken muss. Mein Chef saß hinter mir, atmete tief durch, schob mich zur Seite und rettete den Patienten und mich. Ich schämte mich entsetzlich und kam abends in sein Büro gekrochen, um mich zu entschuldigen. Er blickte nur kurz hoch, schüttelte mit einem Ts, ts, ts den Kopf – und ließ mich zwei Tage später die nächste Anastomose von Anfang bis Ende setzen. Diesmal ohne Fehler.

Die Haltenaht bei unserem kleinen Patienten gelingt auf Anhieb. Ein guter Start ist die beste Motivation. Die zweite Naht, die ich gegenüber anbringe, klappt ebenfalls. Bei der dritten bricht der Faden. Ich muss ihn herausziehen, die Nadel neu ansetzen. Und wieder bricht der Faden. Beim dritten Versuch geht es gut.

In der linken Hand habe ich eine sogenannte Uhrmacherpinzette, mit der rechten führe ich die Nadel, die ich mit einem Nadelhalter halte. Viel Platz ist schon für diese beiden Instrumente nicht, doch zusätzlich muss Ulf Schneider in kurzen Abständen noch eine Kanüle durch die Schädelöffnung zur Nahtstelle einführen, um die Gefäße mit Heparin zu spülen, damit sie geschmeidig bleiben und sich nicht zusammenziehen. Das erfordert ein feines Gespür, denn die Gefäßwände sollen ständig feucht sein, dürfen aber nicht überflutet werden, was leicht passiert, wenn man nur zwei, drei Tropfen zu viel drauftr äufelt.

Insgesamt zwölf Nähte werden es, fünfmal bricht der Faden. Eine gute halbe Stunde hat es gedauert, dann ist es geschafft.

Oder doch nicht?

Ich löse die beiden Clips am Empfängergefäß und den einen, mit dem ich die Occipitalis verschlossen habe. Sofort bahnt sich das Blut seinen Weg, doch offenbar gibt es eine Engstelle, genau dort, wo ich genäht habe. Das Blut fließt nicht richtig durch. Der Grund war schnell gefunden. Ich hatte mit zwei der Fäden die Rückwand mit eingenäht.

Also kommen die Clips wieder drauf. Ich entferne die beiden Nähte und ersetze sie durch zwei neue.

Um ganz sicherzugehen, machen wir anschließend eine Fluoreszenz-Angiografie. Mareike Körber, die Anästhesistin, führt dem Jungen intravenös den Farbstoff zu. Ich schalte am Mikroskop den entsprechenden Filter ein. Dabei zeigt sich: Die Naht ist dicht, der Bypass offen, das Blut fließt hindurch, ohne von einem Hindernis gebremst zu werden.

Vier Stunden nach Operationsbeginn, die Angiografie davor nicht mitgerechnet, wird der Junge aus dem OP-Saal geschoben und auf die Kinderintensivstation gebracht. Als er dort aus der Narkose erwacht, sitzen seine Eltern am Bett. Der Stationsleiter informiert mich, dass es dem kleinen Patienten gut geht. Sobald ich kann, überzeuge ich mich selbst davon. Er ist noch etwas schläfrig, die Nachwirkung der Narkosemittel, kann aber alles bewegen. Sprechen kann er auch, und sein Gesichtsfeld ist nicht eingeschränkt.

Die Eltern wollen wissen, wie die Operation verlaufen ist und ob ihrem Jungen nun kein Schlaganfall mehr droht. Nichts hätte ich ihnen lieber gesagt, doch für diese Prognose ist es zu früh. Wir haben die Voraussetzungen für einen funktionierenden Bypass geschaffen, nun muss sich zeigen, ob die Gefäße die ihnen zugedachte Aufgabe übernehmen. Nur wenn das Moyamoya-Gestrüpp nicht mehr gebraucht wird, bilden sich die unausgereiften Gefäße zurück und verdorren. Aber das würde einige Zeit dauern.

Elf Tage nach der Operation wurde Matyas entlassen. Als ich das nächste Mal von ihm hörte, knapp zwei Monate später, waren er und seine Eltern wieder in den USA. Der Kardiologe dort unternahm erneut einen Versuch, die Beckenarterien des Jungen vor einem Verschluss zu bewahren. Trotz Blutverdünner trat keine neue Blutung im Gehirn auf. Der Bypass schien seine Aufgabe übernommen zu haben. Man kann dem kleinen Mann nur wünschen, dass auch für seine Beine eine Lösung gefunden wird.

Einige Jahre zuvor operierten wir Leyla, ein Mädchen aus der Nähe von Hannover, das erst 18 Monate alt war. Die Kleine hatte in der rechten Körperhälfte wiederholt Lähmungserscheinungen, die auf Durchblutungsstörungen hindeuteten. Ihre Eltern brachten sie daraufhin zum Kinderarzt, der sie umgehend in eine Klinik überwies, damit ein MRT von ihrem Kopf gemacht wurde. Kinder in dem Alter bekommen dafür ein Schlafmittel verabreicht, da sie anders nicht stillliegen würden. Das MRT zeigte, dass sie einen kleinen Schlaganfall in der linken Gehirnhälfte gehabt hatte, einen sogenannten Grenzzoneninfarkt. So nennt man einen Infarkt, wenn er in einem Bereich auftritt, in dem sich die Versorgungsgebiete zweier Hirnarterien überschneiden.

Wenige Wochen darauf wurde sie bei uns auf der Kinderstation aufgenommen. Das war noch im Virchow-Klinikum. In der Zwischenzeit schien sie sich von den Lähmungen gut erholt zu haben. Sie hatte körperlich keine Einschränkungen, war altersgerecht entwickelt, konnte bereits laufen und machte auch sonst einen aufgeweckten Eindruck.

Wie bei Matyas führten wir auch bei ihr unmittelbar vor der Operation eine Angiografie durch, nur dass diesmal alles noch etwas kleiner war. Das Mädchen war 83 Zentimeter groß und wog nicht einmal zehn Kilo. Aus diesem Grund war auch eine sehr erfahrene Kinderanästhesistin im Einsatz. Für die Narkose benötigte sie spezielle Katheter, einen Beatmungsschlauch mit geringerem Durchmesser, und auch die Medikamente mussten natürlich anders dosiert sein.

Wie man sehen konnte, waren bei Leyla mehrere Gefäße verengt beziehungsweise fast verschlossen, und das auf beiden Seiten, wie es für Moyamoya charakteristisch ist. Überhaupt konnte der Fall nicht typischer sein. Denn bei den betroffenen Gefäßen handelte es sich um die, die es in der Mehrzahl der Fälle trifft: der Endabschnitt der inneren Halsschlagader sowie Abgänge der vorderen und der mittleren Hirnarterie. Ohne die Umgehungskreisläufe, die signifikanten Rauchschwadengefäße, hätten wir das Mädchen vermutlich nicht in einer solch guten Verfassung erlebt. Es hatten sich mehrere gebildet, die zum Teil ineinander verschlungen waren.

Klar war aber auch, dass diese neuen Gefäße die Blutversorgung der entsprechenden Areale nicht zuverlässig sicherstellten, sonst wäre es nicht zu den vorübergehenden Lähmungen und dem leichten Schlaganfall gekommen. Abgesehen davon bargen die zierlichen Ersatzgefäße stets das Risiko, dass ihre hauchdünnen, unfertigen Wände rissen oder platzten und es zu einer Blutung kam. Bei Matyas waren diese Gefäße schon winzig, die hier hatten einen noch geringeren Durchmesser, dass man sie beinahe mikroskopisch nennen konnte.

Wird der OP-Saal für gewöhnlich auf 18 Grad heruntergekühlt, so herrschen bei einem Kleinkind dort geradezu sommerliche Temperaturen. 27 Grad, vielleicht auch 30. Kinder haben zwar eine höhere Körperkerntemperatur als Erwachsene, kühlen jedoch schneller aus, da sie im Verhältnis zum Körpergewicht eine größere Körperoberfläche haben und dadurch mehr Wärme an die Umgebung abgeben. Das körpereigene Thermostat, das die Temperatur regelt, ist übrigens der Hypothalamus, unser oberstes Steuerzentrum. Dort wird ständig die Körpertemperatur registriert und mit dem Zielwert von 37 Grad abgeglichen. Ist sie zu niedrig, schickt der Hypothalamus Hormone los, die verschiedene Stoffwechselaktivitäten in Gang setzen, um Wärme zu erzeugen. Das Gleiche geschieht bei zu hoher Temperatur, nur dass dann andere Botenstoffe dafür sorgen, dass der Körper abkühlt, zum Beispiel durch Schwitzen.

Die Fixierung des Kopfes erfolgt bei Kleinkindern nicht mit der Mayfield-Klemme. Die Schädelknochen wären für die Dornen noch zu weich. Außerdem könnten die Schädelplatten verschoben werden. Einige der Fontanellen sind in dem Alter noch nicht genug ausgehärtet, sie würden dem Druck nicht standhalten. Deswegen lagern wir den Kopf in diesem Fall in einer Gelkissen-Schale, die in eine Art Schraubstock gespannt wird. Ein Kleinkind muss man behandeln wie ein rohes Ei – und noch vorsichtiger. Schon beim Abrasieren der Haare achten wir darauf, auch minimale Abschürfungen der Haut zu vermeiden.

Wichtig bei so kleinen Patienten ist es zudem, von Anfang an den Blutdruck im Blick zu haben. Er muss ununterbrochen kontrolliert werden. Nur wenn er hoch genug ist, wird das Gehirn ausreichend mit Blut versorgt, anderenfalls droht ein Schlaganfall. Sollte es durch Blutverlust zu einem Druckabfall kommen, muss dieser augenblicklich durch Blutgaben ausgeglichen, der Druck erhöht werden. Ein Kind in der Größe von Leyla hat etwa 0,8 Liter Blut im Körper. Würde ein Blutgefäß verletzt und würden dadurch nur 50 Milliliter herauslaufen, wäre das in etwa so, als verlöre ein Erwachsener einen halben Liter.

Die kleinen und zarten Gefäße in dem fragilen Gehirn eines Kleinkindes zusammenzunähen, gehört eindeutig zu den anspruchsvollsten Aufgaben. Da läuft keine Musik, und das Telefon sollte zwischendrin möglichst auch nicht klingeln. Vermutlich merkt man es mir in der Situation nicht an, doch die Anspannung ist enorm. Man darf sich nicht den geringsten Fehler erlauben. Wenn die Angiografie dann zeigt, dass das Blut gut durchläuft, der Bypass offen ist, ist die Freude groß – und die Erleichterung.

Die jüngste Moyamoya-Patientin, die ich operiert habe, war ein Baby, das gerade sechs Monate alt war. Den Bypass habe ich hinbekommen, allerdings war das Gehirn des kleinen Mädchens bereits stark geschädigt. Offenbar hatte es schon im Uterus erste Infarkte gehabt, ausgelöst durch Gefäßverschlüsse. Bei Kindern unter einem Jahr ist die Krankheit offenbar besonders aggressiv. Diesem Kind konnten wir leider nicht helfen. Durch die Belastung der OP hatten sich zahlreiche weitere Schlaganfälle entwickelt, und das Baby verstarb nach wenigen Tagen.

Einen weiteren Unterschied gibt es zur OP bei Erwachsenen. Bei ihnen entscheidet man sich in der Regel nur für eine Gefäßverbindung, einen direkten Bypass. Bei Kindern aber bietet es sich an, zusätzlich einen indirekten zu schaffen, um die Chance zu erhöhen, dass das Gehirn trotz der Gefäßverschlüsse in Zukunft ausreichend mit Blut versorgt wird. Zum Beispiel, indem man die Dura mater, die äußere Schicht der Hirnhaut, im Bereich der Schädelöffnung umschlägt und auf die Spinnengewebshaut legt, damit Blutgefäße einwachsen können und sich Umgehungskreisläufe mit gesunden Gefäßen bilden. Oder man legt Muskelhaut aufs Gehirn, um das Gleiche zu erreichen. Oder man macht beides.

Solche indirekten Bypässe funktionieren nur bei Moyamoya, weil das Gefäßsystem hier so plastisch ist, dass aus solchen Transplantaten neue Gefäße in das Gehirn einwachsen und zur Blutversorgung beitragen. In Kombination mit einem direkten Bypass eine hocheffiziente Technik.

Solch ein indirekter Bypass ist auch bei Erwachsenen möglich, aber die Erfolgschancen sind deutlich geringer. Sie liegen bei 40 bis 50 Prozent, bei Kindern sind es 90 Prozent. Allerdings kann man nicht voraussagen, ob dann auch genug Blut durch die neuen Gefäße transportiert wird. Daher ist der direkte Bypass immer das Entscheidende.

Als Leyla nach der OP auf die Kinderintensivstation zurückkam, wartete ihre Mutter auf sie, die ebenfalls dort untergebracht war. Wenn kleine Kinder oder Babys aus der Narkose aufwachen, kommt es nicht selten vor, dass sie anfangen zu schreien. Das sollte bei Leyla möglichst nicht passieren. Ein Schreikrampf kann bei verengten Hirngefäßen auch zu einem Schlaganfall führen. Aber es ging alles gut. Die Mutter tröstete sie gleich, als sie wach wurde.

Einen Tag nach der Operation lief sie sogar schon wieder umher. Ausfälle hatte sie keine. Und als wir noch einen Tag später ein MRT machten, sahen wir, dass es keine neuen Schlaganfälle gegeben hatte und der Bypass offen war. Ihr Gehirn sah gut aus.

Drei Monate danach kam Leyla noch einmal zu uns. So war es auch geplant. Wir mussten die gleiche Operation noch einmal auf der rechten Seite machen, die genauso betroffen war. Da der erste Bypass inzwischen seine Aufgabe erfüllte und die linke Gehirnhälfte ausreichend versorgte, war die zweite Operation weniger riskant. Und auch sie verlief gut.

Ein Jahr später sah ich die Kleine wieder. Eine Kontroll-Angiografie stand an. Mittlerweile waren aus den Muskeln, auf beiden Seiten, einige kleine Gefäße in das Gehirn gewachsen. Da muss man immer etwas Geduld haben, für gewöhnlich dauert das sechs bis zwölf Monate. Noch erfreulicher aber war, dass beide Bypässe funktionierten und sich das Kind gut entwickelt hatte. Es schien ein fröhliches Mädchen zu sein, lächelte jeden an und plapperte ausgelassen vor sich hin.

12

Zweimal querschnittsgelähmt

Ein Mädchen gibt nicht auf

Als Sofia in die Notaufnahme gebracht wurde, war sie acht Jahre alt. Sie war bewusstlos. Es war Sommer, und sie trug kurze Sportkleidung. Ihre Klasse hatte im Sportunterricht Fußball gespielt. Dabei war sie auf einmal zusammengesackt, einfach so, ohne dass jemand sie angerempelt oder geschubst hatte. Als der Notarzt eingetroffen war, hatte sie noch immer auf dem Boden gelegen, war bewusstlos, hatte eingekotet und eingenässt. Der Lehrer berichtete, die Schülerin habe vorher über Kopfschmerzen geklagt.

In der Notaufnahme wurde sofort ein CT von ihrem Kopf gemacht. Dabei war zu sehen, dass sich Blut am Übergang des Gehirns zum Rückenmark gesammelt hatte und dass sich die Ventrikel, die mit Nervenwasser gefüllt sind, geweitet hatten. Eine mögliche Ursache dafür kann eine Blutung im Subarachnoidalraum sein, der mit den Ventrikeln einen Verbund bildet. Das Blut verklebt die Flächen, durch die im gesunden Zustand das überschüssige Nervenwasser resorbiert wird, damit der Flüssigkeitshaushalt in den Ventrikeln im Gleichgewicht bleibt. Dann ist es nur eine Frage der Zeit, bis das Nervenwasser nicht mehr wie sonst zirkuliert. Die Flüssigkeitszunahme führt dazu, dass sich die Ventrikel ausdehnen. Dadurch entsteht Druck aufs Gehirn, mit einhergehenden Kopfschmerzen. Hält dieser Zustand länger an, nimmt die Durchblutung des Gehirns ab, und man verliert das Bewusstsein, wird komatös.

Um den Druck aufs Gehirn zu mindern, der erst die Kopfschmerzen und dann die Bewusstlosigkeit verursacht hatte, wurde unmittelbar danach in der Kinderklinik mittels Punktion des

Nervenkanals im Lendenwirbelbereich Nervenwasser abgelassen. Kurz darauf kam das Mädchen wieder zu sich, und der Verdacht, dass sie eine Blutung gehabt hatte, bestätigte sich. Die Frage war nur, wo? Im Subarachnoidalraum, so viel stand fest, sonst wäre es nicht zu den beschriebenen Symptomen gekommen, doch an welcher Stelle genau?

Da die häufigste Quelle einer solchen Blutung ein rupturiertes Aneurysma ist, wurde in der Notaufnahme ein MRT gemacht und nach einer solchen Gefäßaussackung gesucht. Im Kopf des Mädchens war nichts zu finden, dafür wurde entlang der Halswirbelsäule etwas Auffälliges entdeckt: eine Gefäßmissbildung, die sich als arteriovenöse Malformation entpuppte.

War eine Subarachnoidalblutung bei einem Kind ihres Alters schon extrem selten, so war es eine Malformation noch mehr. Und nie zuvor hatte ich es mit einer Malformation an dieser Stelle zu tun gehabt. Sie befand sich am Rückenmark, im Bereich zwischen dem sechsten von insgesamt sieben Halswirbeln und dem obersten Brustwirbel. Und als wäre das Mädchen damit nicht genug gestraft, hatte sich an einer Gefäßwand der Malformation auch noch ein kleines Aneurysma gebildet, das geblutet hatte.

Ich war mir nicht sicher, ob man eine Malformation in diesem Bereich operieren kann beziehungsweise sollte. Nachdem auch noch eine Kontrastmittel-Angiografie durchgeführt worden war, wussten wir, dass die Malformation nicht nur bis zum Rückenmark ging, sondern ins Rückenmark hineinreichte und mit dessen Gewebe verwoben war. Eine solche Konstellation musste als nahezu inoperabel gelten, da das Risiko, das Rückenmark zu schädigen, sodass es zur Querschnittslähmung käme, als ziemlich hoch einzuschätzen war. Auf der anderen Seite würde Nichtstun auch ein hohes Risiko mit sich bringen; es könnte zu einer erneuten, potenziell lebensbedrohlichen Blutung kommen.

Ich beriet mich mit meinem neuroradiologischen Kollegen Thomas Liebig, der die Sache ähnlich skeptisch sah. Eine Embolisation, das Ausschäumen mit einer kleberähnlichen Substanz, hielt er für zu riskant. Dabei könnte die Arterie verschlossen werden, die einen Teil des Rückenmarks versorgte. Das würde zu einem Schlaganfall und höchstwahrscheinlich auch zur Querschnittslähmung führen. Schließlich verständigten wir uns darauf, es mit einer Kombination zu versuchen: Er verklebt teilweise, und ich operiere die Malformation heraus.

So schlugen wir es Sofias Eltern vor, aber die lehnten eine Operation ab. Wohl auch, weil es ihrer Tochter inzwischen wesentlich besser ging. Sie lief herum und hatte keine Beschwerden. Doch dann, zehn Tage nachdem sie eingeliefert worden war, bekam sie in der linken Hand leichte Lähmungserscheinungen. Wir vermuteten eine Durchblutungsstörung. Sie bekam intravenös ein Mittel, das ihren Blutdruck erhöhte, die Schwäche verschwand.

Drei Tage darauf ein neues Warnsignal. Wie aus heiterem Himmel bekam sie heftige Kopfschmerzen, die sich bis zum Nacken zogen. Das Lid ihres linken Auges ging zu, ohne dass sie es steuern konnte; die Pupille, die natürlicherweise eng ist, war weit. Und wenn sie etwas sagte, konnte man sie kaum verstehen, so verwaschen war ihre Sprache. Die Beweglichkeit ihrer Sprechorgane war eingeschränkt, vor allem die der Zunge.

Wir machten ein neues MRT. Der Grund für all diese Symptome war das Aneurysma, das ein zweites Mal geblutet hatte. Es war in dieser kurzen Zeit wie ein Ballon aufgegangen. Das war kein gutes Zeichen. Wir schlugen den Eltern erneut eine Operation vor. Doch auch diesmal lehnten sie ab.

Ich konnte ihre Angst sehr gut verstehen. Ich habe selbst Töchter in ähnlichem Alter. Dem eigenen Kind das Risiko eines solchen Eingriffs zuzumuten ist erst möglich, wenn man die Situation wirklich als ausweglos begreift. Aus meiner Sicht gab es tatsächlich keinen anderen Weg mehr, ihrer Tochter zu helfen. Wir behandelten die Blutung und die Schwellung, die sie verursachte, mit Cortison. Die Cortisonpräparate, die wir ihr per Infusion zuführten, dichteten die Gefäße ab und wirkten gleichzeitig entzündungshemmend. Der Zustand des Mädchens stabilisierte sich.

Da sich mit dem Auge und der Handschwäche jedoch nichts veränderte, führten wir erneut eine Angiografie durch. Das Aneurysma war noch einmal größer geworden. Es drückte aufs Rückenmark und auf die Nervenwurzel im Bereich des untersten Halswirbels. Letzteres erklärte die Schwäche in der Hand. Als wir das sahen, stieg unsere Sorge. Was, wenn das Aneurysma platzen würde? Nun rieten wir den Eltern dringend zu einer Operation. Und sie stimmten zu.

Aber wie sollten wir vorgehen? Die Malformation komplett herauszunehmen, was ich sonst immer anstrebte, war in dem Fall keine Option. Wir hätten versuchen können, nur das Aneurysma zu behandeln, doch dann wäre die Gefahr geblieben, dass die schwachen Gefäßwände der Malformation dem Druck irgendwann nicht mehr standhalten. Oder dass sich ein neues Aneurysma bildet.

Während ich verschiedene Varianten durchdachte, erinnerte ich mich an einen Vortrag, den ich wenige Wochen zuvor auf der Jahrestagung der Japanischen Gesellschaft für Neurochirurgie in Sapporo gehört hatte. Robert Spetzler, der schon mehrfach zitierte Neurochirurg aus den USA, hatte berichtet, wie er bei Malformationen vorging, die ins Rückenmark hineinreichten. Er hatte Videos von Operationen gezeigt und erläutert, dass Malformationen im Rückenmark weniger stark bluten als die im Gehirn, vermutlich weil die zuführenden Gefäße, die sie mit Blut versorgen, kleiner sind. Deshalb, so seine Erfahrung, genüge es, den äußeren Teil herauszunehmen. Dadurch würde der Rest im Rückenmark von der Blutversorgung abgeschnitten und infolgedessen austrocknen.

Ich schickte ihm die Aufnahmen des Mädchens und bat ihn um seine Einschätzung. Es dauerte nicht lange, er war ständig online, und es kam eine SMS von ihm, in der er mich ermutigte: »It can be done. You can do it.« Später telefonierten wir und tauschten uns darüber aus, wie ich am besten vorgehen sollte.

Wir operieren Sofia in Bauchlage. Mein Oberarzt-Kollege Marcus Czabanka und Julia Heise bilden heute mein OP-Team. Den Kopf fixieren wir in der Mayfield-Klemme, das Gesicht zeigt nach unten. Die Haut wird über der Halswirbelsäule mittig eingeschnitten und auseinandergespannt, um den Bereich zwischen dem fünften Hals- und dem zweiten Brustwirbel freizulegen. Damit ich zu den Wirbelkörpern vordringen kann, müssen wir die Muskelfläche darüber ablösen, was bei Kindern relativ leicht geht. Mit einer Fräse, deren Kopf drei Millimeter breit ist, und einer Mikrostanze trenne ich anschließend die fünf Wirbelbögen vom restlichen Wirbelkörper in einem Stück ab. Ich operiere mit dem Blick durchs Mikroskop, um auch die kleinsten Strukturen genau sehen zu können und keine Nerven und Blutgefäße zu verletzen.

Dann nehmen wir die zusammenhängenden Bögen wie einen länglichen Deckel ab und blicken auf den etwa 18 Millimeter breiten Wirbelkanal, in dem sich das Rückenmark befindet, umgeben vom schützenden Duraschlauch, der taubenblau aussieht und eine glatte, glänzende Oberfläche hat. Nun öffnen wir auch ihn, sodass das Rückenmark ungeschützt vor uns liegt. Dabei muss ich durch den schmalen, mit Nervenwasser gefüllten Spalt zwischen Spinnengewebshaut und Pia, der die gleiche Struktur aufweist wie der äußere Liquorraum im Gehirn. Das Nervenwasser saugen wir ab.

Das Rückenmark ist ein gelblich-weißlich aussehender Strang von etwa einem Zentimeter Durchmesser. An seiner Oberfläche schlängeln sich vergleichsweise dicke, korkenzieherartige Gefäße. Man kann sehen, wie darin das Blut im Takt des Herzschlags pulsiert. Innerhalb des Duraschlauchs wird das Rückenmark von paarig angeordneten Faserzügen gehalten, die auf der Vorder- und Rückseite zwischen Dura und Pia verlaufen. Da sich Malformation und Aneurysma bei Sofia seitlich und an der vorderen Seite befinden, durchtrenne ich die seitliche Aufhängung in dem entsprechenden Abschnitt, um den Strang etwas drehen zu können.

Ehe ich mich dem eigentlichen Problem zuwenden kann, prüfen wir zunächst, ob die kleinen zuführenden Arterien, die die Malformation und damit auch das Aneurysma speisen, für die

Versorgung des Rückenmarks unverzichtbar sind – das sind sie zum Glück nicht. Erleichterung im OP-Saal.

Die Hauptversorger des Rückenmarks sind die vordere Rückenmarksarterie, davon gibt es eine, und die hintere Rückenmarksarterie, die doppelt vorhanden ist. Von diesen drei Gefäßen, die den Wirbelarterien entspringen, gehen zahlreiche Äste ab, die sich über und durch das Rückenmark ziehen. Ein ähnliches Bild bei den Venen, die das Blut abtransportieren. Die gesamte Struktur gleicht der im Gehirn, nur dass sie hier auf anderem Raum verteilt ist und der Blutfluss generell nicht so hoch ist.

Nun wenden wir uns dem Aneurysma zu, das sich im Venenabschnitt der Malformation gebildet hatte. Durch die Direktverkoppelung von zuführender Arterie und abführender Vene entsteht auch dort, wo es bei gesunden Gefäßen eher gemächlich zugeht, ein höherer Druck, da das Blut, das sonst in den Kapillaren entschleunigt wird, ungebremst ankommt. So kann das Aneurysma entstanden sein. Wie es scheint, hat es sich in der Zwischenzeit noch einmal vergrößert. Ein alarmierender Hinweis darauf, dass die Gefäßwand alles andere als stabil ist. Eine lebensbedrohliche Situation für das Mädchen.

Ich setze einen Clip auf die Vene mit dem Aneurysma, und da dieses kleine Gefäß nicht unbedingt benötigt wird, entferne ich den ausgesackten Abschnitt komplett und verschließe die Vene.

Die nächsten Schritte erfolgen genauso, wie Robert Spetzler sie in Japan präsentiert hatte. Mit der bipolaren Koagulationspinzette veröde ich die vielen kleinen zuführenden Gefäße der Malformation entlang der Pia, die dem Rückenmark direkt aufliegt. Es sind Dutzende, und auf diese Weise trennt man den äußeren Teil der Gefäße von dem Teil, der sich im Rückenmark fortsetzt. Das Verfahren nennt man piale Diskonnektion. Im Gehirn wäre das nicht möglich. Würde man eine Malformation dort mit dieser Methode angehen, würde sie platzen, und es käme zu einer starken Blutung.

Es geht in Millimeterschritten voran. Ich »verkoche« ein Gefäß, Marcus Czabanka spült, um den Bereich sofort wieder abzukühlen; dann nehme ich mir das nächste vor. Man muss ständig aufpassen, nicht eines der gesunden größeren Gefäße des Rückenmarks mit der Pinzette zu verletzen oder zu verschließen. Das könnte zu einem Schlaganfall führen, und Sofia wäre querschnittsgelähmt. Das ist mir zwar bewusst, weil man sich die Gefahren vorher immer vor Augen führt. Doch während des Eingriffs selbst sind solche Gedanken verschwunden. Sie würden nur die Konzentration stören.

Irgendwann sind alle Gefäße der Malformation abgetrennt, und ich kann sie wie ein Netz abziehen. Es folgt das übliche Versorgen des Operationsfeldes. Dann nähe ich die Hirnhaut zusammen, setze die Wirbelbögen ein und befestige sie mit kleinen Metallblättchen, um die Stabilität wiederherzustellen. Anschließend wird der Muskel an seinen ursprünglichen Platz gebracht und der Hautschnitt durch eine Naht verschlossen.

Nach knapp sechs Stunden ist die Operation beendet. Ich habe mich exakt an den Plan gehalten, es war zu keinem Zwischenfall gekommen, und doch war ich angespannt wie selten. Die so endlos erscheinenden Stunden des Bangens. In welchem Zustand wird die Kleine aufwachen?

Als es endlich so weit ist, stellt sich nicht etwa Erleichterung ein, sondern pure Enttäuschung. In beiden Beinen zeigt sich eine Lähmung. Das linke kann Sofia anheben, aber nur ein minimales Stück. Mit dem rechten schafft sie nicht einmal das. Beim rechten Arm das Gleiche, sie kann ihn nicht hochstrecken. Ihre linke Hand ist nicht im Geringsten besser geworden. Und auch das Augenlid hängt noch immer herunter. Bei ihrem Anblick überfällt mich lähmende Traurigkeit.

Ich bin frustriert, ärgere mich und zweifele an der Operationsstrategie. Offenbar war es doch nicht die richtige Entscheidung. Wenn das Ergebnis so schlecht ausfällt, hätte ich auch ins Rückenmark gehen und die Malformation komplett entfernen können.

Wir machen ein weiteres MRT, um zu sehen, ob eine Nachblutung zu diesem enttäuschenden Ergebnis geführt haben könnte. Aber von einer Blutung ist nichts zu sehen. Das ist, wenn man so will, die erste erfreuliche Nachricht. Die allerdings davon getrübt wird, dass in dem Bereich, wo wir operiert haben, eine Schwellung am Rückenmark zu erkennen ist. Eine solche war auch zuvor schon als Folge der Blutung zu sehen gewesen, doch jetzt war sie deutlich stärker ausgeprägt. Vielleicht brauchen wir etwas Geduld, und sie bildet sich zurück. Das ist meine Hoffnung.

Tatsächlich sah die Welt zwei Tage nach der Operation schon besser aus. Unsere Patientin lächelte mir schüchtern entgegen, als ich in ihr Zimmer kam. Und dann führte sie mir stolz vor, wie gut sich ihre Arme und Beine bewegen ließen. Das linke Bein funktionierte fast wieder wie vorher, das rechte konnte sie jetzt immerhin anheben. Dann streckte sie ihren rechten Arm nach oben, ohne dass sie sich groß anstrengen musste, und sie bewegte die linke Hand. Zwar fehlte es ihr noch an Kraft, aber dass sich etwas besserte, war ein gutes Zeichen.

In der Zwischenzeit hatten wir auch eine neue Angiografie gemacht, die Spetzlers Erfahrung bestätigte: Die Gefäße der Malformation, die im Rückenmark lagen, waren tatsächlich ausgetrocknet. Von ihnen konnte keine Gefahr mehr ausgehen.

Als Sofia zehn Tage später in eine Rehaklinik verlegt wurde, konnte sie wieder laufen. Etwas unsicher noch, ihre Mutter stützte sie ein wenig, aber sie wollte es mir unbedingt vorführen. Auch die anderen Funktionen hatten sich weiter verbessert. Und von da an machte sie jeden Tag Fortschritte, wie mir die Eltern nach einigen Monaten in einer Mail berichteten. Zu der Zeit ging die Kleine wieder zur Schule.

Seitdem sind fünf Jahre vergangen. Sofia war die erste Patientin, die ich mit dieser Operationstechnik operierte. Inzwischen hatten wir sechs weitere Patientinnen und Patienten mit dem gleichen Problem. Zwei davon waren Kinder, zwölf und 14 Jahre alt, die anderen vier Erwachsene. Jedes Mal musste ich an Sofia denken.

Doch dann erfuhr ihre Geschichte eine Fortsetzung, die uns vor noch viel größere Herausforderungen stellen sollte. Sofia hatte sich nach ihrer Entlassung wunderbar erholt. Lediglich die Schwäche in der rechten Hand verschwand nicht ganz. Ich hatte lange Zeit nichts mehr von ihr gehört, nur dass sie wieder Tennis spielte. Meine jüngere Tochter und Sofias Schwester spielten bei Turnieren gegeneinander.

Im Herbst 2019 sah ich sie bei einem Punktspiel mit 18-Jährigen ein Doppel spielen. Es war eine Freude, zu sehen, wie flink sie war und wie gut sie lief. Vor- und Rückhand spielte sie wegen ihrer Schwäche in der Hand beidhändig, sonst war mir nichts aufgefallen. Was ich jedoch nicht erfuhr, war, dass sie kurz darauf anfing, schlechter zu laufen. Sie war nicht mehr ganz so schnell und verlor ihre Spiele häufiger, weil sie nicht mehr an die Bälle kam, die weit nach außen gespielt wurden.

Als Sofia das bemerkte, fing sie an, vor dem eigentlichen Training eine halbe Stunde lang Sprints zu üben, denn sie hatte herausgefunden, dass sie danach schneller laufen konnte. Und mit ihrem immensen Willen und ihrer Ausdauer hat sie das Problem stillschweigend gelöst, ohne mit jemandem darüber zu sprechen. Zwar fiel auch dem Trainer auf, dass sie im Laufen etwas nachließ, aber angesichts der Operation, die sie hinter sich hatte, wunderte er sich nicht darüber. Niemand bemerkte jedoch, dass sie eine schlechte Haltung bekam und im Schulterbereich ein wenig bucklig wurde.

Im Februar 2020, ich war gerade in Frankfurt, erhielt ich von einem niedergelassenen radiologischen Kollegen, der Sofia kurz zuvor im MRT zur Kontrolle gehabt hatte, einen Anruf. Es war ein großer Tag für mich, denn ich war im Dezember in den Vorstand der Deutschen Wirbelsäulengesellschaft gewählt worden – eine große Ehre für mich. An diesem Tag im Februar stand meine erste Vorstandssitzung bevor, und ich war mir bewusst, dass ich präsentieren musste, wie ich mir meine Amtszeit vorstellte. Ich hatte einen Vortrag mit den Zielen und den Projekten vorbereitet, die ich in Angriff nehmen wollte, wie ich das Fach fördern wollte, wie man junge Forscher motivieren kann, kompetitiver und erfolgreicher in der Wirbelsäulenforschung zu sein, und wie sich die Forschung in der Wirbelsäulenmedizin überhaupt voranbringen ließ. Die Sitzung stand knapp bevor, als das Telefon klingelte.

Nach der MRT-Kontrolle, so berichtete der Kollege, habe er Sofia sofort in die Notaufnahme eingewiesen. Die Sache sei ihm ganz und gar nicht geheuer. Noch nie habe er so etwas gesehen. Am Übergang von der Hals- zur Brustwirbelsäule stünden die Halswirbelsäule und der erste Wirbelkörper der Brustwirbelsäule nicht über der restlichen Wirbelsäule, sondern sie sei nach vorn abgeknickt und nach unten gerutscht. Die Halswirbelsäule läge vor der Brustwirbelsäule, gegeneinander versetzt. Das Rückenmark sei wie im Zickzack ausgespannt. Wenn man das Bild sieht, würde man eine Querschnittslähmung vermuten.

Ein solcher Versatz wird Optose genannt. Verrutschen die Teile bis zu einem Viertel oder zur Hälfte der Wirbelkörperfläche gegeneinander, spricht man von Olisthese. Das gibt es meist nur am Übergang von der Lendenwirbelsäule ins Kreuzbein, weiter oben ist eine Olisthese schon mal selten. Aber eine Optose der Halswirbelsäule? Die Halswirbelsäule war hier komplett über den nächsten Wirbelkörper gerutscht, nach unten versetzt und verkantet. Der Knochen war völlig zerstört. Man konnte nichts mehr davon erkennen, nur noch Gefäße. Dass die Gefäßmissbildungen, die bei ihr im Rückenmark waren, auf den Knochen übergreifen, ist extrem selten. Die Gefäße hatten den Knochen durchwuchert und völlig zersetzt, und der Knochen war zerbrochen. Offenbar war das nicht schnell gegangen, sonst wäre sie mit schwersten Ausfällen konfrontiert gewesen. Es erklärte aber, warum sie so bucklig geworden war und warum sie mit den Beinen nicht mehr so flink war. Sie kämpfte mit einer beginnenden Querschnittslähmung. Wir hatten diesem Mädchen so gut helfen können, und nun eine solch extrem gefährliche Diagnose.

Mit diesen verstörenden Neuigkeiten im Kopf ging ich in meine Vorstandssitzung, die mich eben noch in freudige Aufregung versetzt hatte, und hielt meinen Vortrag. Jetzt aber war ich in Gedanken bei Sofia. Inzwischen hatte mir der diensthabende Arzt aus der Neurochirurgie, der Sofia in Empfang genommen hatte, die Bilder aus dem MRT geschickt. So etwas hatte ich auch noch nicht gesehen, und im ersten Moment war es mir ein Rätsel, wie man das korrigieren sollte, ohne dass die OP zu einer Querschnittslähmung führen würde. Ich konnte mir nicht vorstellen, dass man die gegeneinander verschobene Wirbelsäule und die ineinander verkeilten Knochen – beziehungsweise was davon noch übrig war – wieder in die alte Position zurückbringen kann.

Sofort fiel mir mein Freund Dezsö Jeszenszky ein. Auch er stammt aus Ungarn und gilt in Europa als Experte für komplizierteste Tumore der Wirbelsäule, insbesondere, wenn diese schon mehrfach operiert wurden und sich kaum mehr jemand an eine weitere OP wagt. Sein Spezialgebiet sind auch schwerste Skoliosen, vor allem bei Kindern. Dezsö Jeszenszky ist von Haus aus Orthopäde und arbeitet an der Schulthess Klinik in Zürich. Im Jahr zuvor hatte ich ihn besucht und bei ihm in Zürich gewohnt. Er hatte mich eingeladen, einen Vortrag über das Management des Halswirbelsäulentraumas zu halten. Es war eine großzügige Einladung an diese Einrichtung mit großer Tradition und Expertise in der Wirbelsäulenchirurgie. Zwei Tage lang begleitete ich ihn und operierte mit ihm, wobei ich mir viele Tricks abschauen konnte. Er spricht Ungarisch mit mir, und ich antworte auf Deutsch, so wie früher zu Hause. Noch am späten Nachmittag, kurz bevor es mit dem Vorstand zum Abendessen ging, rief ich ihn an und bat ihn um seine Einschätzung. Die Bilder hatte ich ihm bereits weitergeleitet.

Dezsö Jeszenszky schlug vor, es zunächst mit einer Halo-Traktion zu versuchen. Das ist ein mechanisches Verfahren, bei dem der Kopf in einen Ring eingespannt wird, der mit vier Schrauben durch die Kopfhaut im Knochen fixiert wird. Man trägt dann eine Art Käfig um den Kopf, und daran wird ein Gewicht befestigt, das über eine Rolle umgelenkt wird und herunterhängt. Das Ziel dieses Verfahrens ist es, die Halswirbelsäule und den Kopf durch Steigerung des Gewichtes kontinuierlich nach oben zu ziehen, um die Wirbelsäule langsam wieder in Linie zu bringen.

Ich stutzte. Solche Verfahren nutzt man heutzutage kaum

noch. Früher wurden Halo-Traktionen bei Halswirbelverletzungen eingesetzt, weil man nicht operiert hat und die Patienten immobilisieren musste, damit die Verletzung in sechs Wochen ausheilen konnte. Heute kommt das Verfahren allenfalls bei schweren Skoliosen bei Jugendlichen zur Anwendung.

In Vorbereitung für eine Tumoroperation hatte ich Halo-Traktionen selbst nicht vorgenommen, schon gar nicht bei einem Kind. Ich musste mir erst einmal erklären lassen, wie man die Gewichte steigern soll, mit welchem Gewicht man anfängt und wie weit man geht. Als Ziel, an das man sich langsam heranarbeitet, nannte er mir in etwa die Hälfte des Körpergewichtes. Man beginnt mit drei oder vier Kilo und erhöht alle zwei Tage um ein halbes Kilo.

Wieder zurück in Berlin, haben wir über unseren Orthopädie-Techniker einen Halo-Traktor organisiert. In der Charité gab es ein solches Gerät nicht. Es musste also erst einmal besorgt und zum Teil selbst gebaut werden. Dann schraubten wir es der schlafenden Sofia im OP-Saal in den Kopf und brachten den »Käfig« so an, dass sie gut hindurchsehen konnte und er möglichst symmetrisch saß. Gleichzeitig haben wir versucht, alles so zu platzieren, dass die Haut keine zusätzlichen Druckstellen bekam. Es dauerte eine Weile, bis wir das erste Kilo anbringen konnten.

Sofia wurde sorgfältig beobachtet, damit nicht zu viel Zug herrschte und zu neurologischen Defiziten führte. Ständig wurde geprüft, ob sie das Bein noch bewegen und spüren konnte. Mit Sensibilitätsstörungen und einer Schwäche in beiden Beinen hatte sie bereits zu kämpfen, als sie aufgenommen wurde. Das eine Bein war schwächer als das andere, aber sie konnte beide noch von der Unterlage abheben, und sie konnte noch laufen, allerdings mit einer deutlichen Unsicherheit, da sie beim Gehen den Boden unter den Füßen nicht mehr richtig spürte.

Die Prozedur begann im Liegen. Erst wenn Sofia die Halo-Traktion gut tolerieren würde, könnte man sie irgendwann auch in einem Rollstuhl sitzen lassen und das Gewicht entsprechend verändern. Bis man das mittlere Körpergewicht erreicht hat, vergehen Wochen. In dieser Zeit werden immer wieder Röntgenbilder angefertigt, und man hofft, dass sich die Verkeilung der Wirbelkörper löst und der Knochen zumindest auf das gleiche Niveau kommt, damit man ihn nur noch nach hinten hinüberziehen muss.

Sofia standen harte Wochen bevor, und ich machte mir große Sorgen, wie sie das psychisch verarbeiten würde. Wochenlang nahezu bewegungslos daliegen zu müssen mit der permanenten Angst, vielleicht bald querschnittsgelähmt zu sein, ohne sich so recht ablenken zu können, ist eine Riesenbelastung. Ich habe meine besten und einfühlsamsten Mitarbeiterinnen und Mitarbeiter gebeten, sie regelmäßig zu besuchen und sie aufzubauen. Doch es sollte sich herausstellen, dass Sofia die Stärkste und Kämpferischste von allen war.

Nach einer Woche wollten wir ausprobieren, sie hinzusetzen, um ihr ein wenig Erleichterung zu verschaffen. Doch als sie unter dem Zug der Gewichte im Rollstuhl saß, verschlechterten sich plötzlich die Symptome. Sie konnte im Sitzen das Bein kaum mehr bewegen und teilweise gar nicht mehr abheben oder strecken. Sie musste unmittelbar wieder zurück in ihr Bett. Dabei hatte sie sich so sehr darauf gefreut, sich einmal aufrichten zu dürfen. Uns stockte bei dieser plötzlichen Verschlechterung ihrer Symptome der Atem, kam sie doch für uns überraschend und zeigte sie uns, in welch instabiler Situation wir uns befanden. Das Rückenmark und die knöcherne Hülle darum waren offensichtlich am Limit.

Glücklicherweise konnte sie die Beine bald wieder von der Unterlage abheben, dennoch hatte sich die Lage eher ein klein wenig verschlechtert. Und das bedeutete, dass sie nun die nächsten Wochen, so lange, bis das mittlere Gewicht erreicht war, ausschließlich im Liegen verbringen musste. Die einzige leichte Entlastung, die wir ihr gönnen konnten, war, irgendwann das Bett ein wenig schräg zu stellen, allerdings nur maximal 30 Grad Oberkörperhochlagerung bei entsprechend mehr Gewicht. Als wir das mittlere Körpergewicht erreicht hatten, wurde es immer schwieriger für sie. Denn das Gewicht zog sie nach oben ans Kopfende des Bettes, und es wurde zu einer Herausforderung, da überhaupt noch liegen zu bleiben. All das, diese endlosen Wochen im Liegen in der immer gleichen Position, der immer stärkere Zug nach oben und die Unsicherheit, ob all das am Ende helfen würde, hat Sofia in verblüffend bewundernswerter und tapferer Weise ertragen. Mit ihrer Willensstärke und ihrem Kampfgeist hat sie das komplette Klinikpersonal beeindruckt, alle zollten wir ihr Respekt.

Während Sofia mit der Halo-Traktion im Krankenhaus lag, schlief ihre Mutter bei ihr im Zimmer. Die beiden haben es sich im Lauf der Wochen dort häuslich eingerichtet. Die Klassenkameradinnen schickten Sofia die Schulsachen, sie diktierte ihrer Mutter die Schularbeiten und las ihr Tennismagazin, das sie abonniert hatte, um nichts zu verpassen. Ende März 2020, Sofia hatte etwa die Hälfte der Zeit in der Halo-Traktion hinter sich, kam dann auch außerhalb ihres Krankenzimmers die Welt zum Stillstand: der totale Lockdown aufgrund der Covid-19-Pandemie. Für Sofia in ihrem Krankenzimmer änderte sich nichts. Dass da draußen zu Beginn der ersten Welle die Menschen in Panik und die Straßen leer gefegt waren, dass bald alle zu Hause in ihren Wohnungen bleiben mussten, nur noch einige wenige zur Arbeit durften, dass auch ihre Mitschüler nicht mehr zur Schule gingen, all das hat sie nicht direkt miterlebt.

Einmal pro Woche wurde sie geröntgt, um zu prüfen, ob sich etwas tut. Und tatsächlich konnten wir Erfolge sehen. Die Wirbelsäule wurde gestreckt, und die Verkantung löste sich. Sofia bekam wieder eine geradere Haltung, und auch die klinischen Symptome stabilisierten sich.

Jetzt begannen wir, an der Operationsstrategie zu arbeiten. In diesen Fall war ich emotional natürlich besonders stark involviert. Sofia war uns allen ans Herz gewachsen, und ihre stoische Geduld und ihre immense mentale Stärke gaben auch den Mitarbeiterinnen und Mitarbeitern in der Klinik so etwas wie einen Halt in dieser Sondersituation der Pandemie, in der kaum noch

Operationen stattfanden und Betten geschlossen waren. Nur Sofia kam und blieb. Sie war die einzige Konstante in dieser von Unsicherheit geprägten Zeit, so etwas wie unser Fels in der Brandung. Und fast täglich konnten wir beobachten, wie es ein bisschen besser wurde. Und wenn ich wegen meiner Verpflichtungen an den anderen Campus nur alle zwei Tage zu ihr nach Mitte kam, waren die Fortschritte noch deutlicher. Es waren immer heitere Momente mit Sofia und ihrer Mutter.

Die Operation war schon für sich genommen äußerst herausfordernd. Ein Fall in dieser Schwere und in der Kombination mit der Gefäßveränderung war auch mir so noch nicht untergekommen. Neben dem MRT und dem CT hatten wir auch eine Angiografie gemacht und dabei gesehen, dass an den entsprechenden Stellen jetzt überall arteriovenöse Malformationen wucherten. Was sie zuvor im Rückenmark hatte, war jetzt sozusagen auf den Knochen übergegangen und hatte den zweiten und dritten Brustwirbelkörper zerstört. Der Knochen war weg, jetzt waren da nur noch Gefäße. Es sah aus wie ein riesiges Wollknäuel. Wenn man da auch nur einmal reingeschnitten hätte, wäre sie innerhalb kürzester Zeit verblutet. Eine solche Blutung bei der Operation wäre nicht mehr kontrollierbar. Es ging also nicht nur darum, die Wirbelsäule wieder in eine Linie zu bekommen und mit Schrauben zu fixieren, sondern auch, die zerstörten Reste des Knochens und die Gefäßmalformation zu entfernen und dann mit einem Wirbelkörperersatz aus Metall abzustützen, der zugleich die Lücke füllen konnte.

Es lag nahe, Dezsö Jeszenszky zu fragen, ob er mich bei der Operation unterstützen würde, um unsere Erfahrungen zu bündeln. Seine Zusage kam prompt. Auch er war begeistert von der Idee, wieder zusammen zu operieren und mir mit seinen Tipps als Mitoperateur zur Seite zu stehen. Unerschütterlicher Optimist, der er war, meinte er: »Du machst das, und ich assistiere dir und gebe dir Tipps, und wenn was ist, können wir uns beraten. Das kriegen wir schon hin. Und ich bringe auch ein paar von meinen Instrumenten mit.« Auch das Schrauben-Stab-System, mit dem er in Zürich arbeitet, wollte er mitbringen. Wir holten Mitarbeiter der Firma, die dieses System herstellt, zu uns in die Klinik, um unsere Crew in die neuen Instrumente einzuweisen und auch selbst bei der Operation zu assistieren.

Doch bevor überhaupt daran zu denken war, Schrauben einzusetzen, mussten wir die arteriovenöse Malformation entfernen. Sie musste zuvor embolisiert werden. Also wurde mithilfe eines Katheters Kleber in die Gefäße gespritzt, in der Hoffnung, sie damit verschließen zu können. Fünf Jahre zuvor war die Malformation im Rückenmark, da erschien es zu gefährlich. Nun aber war sie im Knochen und eine Embolisation machbar, und ein kompromissloses Trockenlegen erschien alternativlos, um das Blutungsrisiko bei der Operation so weit wie möglich zu verringern.

Dezsö Jeszenszky schlug vor, unseren Freund und Kollegen, Zsolt Kulcsár, hinzuzuziehen. Er ist Neuroradiologe und arbeitet ebenfalls in Zürich, am Universitätsspital als Chef der Interventionellen Neuroradiologie; er war Spezialist für Kathetereingriffe. Auch er ist zufällig Ungar. Damit wäre unser Ungarn-Trio komplett. Gemeinsam würden wir Sofia helfen können.

Zsolt Kulcsár sollte an einem Tag die arteriovenöse Malformation embolisieren. Am nächsten Morgen dann würden wir von hinten Schrauben in die angrenzenden gesunden Abschnitte der Wirbelsäule einbringen, zwischen die wir Stangen einbringen wollten, die Malformation und den Knochenrest entfernen, die Wirbelsäule wieder in Linie bringen, und vorn würde ein Wirbelkörperersatz platziert.

Infrage kamen ein ausziehbarer Cage, eine Art Körbchen, den man wie einen Wagenheber aufdrehen kann und der sich gut in die Wirbelsäule einpasst, oder auch ein starrer, mit Knochen gefüllter Cage. Wir entschieden uns für Letzteren, denn bei Kindern ist es wichtig, dass er knöchern einwachsen kann. Bei der anderen Variante kann sich sehr viel schwerer eine Knochenbrücke bilden. In einen starren, hohlen Cage jedoch, er sieht aus wie eine Metallröhre, lässt sich körpereigenes Knochenmaterial füllen, der

Cage wird eingepasst und ersetzt den Knochen als vordere Abstützung dort, wo normalerweise der Wirbelknochen ist.

Zwei aus unserem Ungarn-Trio würden also aus Zürich anreisen, der eine aus der Universitätsklinik, der andere aus der Schulthess Klinik. Inzwischen befanden sich weite Teile Europas jedoch im totalen Lockdown. Als das Zielgewicht fast erreicht war und wir in die konkrete Planung gingen, wurde Kulcsár die Reise nach Berlin schlichtweg von der Spitaldirektion untersagt. Berlin galt zu der Zeit als Hotspot, und obwohl in Zürich ähnlich hohe Infektionszahlen herrschten und Kulcsár erklärte, wozu er nach Berlin reisen wollte und wie wichtig diese Operation sei, bekam er keine Reisegenehmigung.

Eine arteriovenöse Malformation in der Wirbelsäule zu verkleben, ist eine höchst anspruchsvolle Aufgabe. Die Wirbelsäule wird von vielen verschiedenen Arterien versorgt, die, anders als im Kopf, schlecht zu erreichen sind – und vor allem darf das Rückenmark um keinen Preis verletzt werden.

Jeszenszky, der in einer Privatklinik arbeitet, konnte immerhin problemlos anreisen. Wer sollte nun unser Trio komplettieren? Einer der besten und couragiertesten Mediziner auf diesem Feld ist sicherlich der am Essener Alfried Krupp Krankenhaus tätige René Chapot, ein Franzose, der in seiner Disziplin stetig die Grenzen verschiebt, indem er sich auch den größten Herausforderungen stellt und sich von Normen nicht einschüchtern lässt. In gewisser Weise ähneln wir uns wohl in dieser Hinsicht. Aus allen Ecken der Republik werden die Patienten bei ihm eingeflogen. Er ist jemand, der Eingriffe, die wir chirurgisch vornehmen, bevorzugt endovaskulär mit Kathetern macht. Auch uns verbindet eine Freundschaft, und wir schätzen uns sehr, auch wenn wir nicht selten unterschiedlicher Meinung sind.

René Chapot sagte sofort zu, als ich ihm den Fall schilderte. Er reiste mit dem Zug an demselben Morgen an, an dem die Embolisation durchgeführt werden sollte. Der Eingriff sollte in Berlin-Mitte stattfinden, auch wenn im Virchow-Klinikum die sehr viel modernere Angiografie-Einheit stand. Falls jedoch etwas schiefgehen sollte und wir sofort die gesamte Operation machen müssten, ginge das nur in einem Operationssaal in Berlin-Mitte. René Chapot musste Sofia also mit einer eigentlich veralteten Angiografie-Einheit behandeln.

Der Kleber für die Embolisation sieht aus wie Teer, schwarz und flüssig, und er riecht auch so. Wenn man ihn injiziert, muss er rasch aushärten, damit er nicht in Gefäße transportiert wird, in die er nicht hineingeraten soll. Dieses Verfahren in einem so kleinen Bereich mit so vielen Gefäßen einzusetzen, ist sehr schwierig und äußerst riskant. Es ist eine spezielle Kunst, nicht einfach nur die Zuflüsse dieser Malformationen zu schließen, während die Gefäße im Inneren bestehen bleiben, sondern den Kleber ins Zentrum der Malformation, in die kleinen Gefäße, zu bringen.

Das neuroradiologische Team um René Chapot und dem Leiter unserer Neuroradiologie Georg Bohner stellte sich erst einmal in unterschiedlichen Projektionen die verschiedenen zuführenden Gefäße und die Architektur der Malformation dar. Ein weiteres Mal wurde deutlich, wie ausgedehnt sie war und dass sie tatsächlich zwei Wirbelkörper der oberen Brustwirbelsäule, BWK 2 und BWK 3, zerstört hatte. Als René Chapot anfing, den Kleber einzuspritzen, stank schon bald die gesamte Angiografie-Einheit nach Teer. Und relativ rasch hatte er bald sämtliche in Berlin-Mitte bereitstehenden Klebervorräte verbraucht. Auf dem Bild war aber noch kaum etwas davon zu sehen. Sofort ließen wir aus den anderen Charité-Standorten, aus dem Campus Virchow Klinikum und Campus Benjamin Franklin, die dort vorhandenen Kleber herbeischaffen. Damit waren 24 Fläschchen aufgelöst und hineingespritzt worden, doch noch immer herrschte ein großer Fluss in der Malformation, und wir waren noch weit davon entfernt, sie trockenzulegen. Nach zwei, drei Stunden war der Kleber erneut verbraucht. Also begannen wir, in den umliegenden Krankenhäusern anzurufen und uns auch von dort die Vorräte schicken zu lassen. Damit waren wir bei 32 Fläschchen angelangt, und noch immer war es nicht genug. Mittlerweile waren schon Vertreter der Firma, die den Kleber herstellt, eingetroffen und brachten die

Vorräte aus ihrem Kofferraum mit. Auch die spritzte René noch hinein. Am Ende war der Inhalt von weit über 40 solcher Fläschchen in dem Kind verschwunden. Als René Chapot endlich zufrieden war und meinte, jetzt sei es genug und er wäre fertig, sah man auch, dass kein Blut und kein Kontrastmittel mehr hindurchflossen.

Allerdings mussten wir auch feststellen, dass all der Kleber im Inneren der Malformation röntgendicht war – natürlich auch, weil die Menge so enorm war und er in der Projektion in mehreren Schichten übereinanderlag. Das bedeutete, dass man kein richtiges CT und kein Röntgenbild mehr machen konnte, denn es war nur noch dieser dicke schwarze Klops zu sehen. Der Kleber strahlt, als wäre es Metall. Metall im Röntgenbild sieht schwarz aus, im CT entsteht ein Schlagschatten, sodass man von der eigentlichen Anatomie nichts mehr erkennen kann. Dieses Detail, das wir so nicht bedacht hatten, würde uns am nächsten Tag noch beschäftigen. Im Moment war ich glücklich, dass es gelungen war, die Malformation völlig zu verschließen. Das war die erste Voraussetzung für eine erfolgreiche Operation. Auch wenn Dezsö Jeszenszky mich beruhigt hatte, dass wir es auch schaffen würden, wenn die Malformation nicht ganz verschlossen werden kann, so war ich trotzdem in großer Sorge gewesen, die Operation könnte in einer unkontrollierten Blutung enden. Jetzt war ich erleichtert, dass diese Wahrscheinlichkeit nun deutlich geringer war. Und ich frage mich retrospektiv, wie Dezsö Jeszenszky so optimistisch sein konnte. Er meinte immer, er hätte so etwas auch noch nicht gesehen.

Inzwischen war es 16 Uhr geworden, um 17 Uhr sollte Dezsö Jeszenszky in Tegel landen. Ich habe mich also auf den Weg gemacht, um ihn abzuholen. Von René Chapot, der gerade nach sieben oder acht Stunden den Inhalt des letzten Fläschchens injiziert hatte, konnte ich mich kaum verabschieden. Ich versprach ihm, ihn auf dem Laufenden zu halten. Er würde hier noch alles fertig machen und dann zurück nach Essen fahren. Ich hatte keine Stunde mehr, um zum Flughafen zu kommen, was mich etwas nervös machte. Schließlich war es nach 16 Uhr, ich würde also im größten Berufsverkehr stecken.

Völlig in Gedanken fuhr ich mit dem Auto Richtung Tegel und kam wie durch ein Wunder rechtzeitig dort an. Ich parkte, wie gewohnt, im Terminal A. Doch beim Einfahren in die Garage fiel mir auf, dass da höchstens noch zwei, drei andere Autos standen. Plötzlich merkte ich auch, wie seltsam es war, dass ich es wider Erwarten rechtzeitig zum Flughafen geschafft hatte, obwohl ich so spät dran war. Es hatte gar keinen Berufsverkehr gegeben, da waren nicht viele Autos auf der Straße. Im Trubel der Operation mit ihren vielen Beteiligten und voll auf den Eingriff konzentriert, war ich offenbar in einer völlig anderen Welt gewesen. Dabei lag draußen das öffentliche Leben ganz und gar still, wir waren mitten im völligen Lockdown. Ich hatte nicht einmal nachgesehen, wo der Flieger ankommt, sondern war davon ausgegangen, dass er landet, wo er immer landet. Als ich dann jedoch nach oben in Terminal A ging, war da – nichts. Nur mit automatischen Waffen ausgerüstete Polizisten patrouillierten durch die leere Halle. Damals gab es noch keine Maskenpflicht, aber alles war menschenleer. Ich war wie paralysiert. Das alles wirkte in diesem Moment auf mich wie in einem Film nach einem Atomschlag; keine Menschen mehr da, die Geschäfte verwaist, die Restaurants geschlossen, alles ausgestorben, keine Werbebeleuchtung, alles weg, nichts mehr, was nach Leben ausgesehen hätte – die totale Dystopie.

Nachdem ich mich wieder etwas gefangen hatte, stellte ich fest, dass Dezsö Jeszenszkys Maschine nicht in Terminal A landete, sondern ganz am Ende des Flughafens, in Terminal D, wo früher die Air-Berlin und jetzt Easy-Jet-Flüge abgefertigt wurden. Dorthin, an den Rand des Flughafens, waren die sechs, sieben Maschinen, die zu der Zeit über den Tag verteilt noch ankamen, verbannt worden.

Als ich vor der Tür auf ihn wartete, bekam ich einen Anruf, der mir erst einmal den Boden unter den Füßen wegzog. Sofia sei inzwischen wach, aber beide Beine wären gelähmt, sie könne sie kein bisschen bewegen. Mit dieser Horrornachricht im Kopf sah ich Dezsö Jeszenszky mit seinem Rucksack und seiner Tasche und eine Handvoll weitere Passagiere aus dem Zoll kommen. Im Rucksack steckten die Spezialinstrumente, die er mitgebracht hatte, weil sie ihm für eine solche Operation wichtig waren und weil er sie mir im Rahmen dieses Eingriffs zeigen wollte.

Ich habe mich sehr gefreut, ihn zu sehen, und ihn zuerst einmal herzlich begrüßt. Doch schon im zweiten Satz informierte ich ihn, dass die Embolisation zwar gut geklappt hatte, aber offenbar zu schweren Ausfällen geführt hat. Auf dem Weg zurück zum Auto in Terminal A überlegten wir, welche Ursachen dazu geführt haben könnten. Der Kleber könnte zu einer Entzündung geführt haben, wenn er aushärtet, wird er heiß, die Hitze könnte auch zu einem Schaden des Rückenmarks geführt haben, oder es war Kleber ausgelaufen und erzeugte nun einen Druck auf das Rückenmark: also Entzündung, Hitzeschaden, Druck oder auch eine Gefäßveränderung, weil sich das Blut in den Venen zurückgestaut hat. Auch eine solche venöse Stauung könnte zu den Ausfällen geführt haben.

Plötzlich standen wir also vor der Frage, ob wir nicht sofort operieren müssen, um langfristige Schäden zu verhindern. Ich hatte ihn um fünf Uhr abgeholt, jetzt war es halb sechs, bis wir mit der Operation hätten beginnen können, wäre es wahrscheinlich neun Uhr gewesen.

Die Operation würde nach unseren Planungen acht bis zwölf Stunden dauern. Was tun? Sollten wir diese Riesenoperation wirklich nachts angehen? Mit den vielen Leuten, die wir dafür brauchten, die OP-Crew, die Vertreterinnen der Implantatefirma? Die Navigation, das intraoperative CT, das wir verwenden wollten, diese gesamte enorme Logistik, würde uns nachts sicher nicht in vollem Umfang zur Verfügung stehen.

Kaum saßen wir im Auto, kam der erlösende Anruf. Sie könne einen Fuß leicht bewegen und auch das Knie ein wenig anziehen. Eine spontane Besserung. Das war ein ermutigendes Zeichen.

Wir beschlossen daraufhin, mit der Operation bis zum nächsten Tag zu warten, um unter optimalen Bedingungen arbeiten zu können. Kaum angekommen, liefen wir gemeinsam zur Intensivstation. Da lag Sofia, noch immer in der Halo-Traktion, denn man darf damit nicht nachlassen, bis sie Ersatz für die zerstörten Wirbelkörper bekommt. Ihre Mutter saß bei ihr am Bett, ihr Vater wartete vor der Intensivstation, mit den Nerven völlig am Ende. Mittlerweile spürte Sofia ihre Beine, wenn man sie berührte, und sie konnte jetzt beide Beine von der Unterlage abheben. Meine Oberärztin Julia Onken hatte uns schon ein Handyvideo geschickt, als wir noch im Auto saßen; es zeigte, wie sie die Füße bewegte und die Knie ein bisschen hochzog. Als wir an ihrem Bett standen, hatte es sich weiter gebessert.

Die Freude in einem solchen Moment lässt sich kaum beschreiben. Eine Querschnittslähmung, die sich rasch bessert, hat eine gute Prognose, das wussten wir alle. Sofia war die Hoffnung auf Heilung nicht genommen. Bei jedem Patienten fiebert man mit, doch nach dieser langen Zeit, die Sofia hier in der Klinik verbracht hatte, war noch mal eine besondere Bindung mit uns allen entstanden. Das Glück über diese rasche Besserung war geradezu mit Händen zu greifen. Ich werde diese Blicke, die Erleichterung und die Verbundenheit in der gemeinsamen Freude, die wir in dem Moment so intensiv empfanden, sicher nicht vergessen.

Bei einem schönen Abendessen die Operation noch einmal durchzusprechen und vorzubereiten, hatte uns die Pandemie unmöglich gemacht. Also saßen wir zur Besprechung bei einer Tasse Kaffee in meinem Büro. Wir wollten Sofias Kopf nicht in die Mayfield-Klammern einspannen, sondern ihn auf einer hufeisenförmigen Kopfschale lagern. Dezsö Jeszenszky, so stellte sich heraus, benutzt ausschließlich Gelkissen zur Lagerung, nie die Mayfield-Klemme. Er findet es besser, wenn der Kopf frei ist. Eine Kopfschale birgt aber das Risiko von Druckstellen im Gesicht bei langen Operationen, und korrigieren könnte man mit der Mayfield-Klemme besser, hielt ich dagegen. Er lächelte. Die Halo-Traktion sollte zunächst bleiben. Auch dadurch wäre der Kopf in

Bauchlage fixiert. Wir planten, die Schrauben unter Navigation zu setzen, und wenn alles stabilisiert wäre, von hinten die Malformation zu entfernen und den Wirbelkörperersatz einzubringen.

Am nächsten Morgen war es so weit. Der große Eingriff stand bevor. Normalerweise werden die Patienten um acht Uhr in den OP-Saal gefahren, und eine halbe bis Dreiviertelstunde später beginnt der Eingriff. Doch diesmal zog sich alles in die Länge. Es dauerte fast bis halb zehn, bis Sofia überhaupt in den OP-Saal gefahren werden konnte, da die Vorbereitungen schon der Halo-Traktion wegen viel aufwendiger waren und viele Katheter und Zugänge zur Flüssigkeitszufuhr, Überwachung und gegebenenfalls Bluttransfusion gelegt werden mussten. Während wir auf dem Flur warteten, kamen immer wieder Mitarbeiterinnen und Mitarbeiter vorbei, die den berühmten Dezsö Jeszenszky kennenlernen wollten.

Dann ist alles bereit für Sofias zweite große Operation, mit der wir ihr hoffentlich helfen können. Rücken und Nacken werden großflächig abgewaschen, das Operationsfeld wird mit den OP-Tüchern abgeklebt. Die assistierenden Vertreterinnen der Implantatefirma haben die speziellen Schrauben bereitgelegt, die über eine Tulpe mit langem Kopf verfügen, sodass man einen Stab verankern und die Wirbelsäule durch Zuziehen der Mutter an den Stab heranbewegen kann. Auf diese Weise lassen sich auch deutliche Deformitäten sehr gut korrigieren. Auch Dezsö Jeszenszkys eigene Instrumente liegen bereit, die er am Abend zuvor noch selbst in die Sterilisation gegeben hatte – das Jeszenszky-Sieb. Mein Oberarzt-Kollege Nils Hecht hat sich zu uns gesellt und wird uns unterstützen. Er ist neugierig und gespannt, was wir machen; wir können seine Hilfe sehr gut gebrauchen.

Wir schneiden entlang der Mittellinie auf, präparieren Haut und Muskulatur über eine lange Strecke entlang des Knochens ab, sodass wir vom Halswirbelkörper HWK 6 bis zum Brustwirbelkörper BWK 6 die gesamte Wirbelsäule darstellen und den blanken Knochen vor uns haben. Wir legen nun grob verschiedene Punkte fest, die sich für die Schrauben anbieten würden, um sie später navigiert zu setzen. Dafür bringen wir einen Referenzstern am Dornfortsatz des fünften Brustwirbelkörpers an. Das CT läuft, und wir sehen nichts. Das Bild wird komplett vom Kleber überstrahlt, der einen Schlagschatten wirft, als wären hundert Nägel in dieser Wirbelsäule. Wir können weder das Rückenmark noch den Kanal erkennen oder auch nur den angrenzenden Knochen, in den die Schrauben gesetzt werden sollen. Ohne ein vernünftiges CT-Bild, an dem man sehen kann, wo man die Schrauben reindreht, kann man keine Navigation durchführen. Nils Hecht und unser Technologiewart Jan Schneider geben ihr Bestes, das Letzte aus der CT-Bildgebung und Navigation herauszuholen. Mit diesem Bild können wir die Strukturen aber allenfalls erahnen. Ein erster Rückschlag.

Wir setzen nun also vor allem anhand unserer anatomischen Orientierung und einer sehr vagen Navigation die sogenannten Pedikelschrauben in die Halswirbelkörper sechs und sieben. Pedikelschrauben werden von hinten nach vorn durch die seitlichen Knochenstege, die Pedikel, in den Wirbelkörper gedreht. Das nimmt in Sofias Fall viel Zeit in Anspruch. Ständig sind wir am Korrigieren und Nachjustieren; immer wieder ändern wir die Trajektorie und diskutieren, wo die Schraube am besten passt. Die Schrauben an den Brustwirbelkörpern vier und fünf gehen etwas leichter. Die Pedikel sind hier weiter, sodass sie leichter zu treffen sind. Und man kann sich auch besser an der Anatomie orientieren als im Bereich des Halses, wo wichtige Gefäße in der Nähe verlaufen, etwa die Arteria vertebralis und Nervenwurzeln, die Arme und Hand mit motorischen Impulsen versorgen. Die Schrauben greifen sehr gut.

Das elektrophysiologische Monitoring überwacht kontinuierlich die Rückenmarks- und Nervenfunktion, sie bleibt die ganze Zeit über uneingeschränkt. Insgesamt platzieren wir zehn Schrauben, pro Schraube brauchen wir 20 bis 30 Minuten, um sie richtig zu positionieren und zu fixieren. Mehr als vier Stunden liegen schon hinter uns, als wir wieder ein CT machen, um zu prüfen, wie die Schrauben liegen. Diesmal gibt das Bild großen Anlass zur Freude: Keine der Schrauben liegt im Rückenmarkskanal, alle sitzen im Knochen und können ihrer Bestimmung nachkommen.

Dezsö Jeszenszky schlägt vor, gleich mit der Korrektur zu beginnen. Sehr vorsichtig und behutsam werden die beiden Stäbe unten an der Brustwirbelsäule eingebracht. Sie sind eher leicht gekrümmt und stehen über die Schrauben im Halswirbelsäulenbereich hinaus. Nun werden also die Muttern mithilfe der langen Tulpen, einer Art Flügelkopfschrauben, in den Schraubenkopf reingedreht, und damit wird die Wirbelsäule an die Stäbe herangezogen. Die zwei Stäbe werden fixiert, aber noch nicht voll eingedreht, sondern nur so weit, dass sie die Wirbelsäule zum Teil in ihrer Stellung korrigieren und stabilisieren, damit sie nicht abrutschen kann, wenn wir weiter manipulieren. Damit nutzen sie uns als Korrekturstab und zugleich als Sicherungsstab.

Um nun die Seiten der Wirbelkörper BWK 1–3 einzusehen, damit wir die arteriovenöse Malformation und den zerstörten Knochen am Rückenmark vorbei entfernen können, wird die Muskulatur seitlich über den Beginn der Rippen mobilisiert. Die Rippen setzen seitlich mit den Rippenköpfchen an der Wirbelsäule über kleine Rippenwirbelgelenke an. Diese werden entfernt, ebenso die ersten vier bis fünf Zentimeter des Beginns der Rippen. Die Rippen formen den Brustkorb und setzen vorne am Brustbein an. Nach Entfernung der Rippenansätze kann man mit den Instrumenten bis an die Vorderkante der Wirbelkörper präparieren. Seitlich davon blickt man auf die pinke Lunge, die vom Lungenfell bedeckt ist und sich mit jedem Beatmungshub hebt und senkt. Auf diesem Weg wurde die Wirbelsäule seitlich aus ihrem Rippenkorsett befreit, sodass sie sehr viel mobiler für weitere Korrekturmaßnahmen ist.

Und nun ist es so weit, die arteriovenöse Malformation herauszuoperieren. Das Mikroskop wird herangefahren, und wir erkennen die Narbe in dem Bereich, wo wir die erste Malformation vor mehreren Jahren entfernt hatten. Wie bei der ersten Operation bei Sofia müssen die Wirbelbögen entfernt werden, nun über den Brustwirbelkörpern eins bis vier. Damit ist der Spinalkanal eröffnet, und man sieht das ausgespannte Rückenmark mit dem ausgespannten Duralschlauch. Auch die Gelenke der Wirbelsäule und die Querfortsätze werden entfernt, sodass man an den betroffenen Wirbelkörpern entlang nach unten präparieren kann.

Nun kann ich den gesamten Bereich mit all dem schwarzen, teerartig aussehenden Kleber freilegen. Jetzt sehen wir auch die Stelle, an der der Wirbelkörper abgerutscht ist. Auch diesen Wirbelkörper muss ich nun bis zum Vorderrand beidseitig freipräparieren. Vor dem geöffneten Spinalkanal liegen die beiden mittlerweile schwarz verfärbten Wirbelkörper. Sofort wird klar, warum Sofia am Abend zuvor Lähmungen entwickelt hatte: Der Kleber war in Gefäße gelangt, die nicht nur den Knochen, sondern auch das Fettgewebe und die Bänder versorgen, die den Spinalkanal auskleiden. Direkt daneben liegt das Rückenmark. Der Kleber quoll dort so auf, dass er auf das Rückenmark drückte.

Nachdem ich nun nach hinten Platz geschaffen habe, entferne ich unter dem Operationsmikroskop den gesamten Kleber, der sich anfühlt wie fast getrockneter Kaugummi, eine teilweise harte, zähe Masse. Ich nehme Fräse, Bohrer, Fasszange und Stanze zu Hilfe, um dem Kleber beizukommen und das Rückenmark und den Kanal zu entlasten.

Als ich den Wirbelkörper entferne, blutet es erstaunlicherweise nicht. René Chapot hat hervorragende Arbeit geleistet. Teilweise mit einer Kürette, teilweise mit einem Meißel, einem Rasper oder einem Cobb arbeite ich mich voran. Rasper und Cobb sind scharfe Instrumente, mit denen man beispielsweise den Muskel vom Knochen abschiebt. Hier kann ich sie verwenden, um diesen Wirbelkörper in kleinere Teile zu zerteilen. Schrittweise kratze ich die beiden Wirbelkörper heraus, erst den leicht versetzten oberen, dann den nach hinten versetzten unteren. Dadurch wird nun schrittweise die Verkeilung in diesem Bereich vollends gelöst. Es bleibt ein großer Leerraum zwischen dem ersten und dem vierten

Brustwirbelkörper, und damit genau der Platz, den wir brauchen, um den oberen und den unteren Teil der Wirbelsäule gegeneinander bewegen zu können. Ohne die Stäbe wären sie an dieser Stelle komplett gegeneinander abgerutscht, so blieben sie in der Linie. Mit größter Behutsamkeit, damit das Rückenmark zu keinem Zeitpunkt gestaucht oder zu sehr daran gezogen wird, beginnen wir über die Stäbe, die Wirbelsäule wieder in die richtige Position zu bringen. Allein für dieses Manöver vergehen noch einmal zwei Stunden. Dezsö Jeszenszky nickt mir zu.

Jetzt kommt unser Metallcage zum Einsatz. Er wird so zurechtgeschnitten, dass er genau die richtige Länge für den Defekt hat, und dann mit Knochen befüllt. Den Knochen dafür holen wir aus der Beckenschaufel. Auch der Knochen, den wir entfernt haben, sofern er nicht mit Kleber versehen ist, wird mit verwendet. Um den Cage einsetzen zu können, wird der Defekt mit einer Distraktionszange ein klein wenig aufgedehnt. Löst man die Aufdehnung wieder, verkeilt sich der Cage im Defekt und sitzt stabil fest. Wir kontrollieren wiederholt im Röntgenbild, ob er in der Mitte platziert ist und nicht abkippt, das Röntgen geht nun deutlich besser, nachdem ein Gros des Klebers mit den Wirbelkörpern entfernt wurde. Am Ende ist alles perfekt, der Cage wird die beiden zerstörten Wirbelkörper ersetzen können.

Noch einmal werden die Stangen korrigiert, dann ist alles in Linie und stabil. Wir spülen noch, legen Drainagen und geben Antibiotikapulver hinein, bevor wir zunähen. Inzwischen ist es 17 Uhr.

Nervös warten wir, bis Sofia aufwacht. Endlich ist es so weit. Und ja, sie bewegt ihre Füße, sie hebt ihre Beine, nicht besser als vorher, aber zumindest ist es nicht schlechter geworden. Die Freude ist grenzenlos. Sofia bringt ihr erstes schwaches Lächeln zustande, und die gesamte Crew ist einfach nur glücklich.

Nach einer so langen, schweren Operation schön essen gehen und auf diesen fantastischen gemeinsamen Eingriff und unseren Erfolg anstoßen, wäre der richtige Abschluss. Aber in Pandemiezeiten sind die Möglichkeiten begrenzt. Schließlich bestellen wir uns zwei Salami-Pizzas, auf die wir eine Stunde warten müssen, da wir offenbar nicht die Einzigen sind, die sich etwas zu essen liefern lassen. Wir verzehren unser opulentes Festmahl in Dezsö Jeszenszkys Hotelzimmer mit einer Flasche Bier aus der Minibar, denn natürlich hat auch die Bar im Hotel geschlossen. Dezsö Jeszenszky sitzt auf der Couch und ich an einer Miniküchenzeile, und wir reden über Gott und die Welt, über Ungarn, die Neurochirurgie, die Orthopädie und die Wirbelsäulenchirurgie. Es war sicher die magerste Siegerparty, die wir je gefeiert haben, aber im Rückblick gehört sie mit zu den schönsten.

Sofia kam schon nach zwei Tagen wieder auf die Normalstation. Bis dahin musste man den Blutdruck etwas erhöht in einem Bereich halten, der für das Rückenmark gut ist. Außerdem bekam sie in den ersten 24 Stunden Cortison, um die Schwellung zu reduzieren. Nach zwei Tagen konnte sie die Beine bereits besser kontrollieren. Sie bewegte sich selbst aus dem Bett in den Rollstuhl und stand mit Hilfe auch schon auf eigenen Beinen. Es war ein sehr emotionaler Moment, als Sofia nach zwei Monaten das Krankenhaus verließ. Sie sprach davon, jetzt doch noch Tennisprofi zu werden, und schenkte mir glücklich eines ihrer Tennismagazine mit einer Widmung. Als sie die Klinik verließ, war der erste Lockdown vorbei.

In der anschließenden Reha machte Sofia enorme Fortschritte. Bald konnte sie wieder laufen. Als sie nach Hause kam, waren es bereits mehrere Meter. Nicht lange danach bekam ich ein Handyvideo geschickt, auf dem man sie im Garten Tischtennis spielen sah und wie sie ständig hin- und herlief. Nur das eine Bein zog noch leicht nach. Ein solcher Anblick nach einer solch schweren Operation beschert wohl dem Hartgesottensten feuchte Augen.

Und dann fing Sofia tatsächlich wieder an, Tennis zu spielen. Ein wenig Sorge hatten wir bei Aufschlägen über den Kopf. Also gewöhnte sie sich den Aufschlag von unten an und trainierte sich einen besonders tückischen an, bei dem der Ball einen Drall erhält und zur Seite wegspringt. Inzwischen nimmt sie wieder erfolgreich an Punktspielen und Turnieren teil. Beim Rauslaufen zur Seite kann man noch erkennen, dass sie Probleme hat, doch ansonsten bewegt sie sich, als wäre nie etwas gewesen. Sogar ihre Vorhand spielte sie wieder einhändig, die Kraft in der rechten Hand ist offenbar zurückgekehrt. Und ihre Haltung ist kerzengerade.

Epilog

Vielleicht konnten Ihnen die Fälle in diesem Buch eine Vorstellung von der Faszination und dem Variantenreichtum der Neurochirurgie vermitteln. Unser Gehirn und Nervensystem werfen noch immer zahlreiche Fragen zu ihren Funktionen auf, die unsere Persönlichkeit und Schaffenskraft bestimmen. Erkrankungen in diesem Bereich behandeln zu dürfen und als Chirurg Teil der neurowissenschaftlichen Gemeinschaft zu sein, werden Neurochirurgen immer als Privileg empfinden. In dieser Rolle werden wir unseren Beitrag dazu leisten, Menschen in ausweglosen Situationen zu helfen, und zugleich auch die Entwicklung des Fachs und ein besseres Verständnis der Funktionen des Gehirns zu fördern.

Die Neurochirurgie fasziniert auch aufgrund der Dynamik, mit der sich das Fach in rasender Geschwindigkeit in den letzten 100 Jahren entwickelt hat und permanent weiterentwickelt. Führt man sich vor Augen, welche Fortschritte die Neurochirurgie allein seit der Behandlung der Singer-Songwriterin Pam Reynolds im Jahr 1991 durch Robert Spetzler erzielt hat, wird klar, welche Entwicklungsmöglichkeiten und welche Kreativität in diesem Fach stecken. Viele Eingriffe und viele Erkenntnisse, die noch vor einigen Jahrzehnten unvorstellbar waren, sind heute Realität. Und schon nimmt das Fach wieder Anlauf, sich weiterzuentwickeln und neue spannende Anwendungsgebiete zu erkunden.

Ein Beispiel für die lebendige Dynamik in der Entwicklung der Neurochirurgie ist die funktionelle Neurochirurgie. Sie beschäftigt sich mit neurochirurgischen Methoden, um Bewegungsstörungen wie essenzielles Zittern, die Parkinson-Erkrankung oder die Huntington-Erkrankung über die gezielte Stimulation von tiefsitzenden Zielpunkten im Bereich des Gehirns zu behandeln. Hierzu werden Mikroelektroden in tiefsten Bereichen des Gehirns platziert, um dort verantwortliche Nervenzellkerngebiete zu stimulieren oder zu blockieren. Die Forschung in diesem Bereich zielt auf die Weiterentwicklung dieser Stimulationsverfahren – immer kleiner, immer feiner, immer präziser sollen sie werden. In Zukunft sind aber auch Therapiemöglichkeiten anderer Krankheitszustände mit den Methoden der Tiefenhirnstimulation denkbar. So diskutiert man heute, wie man Komapatienten oder Patienten mit Depression oder Suchterkrankungen helfen kann. Auch die Reaktivierung verloren geglaubter Erinnerungen als Folge der Alzheimer-Erkrankung haben die ersten funktionellen Neurochirurgen zum Ziel.

Ein weiteres Feld, das der Neurochirurgie eine spannende Zukunft bescheren wird, ist die restaurative Neurochirurgie. Gesucht wird nach Möglichkeiten, Gehirn- und Rückenmarksfunktionen, zum Beispiel nach einem Schlaganfall oder einer Rückenmarksverletzung, wiederzubeleben und wiederherzustellen. Bereits heute gibt es erste Ansätze, Patienten mit Rückenmarksverletzungen, die seit Jahren auf den Rollstuhl angewiesen sind, mittels innovativer neurochirurgischer Maßnahmen zu behandeln. Wir sprechen von Neuromodulation. Aber auch in diesem Bereich ist »Science-Fiction« bald Realität, wie das eine faszinierende Protagonistin der internationalen Gesundheitspolitik jüngst ausdrückte. Neben den Neuromodulationsverfahren arbeiten einzelne neurowissenschaftlichen Labore an Brain-Machine-Interfaces, Nanobots und Mikrochips, die in das Gehirn implantiert werden, um Defekte zu beheben und gestörte Funktionen des Gehirns wiederherzustellen.

Auch in Bereichen, in denen wir bereits heute aufgrund ausgefeilter Operationsmethoden und eines erheblichen technologischen Fortschritts eine gute Figur machen – also Methoden, wie sie in diesem Buch beschrieben wurden –, finden ständig Innovationen Eingang, die die Möglichkeiten zu heilen erweitern. In Zukunft werden wir zum Beispiel in der Lage sein, Gehirntumore sehr viel früher in ihrer Entstehung zu entdecken, zugleich werden sich aber auch die Strategien von Tumoroperationen nachhaltig verändern. Es erfordert nicht viel Fantasie, sich vorzustellen, dass computerassistierte oder robotische Systeme in Zukunft einen sehr viel größeren Platz bei Hirntumoroperationen einnehmen werden. Wir denken aber bereits einen Schritt weiter und stellen uns Methoden vor, die es erlauben werden, Tumore gezielt durch die geschlossene Haut und den geschlossenen Knochen zu zerstören oder abzutragen.

Von Relevanz für die weitere Entwicklung des Fachs wird aber auch unser stetiges Bemühen um eine Entmystifizierung unseres täglichen Tuns sein. Ich denke, dass meine Generation hier bereits einen erheblichen Fortschritt erzielt hat. Während in der Vergangenheit Neurochirurgen nicht selten Befriedigung daraus gezogen haben, ein Mysterium um ihr Handwerk aufzubauen und Eingriffe zelebriert und heroisiert haben, hat sich in der aktuellen Generation eine gesündere Haltung zu unserem Fach entwickelt. Ziel unserer Generation und der kommenden Generation sollte es sein, unser Fach gegenüber den Kollegen, den Patienten und der Öffentlichkeit realistischer zu präsentieren, ohne es abzuwerten. Klassische Werte wie Disziplin, Bescheidenheit und Demut sind hilfreich, nüchterner mit der chirurgischen Arbeit umzugehen.

Bei dieser Diskussion zitiere ich gerne Bernhard Meyer aus der Neurochirurgie der Technischen Universität München, der ein radikaler Verfechter dieser Entmystifizierungsstrategie ist und nicht müde wird, einen rationalen Umgang mit der Neurochirurgie anzumahnen. Bernhard Meyer drückt es wie folgt aus:

> *Die Entmystifizierung dient in erster Linie dem Fortschritt des Fachs. Der Mythos ist der Hauptgrund für die Stagnation in einem Fachgebiet; im Prinzip in jedem, aber besonders in*

»heroischen« Fächern wie Neurochirurgie oder Herzchirurgie. Wenn eine Operation vor 30 Jahren sehr schwierig war und nur die »Allerbesten« das konnten, und es ist heutzutage noch genauso, dann hat logischerweise kein Fortschritt stattgefunden. Daher muss die vor 30 Jahren schwierige Operation heute eine Selbstverständlichkeit sein, die der begabte junge Nachwuchs ohne Weiteres erledigen kann. Der Mythos führt zu etlichen »Fehlentwicklungen«, die dem (Fortschritt) hinderlich sind.

1. Die Selbstüberhöhung des Chirurgen macht ihn unzulänglich für Kritik von innen und außen. Konzepte werden deswegen nicht hinterfragt bzw. ihre Überprüfung und Weiterentwicklung wird nicht zur Disposition gestellt. Die zwangsläufige Folge ist Stagnation.

2. Der Mythos generiert eine Ineffektivität im OP selbst. Der Neurochirurg alter Schule benötigte oft eine Vielzahl genau auf ihn zugeschnittener Instrumente, ohne die die Operationen nicht erfolgreich vollzogen werden können, was oft in der Bereitstellung multipler Instrumentensiebe durch die Pflegenden endete. In die gleiche Richtung geht der zelebrierte Einsatz von völlig überladener Hochtechnologie im OP zum reinen Selbstzweck. Dies verletzt den Grundsatz, dass neue Technologien nur Mittel zum Zweck sein dürfen, sprich die Durchführung der eigentlichen Aufgabe erleichtern und verbessern sollen, jedoch nicht von ihr ablenken. Die Partner in der Industrie sind nach dieser langen Tradition schwer davon zu überzeugen, umzudenken in Richtung pragmatischer und schlanker Ansätze.

3. Mystifizierungen und Heroisierungen dienen auch einem Selbstschutz, da sie die naturgemäß diesem Fach innewohnende Angst vor dem Versagen kaschieren sollen. Dies gelinge in der Realität nicht, aber erzeuge ein weiteres Problemfeld, nämlich die Abschottung vor Partnern aus Nachbarfächern, insbesondere wenn es überlappende bzw. konkurrierende Therapiefelder gibt. Vielmehr soll die nüchterne, evidenzbasierte,

zügige und saubere Abarbeitung der ureigenen chirurgischen Aufgabe unter seriöser Auslotung der Grenzen ganz im Fokus der kommenden Generation stehen.
Der durch dieses Konzept generierte Fortschritt würde den modernen Neurochirurgen definitiv in eine Position bringen, in der seine herausragende Rolle als Spezialist allen klar wird, ohne dass er diese Tatsache wie eine Monstranz vor sich herträgt.

Die Entmystifizierung der neurochirurgischen Tätigkeit soll aber keineswegs zum Ziel haben, die Faszination für das zentrale Nervensystem und das Fach Neurochirurgie kleinzureden oder die hoch spezialisierte Arbeit am menschlichen Gehirn als etwas Belangloses darzustellen. Es geht vielmehr darum, Arroganz und Überheblichkeit vorzubeugen, um einer rückwärtsgewandten Selbstdarstellung entgegenzuwirken. In Zukunft werden moderne Behandlungskonzepte neurochirurgischer Krankheitsbilder von deutlich mehr Interdisziplinarität geprägt sein. Wir stellen uns Behandlungsteams vor, die durch aufgehobene Fachgrenzen und eine hohe Interaktivität gekennzeichnet sind. Es wird in diesen Teams auch eine untergeordnete Rolle spielen, welchem Berufsstand die Teammitglieder angehören und welchen Ausbildungsweg sie genommen haben. Sie alle werden in dem für das Team relevanten Bereich eine Expertise und einen Mehrgewinn in der Behandlung unserer Patienten mitbringen.

Die wichtigste Voraussetzung für einen erfolgreichen Kampf gegen Erkrankungen des zentralen Nervensystems sind und bleiben daher die Menschen, mit denen wir in Zukunft in diesen neuen Strukturen arbeiten wollen. Daher gilt mein abschließender Appell allen Schülerinnen und Schülern, Studierenden, pflegenden und ärztlichen Mitarbeiterinnen und Mitarbeitern, die meine Faszination und Begeisterung für das Fach Neurochirurgie teilen und sich weiter anstecken lassen wollen. Seid mutig und neugierig und vertraut euren Fähigkeiten, die Geheimnisse des Gehirns weiter zu erforschen, neue Therapiewege zu eröffnen und Krankheiten des zentralen Nervensystems noch erfolgreicher zu behandeln.

Wer könnte diesen Appell zum Abschluss dieses Buches glaubhafter untermauern als David Langer vom Lenox Hospital in New York:

> *Bis heute habe ich das Staunen, das ich als junger 25-jähriger Medizinstudent für das Fach Neurochirurgie verspürt habe, nicht verloren. Es ist eher so, dass die Faszination für das Gehirn noch deutlich zugenommen hat, nachdem ich das lebende Gehirn nach meinen ersten Erfahrungen im Anatomischen Institut dann in Aktion erleben durfte. Das lebendige, pulsierende Gehirn und seine Blutgefäße, im Licht und unter der Vergrößerung unserer fabelhaften Instrumente, im Nervenwasser badend, fasziniert mich jedes Mal. Jeder OP-Schauplatz packt einen. Das anatomische Wunder zieht dich an, schärft deine Sinne und fokussiert deinen Geist. Die Hände präparieren und bewegen sich mühelos. Es gibt nur wenige befriedigendere Erfahrungen, die ich kenne. Was bleibt, ist Dankbarkeit, diese Erfahrungen in seinem Leben machen zu dürfen. Dazu kommen die Menschlichkeit und die Sensibilität dieses Faches, die uns – zusammen mit den technischen und intellektuellen Herausforderungen – die emotionale Erfahrung, einem anderen menschlichen Wesen in einer schwierigen Situation helfen zu dürfen, erleben lassen. Die Anthropologin Margaret Mead sagte einmal: Jemandem durch schwierige Situationen zu helfen ist, wo die Zivilisation beginnt. Wir sind am besten, wenn wir anderen helfen. Was für ein Leben.*

Danksagung

Mein Dank gilt allen voran meinen Mitarbeitern und Kollegen und dem interdisziplinären und pflegerischen Team an der Charité für ihr Engagement und die Begeisterung für ihre Arbeit in der Neurochirurgie. Ihr außerordentlicher Teamgeist hat dafür gesorgt, dass unsere Neurochirurgische Klinik weltweit einen sehr guten Ruf genießt. Ohne sie wären die in diesem Buch beschriebenen Operationen so nicht möglich.

Ich danke besonders den Patientinnen und Patienten, deren Fälle hier beschrieben sind, und den Angehörigen, die befragt wurden, dass sie bereit waren, über ihre Erfahrungen zu sprechen, und dass ich ihre Geschichten in diesem Buch erzählen durfte.

Ein herzlicher Dank auch an meine neurochirurgischen Kollegen, die meiner Bitte, dieses Buch um ihre Statements zu verschiedenen Themen zu bereichern, so gern entsprochen haben: Satoshi Kuroda von der University of Toyama, David Langer vom Lenox Hill Hospital in New York, Torstein Meling und Karl Schaller von den Hôpitaux Universitaires de Genève, Bernhard Meyer von der Technischen Universität München, Jacques Morcos von der University of Miami und Andreas Raabe vom Inselspital in Bern. Ihre klugen Gedanken zu den komplexen Fragen, die mit unserem Fach einhergehen, waren höchst inspirierend.

Ganz besonders möchte ich mich bei Natalie Scharf bedanken – für das intensive Brainstorming und die vielen inspirierenden Ideen. Das Plotten hat Freude gemacht!

Dank auch an Margit Ketterle vom Droemer Verlag und an Roman Hocke von der Agentur AVA international, die dieses Projekt angeregt haben. Ich danke Fred Sellin für die Interviews, die er mit den Patientinnen und Patienten geführt hat, und für die umfangreichen Vorarbeiten zu diesem Buch.

Ich danke Gisela Fichtl, die mir mit klugem Rat und Tat zur Seite stand; sie hat das Manuskript erstellt und im engen Austausch mit mir in einen veröffentlichungsreifen Zustand gebracht.

Ich danke Lucius Fekonja für seine wunderbaren Illustrationen, die die Details und Stimmungen im OP so fabelhaft wiedergeben.

Ich danke meinen beiden Töchtern, die mich aushalten müssen, wenn ich in Gedanken woanders bin, und die mich mit viel Humor immer wieder ins Hier und Jetzt zurückbefördern. Zuletzt aber und vor allen anderen gilt mein tiefster Dank meiner Frau. Ihre Sachkompetenz, ihre klugen Anregungen und konstruktive Kritik, ihre Geduld und ihr Einfühlungsvermögen haben die Arbeit an diesem Buch beflügelt.

THOMAS BEIN
Ins Mark getroffen

Was meine Krebserkrankung für mich als Intensivmediziner bedeutet

Prof. Dr. Thomas Bein leitete eine Intensivstation, als bei ihm Knochenmarkkrebs diagnostiziert wird. Fortan ist der Spitzenmediziner selbst Patient im Getriebe der Hightech-Medizin. Er erlebt, wie es sich anfühlt, eine Krebsdiagnose zu bekommen, was es bedeutet, eine Stammzelltransplantation durchzustehen, die Kontrolle über den eigenen Körper zu verlieren und mit der Krankheit leben lernen zu müssen.

Sein Bericht ist ein eindrucksvolles Plädoyer für eine humane Medizin, die die Autonomie und Würde des Patienten im modernen Klinikalltag zum Leitbild hat.

»Mit diesem Buch … eröffnest du der nächsten Generation von Medizinerinnen und Medizinern einen breiteren Horizont.«

Eckhart von Hirschhausen

DROEMER